Précis d'Embryologie, par F. TOURNEUX, professeur d'histologie à la Faculté de médecine de Toulouse. 1 volume de 450 pages, avec 156 figures dans le texte, dont 35 tirées en couleurs. . . . . 7 fr.

Précis de Technique histologique et embryologique (Guide de l'étudiant aux travaux pratiques d'histologie), par L. VIALLETON, professeur d'histologie à la Faculté de médecine de Montpellier, 1 vol. de 440 p., avec 118 fig. dans le texte, dont 35 tirées en couleurs.   8 fr.

Précis de Physiologie, par L. HÉDON, professeur de physiologie à la Faculté de médecine de Montpellier, 3ᵉ édition, 1 volume de 640 pages, avec 191 figures dans le texte . . . . 8 fr.

Précis de Chimie physiologique et pathologique, par L. HUGOUNENQ, professeur de chimie à la Faculté de médecine de Lyon, 2ᵉ édit. 1 volume de 612 pages, avec 111 figures dans le texte, dont 14 tirées en couleurs, et 6 planches chromolithographiques hors texte.   9 fr.

Précis de Physique biologique, par H. BORDIER, professeur agrégé à la Faculté de médecine de Lyon, 2ᵉ édit. 1 volume de 650 pages, avec 288 figures dans le texte, dont 20 tirées en couleurs, et une planche chromolithographique hors texte. . . . . 8 fr.

Précis de Manipulations de physique biologique (Guide de l'étudiant aux travaux pratiques), par H. BORDIER. 1 volume de 325 pages, avec 82 figures dans le texte . . . . 5 fr.

TROISIÈME ET CINQUIÈME EXAMENS

Précis de Pathologie générale, par J. COURMONT, professeur à la Faculté de médecine de Lyon, médecin des Hôpitaux. . 1 vol.

Précis de Pathologie externe, par E. FORGUE, professeur de clinique chirurgicale à la Faculté de médecine de Montpellier, 2 volumes formant 1800 p., avec 400 fig. dans le texte . . . . . . 20 fr.

Précis d'Anatomie topographique, par L. TESTUT, professeur d'anatomie à la Faculté de médecine de Lyon. . . . . 1 vol.

Précis de Médecine opératoire (Manuel de l'Amphithéâtre), par M. POLLOSSON, professeur de médecine opératoire à la Faculté de médecine de Lyon, 2ᵉ édition, 1 volume de 440 pages, avec 144 figures dans le texte . . . . 6 fr.

Précis de Chirurgie opératoire, par T. JEANBRAU, professeur agrégé à la Faculté de médecine de Montpellier. . . . . 1 vol.

Précis de Thérapeutique chirurgicale, par L. IMBERT, professeur agrégé à la Faculté de médecine de Montpellier . . . . . 1 vol.

Précis de Pathologie chirurgicale générale, par M. VALLAS, professeur agrégé à la Faculté de médecine de Lyon, chirurgien des hôpitaux . . . . 1 vol.

Précis de Pathologie interne, par F. J. COLLET, professeur agrégé à la Faculté de médecine de Lyon, médecin des hôpitaux, 3ᵉ édition, 2 volumes formant 1448 pages, avec 182 figures dans le texte, dont 32 tirées en couleurs . . . . 16 fr.

Précis de Pathologie exotique, par A. LE DANTEC, professeur agrégé à la Faculté de médecine de Bordeaux, professeur à l'École de

Santé de la Marine. 1 volume de 920 pages, avec 98 figures dans le texte, dont une partie tirée en couleurs et 4 planches chromolithographiques hors texte . . . . 10 fr.

Précis de Chirurgie d'armée, par J. Toubert, professeur agrégé au Val-de-Grâce, 1 volume de 550 pages, avec 234 graphiques ou figures dans le texte, dont 104 tirés en couleurs . . . . 8 fr.

Précis d'Auscultation et de Percussion, par E. Cassaët, professeur agrégé à la Faculté de médecine de Bordeaux, médecin des hôpitaux, 1 volume de 700 pages, avec 158 figures dans le texte, dont 97 tirées en couleurs. . . . . 9 fr.

Précis d'Anatomie pathologique, par G. Herrmann, professeur à la Faculté de médecine de Toulouse . . . . 1 vol.

Précis de Diagnostic médical, par Pavior, professeur agrégé à la Faculté de médecine de Lyon. . . . . 1 vol.

Précis des Opérations d'urgence, par M. Gangolphe, professeur agrégé à la Faculté de médecine de Lyon, chirurgien en chef de l'Hôtel-Dieu, 1 volume de 450 pages, avec 158 figures en noir et en couleurs dans le texte. . . . . 7 fr.

Précis de Bactériologie, par J. Courmont, professeur d'hygiène, à la Faculté de médecine de Lyon, médecin des hôpitaux, 2ᵉ édition, 1 volume de 900 pages, avec 374 figures en noir et en couleurs dans le texte . . . . 10 fr.

Précis de Parasitologie humaine (parasites animaux et végétaux, bactéries exceptées), par G. Roux, professeur agrégé à la Faculté de médecine de Lyon . . . . 1 vol.

Précis de Dermatologie, par W. Dubreuilh, professeur agrégé à la Faculté de médecine de Bordeaux, médecin des hôpitaux, 1 volume de 520 pages, avec figures dans le texte. . . . . 7 fr.

Précis des Maladies vénériennes, par V. Augagneur, professeur à la Faculté de médecine de Lyon, chirurgien en chef de l'Antiquaille . . . . 1 vol.

Précis d'Ophtalmologie, par F. Lagrange, professeur agrégé à la Faculté de médecine de Bordeaux, chirurgien des hôpitaux, 2ᵉ édit. 1 vol. de 800 pages, avec 286 figures en noir et en couleurs dans le texte et 5 planches en chromolithographie hors texte. . . 9 fr.

Précis des Maladies du larynx, du nez et des oreilles, par R. Lannois, professeur agrégé à la Faculté de médecine de Lyon, médecin des hôpitaux . . . . 1 vol.

Précis des Maladies du foie, par Ch. Mongour, professeur agrégé à la Faculté de médecine de Bordeaux . . . . 1 vol.

Précis des Maladies des voies urinaires, par A. Pousson, professeur agrégé à la Faculté de médecine de Bordeaux, chirurgien des hôpitaux, chargé du cours complémentaire des maladies des voies urinaires, 2ᵉ édition, 1 volume de 1000 pages, avec 253 figures dans le texte dont 25 tirées en couleurs . . . . 9 fr.

Précis de Médecine infantile, par E. Weill, professeur de clinique des maladies des enfants à la Faculté de médecine de Lyon, médecin des hôpitaux, 1 volume de 700 pages, avec 77 figures dans le texte . . . . 8 fr.

Précis de Chirurgie infantile, par T. Piechaud, professeur de clinique des maladies des enfants à la Faculté de médecine de Bordeaux, chirurgien des hôpitaux, 1 volume de 850 pages, avec 224 figures originales dans le texte . . . . 9 fr.

Précis des Maladies des vieillards, par A. Pic, professeur agrégé de la Faculté de médecine de Lyon, médecin des Hôpitaux.   1 vol.

Précis des Maladies du système nerveux, par A. Pic, professeur agrégé à la Faculté de médecine de Lyon, médecin des hôpitaux . . . . 2 vol.

Précis d'Obstétrique, par Ch. Maygrier, professeur agrégé à la Faculté de médecine de Paris, accoucheur de la Charité .   1 vol.

Précis de Gynécologie, par A. Boursier, professeur de clinique des maladies des femmes à la Faculté de médecine de Bordeaux, chirurgien des hôpitaux, 1 vol. de 1050 pages, avec 285 figures dans le texte . . . . 10 fr.

Précis d'Hydrologie médicale, par A. Florence, professeur à la Faculté de médecine de Lyon . . . .   1 vol.

Précis des Maladies des Dents et de la Bouche, par J. Tellier, ancien chef de clinique de la Faculté de médecine de Lyon.   1 vol.

Précis d'Hématologie et de Cytologie, par M. Sabrazès, professeur agrégé à la Faculté de médecine de Bordeaux . . . . .   1 vol.

QUATRIÈME EXAMEN

Précis de Thérapeutique, par X. Arnozan, professeur de thérapeutique à la Faculté de médecine de Bordeaux, médecin des hôpitaux, 2ᵉ édit., 2 vol. formant 1250 pages, avec fig. dans le texte. 15 fr.

Précis d'Hygiène publique et privée, par J.-P. Langlois, professeur agrégé à la Faculté de médecine de Paris, 3ᵉ édition, 1 volume de 650 pages, avec 78 figures dans le texte. . . . . 8 fr.

Précis de Médecine légale, par L. Landry, professeur agrégé et chef des travaux de médecine légale à la Faculté de médecine de Bordeaux, médecin expert des tribunaux . . . .   1 vol.

Précis d'Histoire naturelle, appliquée à l'hygiène, à la médecine légale et à la toxicologie, par F. Heim, professeur agrégé à la Faculté de médecine de Paris . . . .   1 vol.

Précis de Matière médicale, par de Nabias, professeur de matière médicale à la Faculté de médecine de Bordeaux . . . .   1 vol.

Précis de Déontologie médicale, par L. Thoinot, professeur agrégé à la Faculté de médecine de Paris . . . .   1 vol.

Précis d'Anthropologie, par G. Papillault, professeur à l'École d'anthropologie de Paris . . . .   1 vol.

Précis de Législation et d'Administration militaires, par le docteur A. Boisson, médecin major à l'École du service de santé militaire à Lyon, 1 volume de 672 pages, avec 26 figures dans le texte et une planche chromolithographique hors texte . . . . 8 fr.

Les volumes pour lesquels il n'y a pas d'indication de prix ne sont pas parus, mais sont en cours de rédaction ou d'impression (novembre 1903).

NOUVELLE BIBLIOTHÈQUE

DE

L'ÉTUDIANT EN MÉDECINE

PUBLIÉE SOUS LA DIRECTION DE

L. TESTUT

Professeur à la Faculté de Médecine de Lyon

MÉDECINE OPÉRATOIRE

PRÉCIS

DE

MÉDECINE OPÉRATOIRE

MANUEL D'AMPHITHÉATRE

(LIGATURES, NÉVROTOMIES, AMPUTATIONS, RÉSECTIONS)

PAR

Maurice POLLOSSON

Professeur de médecine opératoire à la Faculté
de médecine de Lyon
Chirurgien-Major de l'Hôtel-Dieu

DEUXIÈME ÉDITION REVUE ET CORRIGÉE

Avec 144 figures dans le texte

PARIS

OCTAVE DOIN, ÉDITEUR

8, PLACE DE L'ODÉON, 8

1904

AVANT-PROPOS

Pour la publication de ce travail, j'ai extrait des leçons que j'ai consacrées aux ligatures, amputations et résections, ce qui est relatif au manuel opératoire. J'y ai joint la description de quelques névrotomies. Ce petit livre est un livre d'étudiant : il a pour but de guider les élèves dans les exercices d'amphithéâtre.

Il présente peu d'originalité : dans ses traits essentiels, c'est l'enseignement traditionnel de la médecine opératoire à la Faculté de médecine de Lyon, tel qu'il a été institué par mes prédécesseurs MM. Léon Tripier et Antonin Poncet. J'ai utilisé pour cette rédaction les notes recueillies au cours de Léon Tripier par le docteur Paul Racaud et par moi, le travail lithographié qui reproduit les leçons de M. Poncet.

J'ai emprunté aussi aux ouvrages classiques : en ce qui concerne les ligatures, principalement aux traités si parfaits de Lisfranc, Chassaignac et Farabeuf.

Pour les résections j'ai, sur une grande étendue du chemin, suivi pas à pas l'enseignement d'Ollier : je reproduis le plus grand nombre de ses descriptions et de ses procédés.

La partie la plus originale est, je crois, celle qui traite des amputations et désarticulations. Je me suis attaché à

simplifier ce manuel encombré de procédés et de noms
d'auteurs dont la plupart méritent à peine d'être signalés,
même au simple point de vue historique. Il s'agit ordinairement de variantes que chaque praticien doit savoir imaginer et réaliser suivant l'opportunité des cas.

A propos des désarticulations, j'ai particulièrement
insisté sur les procédés qui relèvent de la méthode sous-
capsulo-périostée. L'enseignement oral et les écrits d'Ollier m'avaient engagé à adopter leur application.

Depuis plusieurs années, dans ma pratique, j'ai eu
presque exclusivement recours à la méthode sous-capsulo-
périostée ; il est peu d'articulations, auxquelles je n'ai eu
l'occasion de l'appliquer. Je suis donc acquis à l'opinion
d'Ollier, pour qui il faut, sauf indications spéciales,
conserver le plus possible des éléments articulaires dans la
pratique des désarticulations. J'ai tout récemment indiqué
des détails opératoires, grâce auxquels on réalise, après
certaines amputations dans la contiguïté, la fermeture
immédiate de la cavité articulaire par occlusion du sac
synovial.

J'ai donné peu de développement aux notions anatomiques et je me suis borné à rappeler quelques détails très
spéciaux. J'estime que ces notions doivent être apprises
dans les traités d'anatomie et je sais qu'elles sont acquises
aux élèves quand ils commencent les exercices de médecine opératoire.

M. POLLOSSON

Lyon, le 1er octobre 1903.

PRÉCIS DE MÉDECINE
OPÉRATOIRE

PREMIÈRE PARTIE

LIGATURES ARTÉRIELLES

Une ligature d'artère, envisagée comme exercice d'amphithéâtre, est une opération qui consiste à découvrir une artère *en un point déterminé*, à la découvrir par des *manœuvres chirurgicales*, à l'isoler sur une certaine étendue, sur une petite étendue, à engager sous elle un fil en exerçant une constriction convenable.

On s'exerce à découvrir les artères *en des points déterminés*. Certes, il y a intérêt à savoir découvrir toutes les artères abordables en n'importe quel point. En fait, on s'exerce à un certain nombre d'opérations typiques, par exemple à la ligature de la fémorale en trois points, le pli de l'aine, la partie moyenne, le canal de Hunter. Le choix de ces divers lieux répond, tantôt à l'utilité de savoir découvrir une artère sur les divers points de sa longueur où les dispositions anatomiques diffèrent sensiblement, tantôt à des indications thérapeutiques basées sur l'anatomie et sur la physiologie normale ou pathologique ; par exemple, on choisira de préférence les points où l'abord est plus facile, ceux où les collatérales font défaut ou sont suffisamment distantes, ceux où les nécessités cliniques rendent l'intervention plus fréquente. Avouons qu'il y a souvent de l'arbitraire et de la convention dans le choix des opérations auxquelles on s'exerce plus spécialement.

La recherche, avons-nous dit, se fait par *des manœuvres chirurgicales* : on exécute autant que possible les divers temps, comme on le ferait sur le vivant. On ne montre pas une artère au professeur de médecine opératoire comme on la montre au professeur d'anatomie. Il faut renoncer à certaines habitudes de dissection : il faut non seulement arriver à une découverte, mais simuler une véritable opération.

En pratique les ligatures artérielles dans la continuité, telles qu'on les enseigne à l'amphithéâtre, sont des opérations rares, à notre époque où les hémorragies secondaires, qui en étaient autrefois souvent l'occasion, sont devenues exceptionnelles, où le perfectionnement de l'instrumentation hémostatique a diminué le nombre des cas où l'on fait des ligatures préventives : dans notre pays, où les anévrysmes, qui sont une indication de ligature dans la continuité, sont en somme peu fréquents. Il est utile cependant de s'y exercer, soit parce que leur indication, quand elle se pose, est souvent urgente, impérieuse, soit parce qu'il n'est pas de meilleur moyen de bien connaître la situation des gros vaisseaux, connaissance indispensable à l'exécution d'un grand nombre d'opérations et propre à donner de l'assurance aux praticiens qui se laissent souvent détourner de la chirurgie par la crainte des hémorragies.

Nous diviserons cette étude en deux parties, consacrées, la première aux généralités, la seconde à la description des ligatures en particulier.

CHAPITRE PREMIER

DES LIGATURES EN GÉNÉRAL

Nous exposerons successivement sous ce titre : 1° les notions d'anatomie générale, indispensables pour bien comprendre les divers temps d'une ligature artérielle ; ces notions auront surtout pour but de nous faire connaître la constitution du paquet

vasculo-nerveux : 2° les moyens pratiques de réaliser ces divers
temps.

ARTICLE PREMIER

NOTIONS D'ANATOMIE GÉNÉRALE

RELATIVES A LA STRUCTURE ET AUX RAPPORTS DES ARTÈRES

Pour saisir les détails relatifs à la découverte et à la dénudation des artères, il importe, avant tout, de bien connaître ce
qu'on entend sous les noms de tunique celluleuse d'une artère,
de gaine celluleuse d'une artère, de gaine ou enveloppe aponévrotique.

§ 1. — LES TUNIQUES ARTÉRIELLES

Premièrement, qu'est-ce que la tunique celluleuse ? C'est
une des tuniques propres, intrinsèques du vaisseau, qui, on
le sait, se compose d'une tunique interne, endothéliale, d'une
tunique moyenne, musculaire, et d'une tunique externe, celluleuse. Cette dernière est constituée par un tissu connectif
fibrillaire dont les couches les plus externes lamelleuses sont
susceptibles d'être dissociées par le bec de la sonde cannelée :
il faut se garder de se livrer à ce travail : ce serait *écorcher*
l'artère. La tunique externe des artères est unie par des liens
celluleux, lâches à la gaine celluleuse : ce sont ces liens qu'il
faut rompre dans le travail de la dénudation.

§ 2. — LA GAINE CELLULEUSE ET LE PAQUET
VASCULO-NERVEUX

En deuxième lieu, qu'est-ce que la gaine celluleuse d'une
artère ? C'est la première des enveloppes *extrinsèques* de
l'artère.

Si nous comparons la tunique celluleuse ou externe du

vaisseau à la peau du corps, la gaine celluleuse sera la première pièce de vêtement. C'est entre la tunique celluleuse et la gaine celluleuse qu'on opère le travail de dénudation ou d'isolement, et qu'on passe le fil à ligature.

Toutefois, le tissu celluleux péri-artériel qui, disposé circonférenciellement autour de l'artère, en constitue la gaine celluleuse, n'est pas une membrane isolée, distincte, sous forme de tube engainant. Ce n'est pas autre chose que la portion péri-artérielle du bloc de tissu cellulaire qui entre dans la constitution du paquet vasculaire ou vasculo-nerveux. Qu'est-ce donc que le paquet vasculaire ou vasculo-nerveux ?

Une artère ne chemine pas seule, elle est accompagnée au moins d'une veine satellite, plus souvent de deux veines satellites. Parfois il existe un nerf satellite. Artère, veines et nerfs sont alors entourés de tissu celluleux ou cellulo-graisseux. Cet ensemble constitue le paquet vasculo-nerveux, bloc allongé dans le sens des vaisseaux, tranchant par sa coloration blanc grisâtre ou blanc jaunâtre (si le tissu cellulaire est chargé de graisse) sur les tissus ambiants ; on arrive par l'exercice à reconnaître rapidement des tissus ambiants le paquet vasculo-nerveux, au milieu duquel il faut ensuite reconnaître l'artère elle-même des veines et du nerf satellites. Notons que la présence d'un nerf satellite n'est pas constante, et que parfois le nerf satellite n'est pas renfermé dans le paquet vasculaire et chemine à une petite distance dans une gaine celluleuse indépendante.

Ainsi un bloc de tissu cellulaire dans lequel est compris une artère, une ou deux veines, parfois un nerf, tel est le paquet vasculaire ou vasculo-nerveux. La gaine celluleuse, nous le répétons, est la partie de ce tissu cellulaire qui est la plus voisine du tube artériel et qui lui constitue une première tunique extrinsèque, dont il est assez facile de le dissocier.

Bien que le tissu celluleux qui constitue la gaine celluleuse soit dans tous les cas partie intégrale du tissu cellulaire du paquet, il n'en est pas moins vrai que cette gaine est plus ou moins nette, plus ou moins distincte, suivant les artères, et, on peut le dire, suivant le volume des artères : plus nette, plus distincte, plus membraneuse pour les grosses que pour les petites. Elle affecte donc deux types.

Tantôt le tissu cellulaire qui la constitue ne se différencie pas du reste du tissu cellulaire du paquet vasculo-nerveux ; au voisinage de l'artère il est uni avec la tunique externe du vaisseau par des liens celluleux qu'on dilacère dans le travail de la dénudation avec le bec de la sonde. Quand l'isolement est achevé, on a une gaine ; mais cette gaine est comme artificielle.

Tantôt la portion du tissu cellulaire du paquet vasculaire qui avoisine l'artère se différencie davantage du reste du tissu cellulaire du même paquet. Il représente mieux un feuillet distinct, et le travail de dénudation se fait plus méthodiquement dans un plan de clivage bien défini.

Ainsi deux types de gaine celluleuse : ou bien le tissu celluleux qui entoure l'artère ne prend pas autour du tube artériel de caractère particulier et le travail de dénudation crée une gaine en quelque sorte artificielle (gaine peu distincte) ; ou bien, le tissu lamelleux tend à former membrane autour du vaisseau, tout en lui étant attaché par des liens celluleux (gaine bien distincte).

Une idée nette sur la constitution de la gaine celluleuse et sur ses variétés est la clef du temps de la dénudation.

De la gaine celluleuse se détachent les petits vaisseaux vasa-vasorum qui se rendent aux parois artérielles ; d'où l'indication de faire des dénudations peu étendues pour ne pas compromettre la vitalité de l'artère au voisinage de la ligature. Ordinairement une dénudation de quelques millimètres suffit pour permettre le passage de l'aiguille chargée du fil : il faut cependant que l'instrument trouve sur toute la circonférence de l'artère une voie libre. Disons dès maintenant que la dénudation consiste en ceci : ouvrir parallèlement à l'axe du vaisseau artériel, sur une petite étendue, le tissu cellulaire du paquet vasculo-nerveux, sur la face de l'artère qui se présente à l'opérateur ; avec le bec d'une sonde cannelée détruire circulairement les connexions celluleuses très lâches qui existent entre la tunique extérieure propre de l'artère et le tissu cellulaire du paquet vasculo-nerveux ; de

sorte que l'artère est isolée des veines et du nerf renfermés
dans le même paquet et seule embrassée par le fil à ligature.

§ 3. — RAPPORTS AVEC LES APONÉVROSES

Il nous reste à dire ce qu'on entend par gaine aponévrotique ou enveloppe aponévrotique ? Si nous exceptons les
artères de la face, toutes les artères de calibre sont sous-
aponévrotiques; et, je dirais plus, tous les paquets vasculaires
ou vasculo-nerveux sont placés *immédiatement* sous une enveloppe aponévrotiques superficielle ou profonde. Quelquefois
l'enveloppe aponévrotique ne fait que passer devant les vaisseaux, reposant, d'autre part, sur d'autres organes ; il s'agira
d'une aponévrose superficielle, comme pour l'artère radiale
dans la gouttière du pouls, d'une aponévrose profonde,
comme pour la cubitale, par exemple. Ou bien, le paquet vasculaire est entouré de toutes parts par des feuillets aponévrotiques ; exemple, artère fémorale à la partie moyenne : il y a
alors un véritable cylindre, une véritable gaine aponévrotique. Enveloppe aponévrotique, sous forme de voile ou sous
forme de gaine, peu nous importe. Ce que nous devons
retenir, c'est qu'entre l'opérateur et le paquet vasculaire
s'interpose un feuillet aponévrotique, qu'il est nécessaire
d'inciser et de déchirer, et qu'il est bon d'inciser et de
déchirer dans un temps spécial, indépendant de celui dans
lequel on ouvre la gaine. Ce feuillet aponévrotique sera ou
l'aponévrose superficielle du membre ou une aponévrose profonde, ou une cloison aponévrotique. Il sera ou mince et
transparent et permettra alors de reconnaître à l'œil le paquet
vasculo-nerveux ; ou bien épais et opaque, et le palper digital
sera utilisé pour reconnaître la présence des vaisseaux et particulièrement le ruban aplati de l'artère.

Ainsi, avant d'arriver sur le tube artériel, nous aurons
toujours à traverser deux plans celluleux directement appliqués sur le vaisseau qui sont successivement : 1º l'enveloppe
aponévrotique, très épaisse ou très mince ; 2º la gaine celluleuse, plus ou moins distincte suivant les cas.

Ce qui fait parfois confondre la gaine fibreuse et la gaine celluleuse, c'est que ces deux gaines sont si intimement juxtaposées en un point de la circonférence de l'artère, qu'on peut les ouvrir simultanément et arriver d'emblée sur la tunique externe du vaisseau, et commencer la dénudation et l'achever sans avoir établi aucune distinction dans le travail d'ouverture des deux gaines.

Mais il est préférable d'exécuter deux temps, l'un qui ouvre seulement la gaine ou d'une façon plus générale, l'*enveloppe aponévrotique*, et qui s'exécute soit avec le bistouri et la sonde cannelée, si le feuillet aponévrotique est épais, soit avec le bec de la sonde, si le feuillet aponévrotique est mince, l'autre qui ouvre la *gaine celluleuse* et qui s'exécutera toujours par déchirure avec le bec de la sonde, si on a eu soin d'inciser préalablement le feuillet aponévrotique.

§ 4. — RAPPORTS DES ARTÈRES AVEC LES VEINES ET LES NERFS

Nous avons dit qu'une artère est toujours accompagnée ou d'une veine, ou de deux veines satellites. Lorsqu'il y a deux veines, l'artère est au milieu; lorsqu'il n'y en a qu'une, la situation réciproque est variable; pas de loi ou de formule fixe. Il faut savoir son anatomie.

Nous avons dit qu'une artère est accompagnée d'un nerf satellite, guide précieux pour la recherche : il est situé dans la même gaine celluleuse (paquet vasculo-nerveux) ou chemine à une petite distance dans une gaine celluleuse indépendante. Pas plus que pour la veine, il n'existe de rapport fixe et de moyen mnémotechnique général.

ARTICLE II

PRATIQUE DES LIGATURES EN GÉNÉRAL

Nous exposerons successivement dans le présent article : 1° la liste des instruments employés à l'amphithéâtre; 2° les préceptes généraux relatifs aux préliminaires de l'opération ; 3° l'opération proprement dite avec ses divers temps.

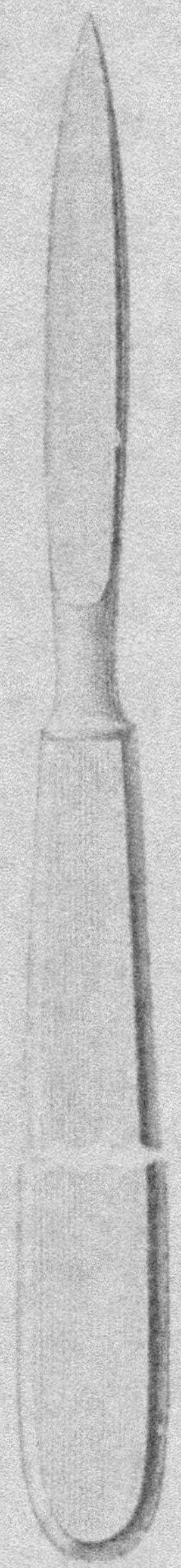

§ I. — INSTRUMENTATION

Un petit nombre d'instruments suffisent pour la pratique des ligatures. Ce sont : 1° un bistouri ; 2° une sonde cannelée ; 3° des écarteurs ; 4° une pince à disséquer ; 5° un instrument porte-fil ; 6° du fil ; 7° un crayon dermographique. Il faut toujours avoir, même à l'amphithéâtre, un aide, quelquefois deux.

1° Le bistouri. — Un bistouri ordinaire, à lame de 8 centimètres de longueur, suffira à toutes les opérations de ligature (fig. 1).

2° La sonde cannelée — La sonde cannelée de trousse ordinaire me paraît être le meilleur modèle. Elle sert à plusieurs usages. Par sa cannelure, elle dirige le bistouri et protège les organes profonds. Par son bec, elle exécute l'isolement, la dénudation de l'artère, et, dans quelques cas, l'ouverture des gaines. Enfin on utilise parfois son extré-

Fig. 1.
bistouri ordi-
naire.

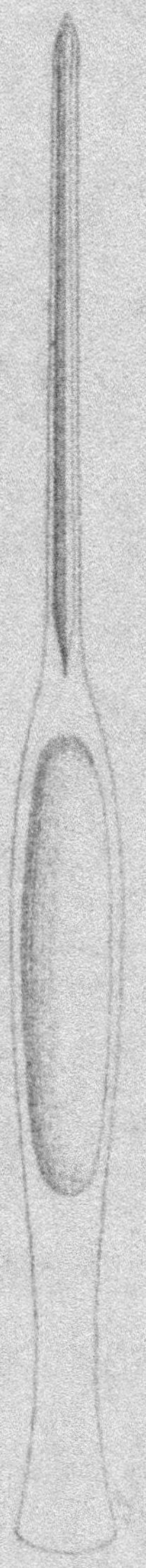

Fig. 2.
sonde cannelée
de Poncet.

mité pour procéder à l'écartement de muscles ou de faisceaux musculaires voisins. M. Poncet a fait construire une sonde cannelée munie d'un manche, qui est représentée ici (fig. 2).

3° Les écarteurs. — Le meilleur modèle est certainement l'écarteur de Farabeuf (fig. 3).

Fig. 3.
Écarteur de Farabeuf.

4° L'instrument porte-fil. — On peut se servir d'un stylet aiguillé, flexible, qu'on courbe au besoin pour les artères profondément situées.

Mais l'instrument le plus commode est l'aiguille de Cooper (fig. 4), qu'il s'agisse d'artères superficiellement ou profondément situées. Dans cette aiguille, la portion courbe de l'aiguille est dans l'axe du manche. Pour certaines ligatures, l'aiguille de Deschamp (fig. 5), où la portion courbe est dans un plan perpendiculaire à l'axe du manche, présente un peu plus de commodités. Il en faut deux, l'une *dextrorsum*, l'autre *sinistrorsum*. Mais l'aiguille de Cooper suffit.

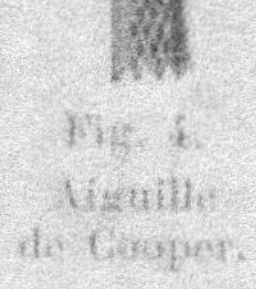

Fig. 4.
Aiguille
de Cooper.

5° Fil. — A l'amphithéâtre, pour des motifs d'économie, on utilise le fil de chanvre. Il sert à faire les nœuds et à tracer les lignes d'incision.

§ 2. — PRÉCEPTES GÉNÉRAUX RELATIFS AUX PRÉLIMINAIRES DE L'OPÉRATION

Pénétrez-vous de l'énoncé de l'opération que vous avez à pratiquer.

Avant toute chose, disposez à votre portée dans un plateau tous les instruments nécessaires à l'opération. Que l'aiguille de Cooper soit munie de son fil. Ne partez pas en guerre avec le seul bistouri, quitte à réclamer successivement les instruments ou à vous déranger pour aller les prendre dans la boîte.

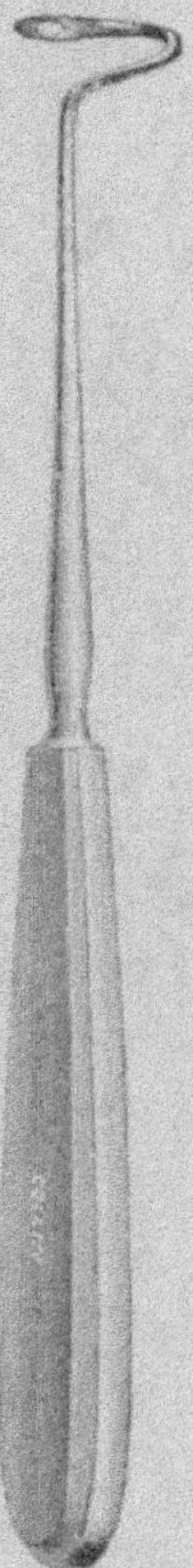

N'opérez jamais seul ; réclamez l'assistance d'un ou de deux aides.

Occupez-vous alors de mettre le cadavre en bonne position et en bonne lumière. Placez vos aides, fixez-leur leur rôle.

Avant de prendre le bistouri, faites les explorations préliminaires et le tracé de l'incision au crayon dermographique. Le tracé de l'incision comprend parfois deux actes distincts : 1° le tracé de la direction générale de l'artère. — Un fil de longueur convenable est placé par vous dans la direction ; vous le confiez à un aide qui le maintien en position pendant que vous passez le crayon ; 2° le tracé de l'incision proprement dite qui consiste à délimiter, sur la ligne précédente, par deux petits traits transversaux les limites de l'incision cutanée.

Les préparatifs sont terminés. Mettez-vous dans la position convenable, variable suivant la ligature à pratiquer. Remémorez-vous rapidement les divers temps de l'opération et prenez le bistouri.

§ 3. — OPÉRATION PROPREMENT DITE

Fig. 5.
Aiguille de
Deschamp.

Elle comporte : 1° la découverte du vaisseau ; 2° l'isolement ou dénudation ; 3° l'action de charger et de lier.

1° **Découverte du vaisseau.** — Elle comprend trois

temps : 1° l'incision de la peau ; 2° l'incision du tissu cellulaire sous-cutané ; 3° l'incision de l'aponévrose et des couches profondes suivie de la reconnaissance du paquet vasculaire et dans ce paquet de l'artère.

α. *Premier temps : incision de la peau.* — La main droite tient le bistouri. On peut choisir entre la tenue en couteau de

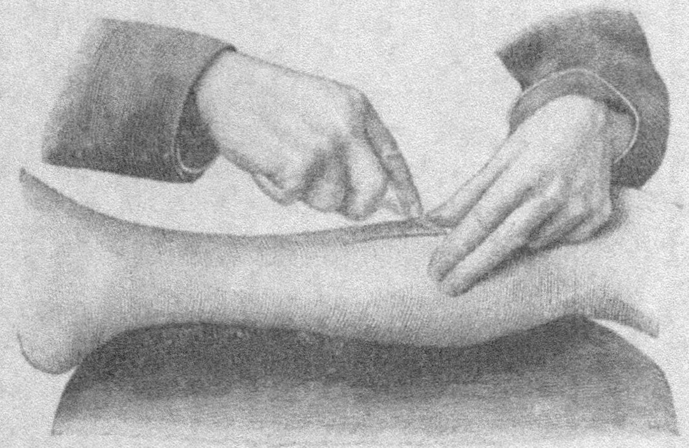

Fig. 6,
Incision de la peau. Le bistouri est tenu en couteau de table.

table (fig. 6) et la tenue en plume à écrire (fig. 7). La tenue en plume à écrire donne plus de précision : on la préférera pour les régions où l'artère est superficiellement située et pour celles où on rencontre des organes importants qui demandent à être reconnus par une dissection minutieuse. La tenue en couteau de table sera préférée dans les autres cas, parce qu'elle est la tenue habituelle des exercices de médecine opératoire.

La main gauche fixe et tend la peau. Il y a deux manières d'y arriver. Ou on place les extrémités des quatre derniers doigts parallèlement au trajet de l'incision (fig. 7), ou on tend la peau entre le pouce mis d'un côté de l'incision, et les autres doigts placés de l'autre côté (fig. 6). Cette dernière manière

est préférable. On aura soin toutefois de ne pas déplacer la
peau et par suite l'incision dans un sens ou dans l'autre.

La bonne situation de l'incision cutanée a une importance
primordiale : une bonne incision de la peau, et la ligature est
a moitié faite.

La précaution a prendre dans la section de la peau est d'in-

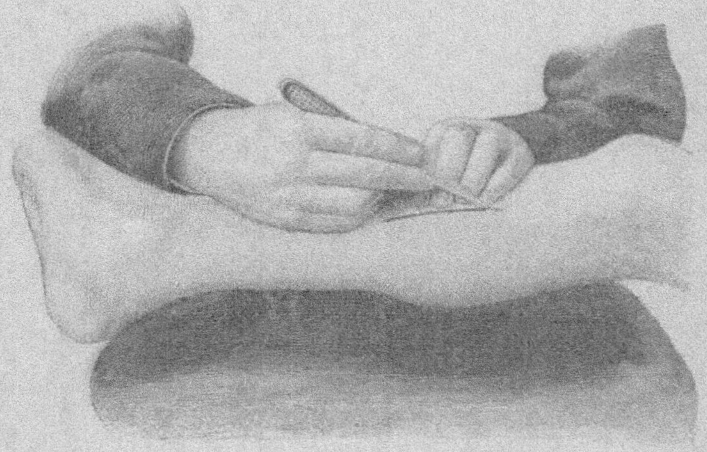

Fig. 7.
Incision de la peau. Le bistouri est tenu en plume a écrire.

ciser la peau, toute la peau, rien que la peau. On se contentera d'entamer le tissu cellulaire sous-cutané. La peau sera coupée dans sa totalité sur toute la longueur, c'est-a-dire qu'on ne
fera pas de sections incomplètes aux extrémités, de queues.
Pour cela, le bistouri doit être enfoncé perpendiculairement
par sa pointe a une extrémité, incliné a 45° pendant qu'il parcourt l'incision, et relevé de façon a redevenir perpendiculaire
quand il arrive a l'extrémité opposée. La longueur a donner a
l'incision varie avec la profondeur de l'artère (de 3 a 15 centimètres). On fait généralement les incisions trop petites.

b. *Deuxième temps : incision du tissu cellulaire sous-cutané.* —
Il consiste a repasser le bistouri dans l'incision précédente en

coupant en une fois ou à plusieurs reprises le tissu cellulaire
sous-cutané. On va jusqu'à l'aponévrose superficielle, on affranchit cette aponévrose. Ce travail doit être fait exactement sur
la même longueur que l'incision cutanée; on ne laissera pas,
comme on le fait souvent à tort, du tissu cellulaire aux deux
extrémités, tandis que l'aponévrose n'est affranchie que dans
le milieu de l'incision. Il en sera de même pour les temps consécutifs de section de l'aponévrose, du tissu musculaire. La
plaie ne doit pas représenter un puits infundibuliforme au fond
duquel est l'artère, mais une fente partout de même profondeur sur toute la longueur de laquelle on découvre le paquet
vasculo-nerveux.

Dans cette section du tissu cellulaire, on aura parfois à reconnaître et rejeter sur un côté une veine, un nerf sous-cutané.

Le deuxième temps a donc pour but la mise à nu de l'aponévrose superficielle. Dans toutes les ligatures (celles de la
face exceptées) l'aponévrose superficielle doit être comme *le
premier point de repère.*

A travers l'aponévrose bien affranchie, on reconnaîtra les
vaisseaux, les muscles, les interstices musculaires reconnais-
sables à la teinte particulière des traînées de tissu cellulaire
ou cellulo-graisseux. Au besoin on fera glisser la peau sur
l'aponévrose à la faveur du *fascia lucida,* couche de tissu
cellulaire lâche qui existe dans la plupart des régions entre le
tissu cellulo-graisseux sous-cutané et l'aponévrose. En un mot,
avant de passer au temps suivant, on fait une exploration qui
détermine bien le niveau auquel il doit être effectué.

Lorsqu'il s'agit de trouver un interstice musculaire, rappelons-nous le précepte de CHASSAIGNAC, à savoir que l'interstice
est ordinairement d'autant plus facile à reconnaître qu'on
s'éloigne davantage de l'insertion supérieure des muscles
(jambe, avant-bras); ainsi, cherchons de préférence à cette
partie de l'incision qui répond à l'extrémité terminale du
membre.

« *Troisième temps : section de l'aponévrose et des couches profondes.* — La section de l'aponévrose s'exécute ou sur la sonde
cannelée ou sans sonde cannelée. On l'exécute sur la sonde

cannelée, quand l'artère cherchée, ou un autre organe important est immédiatement sous-aponévrotique : c'est une mesure
de précaution. On l'exécute sans sonde cannelée et directement
au bistouri, si l'aponévrose ne recouvre directement aucun
vaisseau, aucun nerf important ; dans ce dernier cas, se servir
de la sonde cannelée est une véritable faute, sinon en pratique

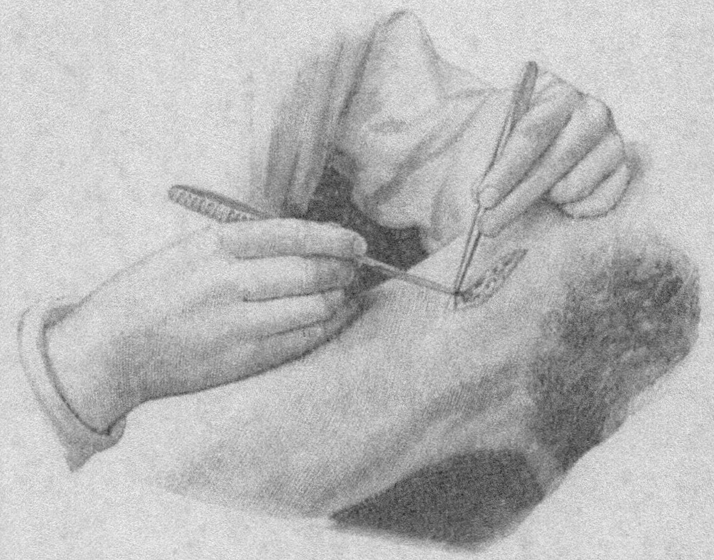

Fig. 8.
Manière de pratiquer une moucheture à l'aponévrose.

du moins en théorie. L'excès de précaution en pareil cas devient
un défaut, puisqu'il suppose l'ignorance des dispositions anatomiques et prolonge inutilement l'opération.

Pour couper l'aponévrose sur la sonde cannelée on fait
d'abord une moucheture à une extrémité de l'incision ; pour
cela on saisit avec une pince et on coupe en dédolant avec la
pointe du bistouri, les fibres de l'aponévrose (fig. 8). On glisse
le bec de la sonde par cet orifice jusqu'à l'autre extrémité de
l'incision. La pulpe du doigt palpe l'aponévrose au-dessus de

la sonde afin de s'assurer qu'il n'y a rien d'interposé ; sur la
cannelure, le bistouri (fig. 9) est conduit jusqu'à ce que sa
pointe rencontre le cul-de-sac qui termine la cannelure. On

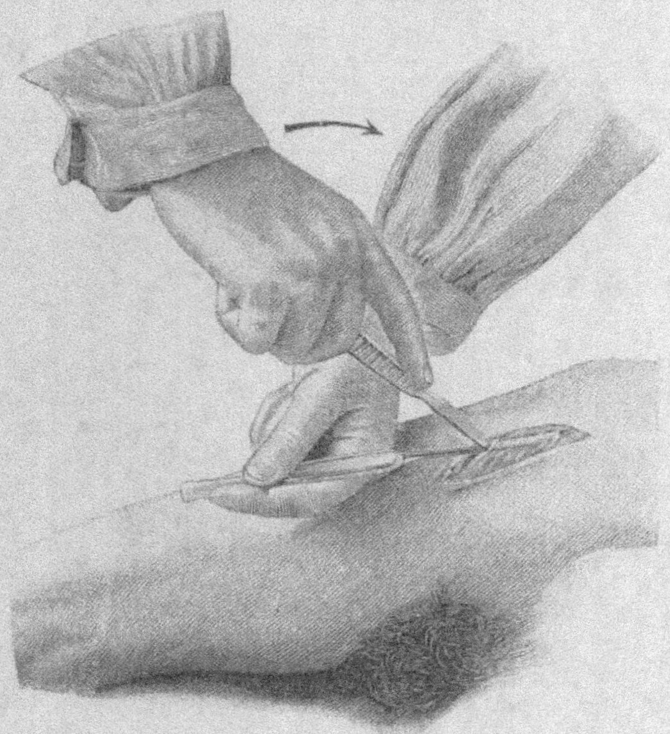

Fig. 9.
Le bistouri sectionne l'aponévrose sur la sonde cannelée.

retire alors les deux instruments soit isolément, soit en les
laissant en contact.

Quelle doit être l'étendue de l'incision aponévrotique ? Si
l'aponévrose qu'on incise ne recouvre pas le vaisseau cherché,
on lui donnera pour étendue la longueur de l'incision extérieure, afin de se faire du jour. Mais s'il s'agit d'un feuillet apo-

névrotique recouvrant directement le paquet vasculo-nerveux qu'on reconnaît à la vue et au toucher, il est ordinairement inutile de faire l'incision aussi longue ; une incision de 2 ou 3 centimètres faite dans la partie centrale de la plaie sera suffisante. Répétons que dans cette occurrence, on ne cherchera pas à ouvrir d'un même coup l'aponévrose et la gaine celluleuse. On ouvrira d'abord le feuillet aponévrotique sur la sonde cannelée glissée sous sa face profonde ; l'ouverture de la gaine celluleuse sera faite ultérieurement sur une plus petite étendue avec le bec de la sonde cannelée.

Quand l'artère est plus profondément située, on pourra avoir à diviser une série de plans aponévrotiques, vis-à-vis desquels on se comportera suivant les mêmes principes, à savoir section à main levée en l'absence d'organe important sous-jacent, sur la sonde dans le cas contraire, section aussi étendue que l'incision extérieure, sauf si l'artère cherchée est sous-jacente.

Après section de l'aponévrose superficielle, on est parfois séparé de l'artère par des muscles. Parmi ceux-ci, on doit toujours reconnaître comme point de repère celui qui par sa direction générale rappelle le trajet suivi par le vaisseau cherché : c'est *le muscle satellite de l'artère* : exemple le couturier pour l'artère fémorale, le long supinateur pour l'artère radiale. Lorsqu'on l'aura reconnu, on poursuivra dans la profondeur la recherche du vaisseau sous-jacent.

Pour ce faire, dans le cas le plus rare, le muscle se présentant plus ou moins oblique ou transversal, on incise les fibres dans le sens de l'incision extérieure. Ordinairement les fibres sont parallèles au sens de l'incision et on agit par écartement des fibres d'un même muscle, ou plus souvent de deux muscles voisins. On promène dans l'espace interfasciculaire ou dans l'interstice soit l'extrémité de la pulpe digitale, soit l'extrémité de la sonde cannelée agissant par la face opposée à la cannelure. Les écarteurs sont souvent utilisés dans la recherche des artères profondément situées. Les élèves négligent trop souvent de s'en servir.

Remarques. — Pendant l'incision de la peau et de l'aponévrose, les parties doivent être tendues pour faciliter l'action du bistouri. Mais quand on agit dans les espaces intermusculaires pour aller à la recherche du vaisseau, les muscles doivent être relâchés et les segments du membre placés dans une position favorable à ce relâchement. Il en résulte que, dans le cours d'une ligature, l'attitude donnée au membre par l'aide doit parfois être modifiée dans le cours de l'opération. La première attitude, où les parties sont tendues, est l'*attitude d'incision*, la deuxième, où elles sont relâchées, est l'*attitude de recherche*.

Dans ce travail plus ou moins complexe du troisième temps, on prend souvent pour guides certaines dispositions anatomiques (nerfs, saillies osseuses, muscles) qu'on rencontre successivement sur son chemin et qu'on qualifie de points de repère ou de ralliement. La règle est alors, dans ce travail de recherche, de procéder par étapes, de viser successivement chaque point de repère. « Le chirurgien, dit MALGAIGNE, ne doit pas d'abord se préoccuper de la recherche de l'artère, mais bien de la recherche du premier point de ralliement ; puis du second, puis du troisième, s'il y a lieu ; et ainsi de suite jusqu'au vaisseau. »

2° Isolement ou dénudation de l'artère. — On exécute l'isolement de l'artère avec le bec de la sonde cannelée.

Ce temps, qui est un des temps les plus difficiles de la pratique des ligatures, commence après ouverture de l'aponévrose qui recouvre le paquet vasculo-nerveux. Qu'il s'agisse d'une aponévrose superficielle, d'une cloison aponévrotique ou de la paroi antérieure d'une gaine aponévrotique ; nous avons dit plus haut que l'ouverture de cette enveloppe aponévrotique se faisait soit au bistouri sur la sonde cannelée après moucheture faite au bistouri sur l'aponévrose saisie avec la pince à disséquer, soit avec le bec de la sonde cannelée. Il faut bien distinguer ce travail du travail suivant, avec lequel on pourrait le confondre surtout dans le cas où il existe une véritable gaine aponévrotique. L'ouverture de la gaine cellulense se fait sur une moindre étendue et s'exécute avec le bec de la sonde cannelée. L'ouverture de l'aponévrose, qu'elle forme gaine ou non,

découvre le paquet vasculo-nerveux, l'ouverture de la gaine celluleuse découvre l'artère. Nous en sommes arrivés au moment de
l'opération où nous sommes en face du paquet vasculo-nerveux.

Parmi ses éléments, il s'agit de reconnaître l'artère. Comment la distinguer des veines, du nerf, sur le cadavre où les

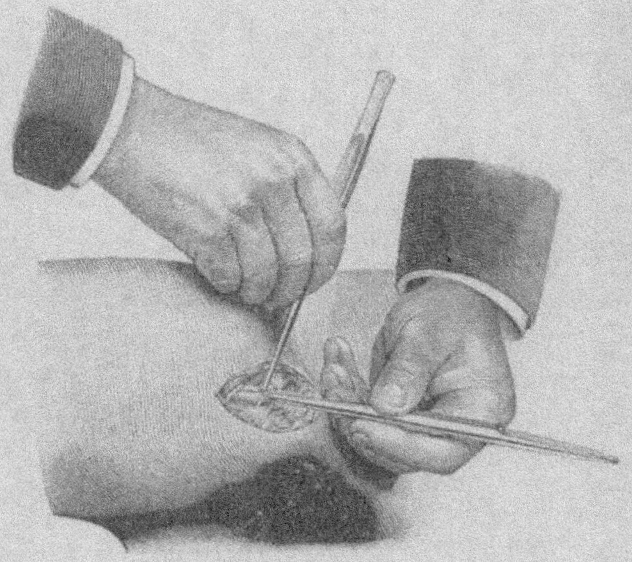

Fig. 10.

Dénudation de l'artère sur sa face antérieure et ses faces latérales.

battements font défaut ? On la reconnaît : 1° à son aspect : elle
est grisâtre, tandis que le nerf est blanc et les veines bleuâtres ;
2° à sa consistance : elle donne au toucher la consistance d'un
ruban ferme et aplati, tandis que les veines sont molles, le
nerf arrondi ; 3° dans certains cas, à ses rapports anatomiques
connus avec le nerf ou la veine.

Pour ouvrir la gaine (fig. 10), on la saisit au-devant de l'artère avec une pince à dissection perpendiculairement à la
direction du faisceau vasculo-nerveux, de façon à faire un petit

pli transversal. Au-devant des mors de la pince, on déchire le
pli avec le bec de la sonde cannelée. La gaine ouverte, on
exécute la dénudation avec le bec de la sonde, tenue comme
une plume à écrire et animée de légers mouvements de va-et-
vient suivant la direction longitudinale de l'artère. Entre les

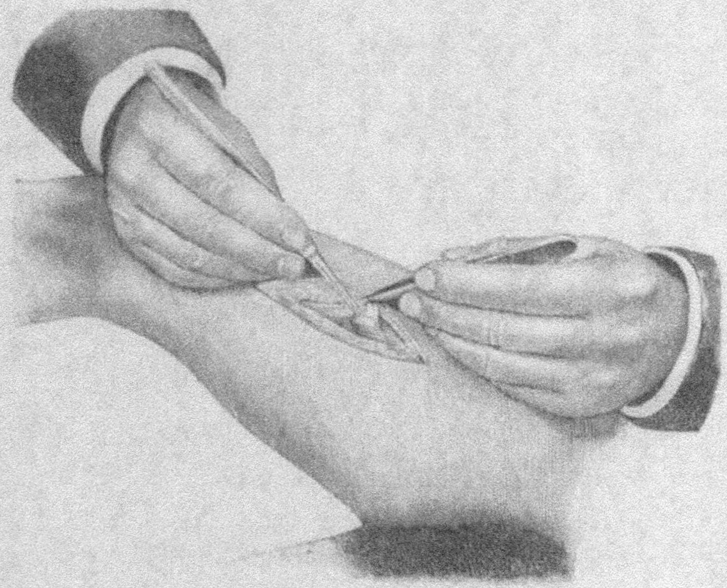

Fig. 11.
Dénudation de l'artère sur sa face postérieure.

mors de la pince, on saisit la lèvre de la gaine ouverte qui est
à gauche de l'opérateur et on fait la dénudation du tube sur la
moitié de sa face antérieure. On saisit ensuite la lèvre droite
et on fait la dénudation de l'autre moitié de la face antérieure.
On passe alors le bec de la sonde sous la face postérieure du
ruban artériel (fig. 11) qu'on dénude sur toute son étendue, de
façon à rejoindre la dénudation de la face antérieure.

Cette dénudation doit être faite sur une petite longueur et
ne pas excéder 1 centimètre pour les grosses artères, 5 milli-

mètres pour les petites. C'est une grosse faute, souvent commise, d'exécuter cette dénudation sur une étendue de plusieurs centimètres et même sur toute la longueur de la plaie.

Cette dénudation doit être faite sur place, c'est-à-dire que

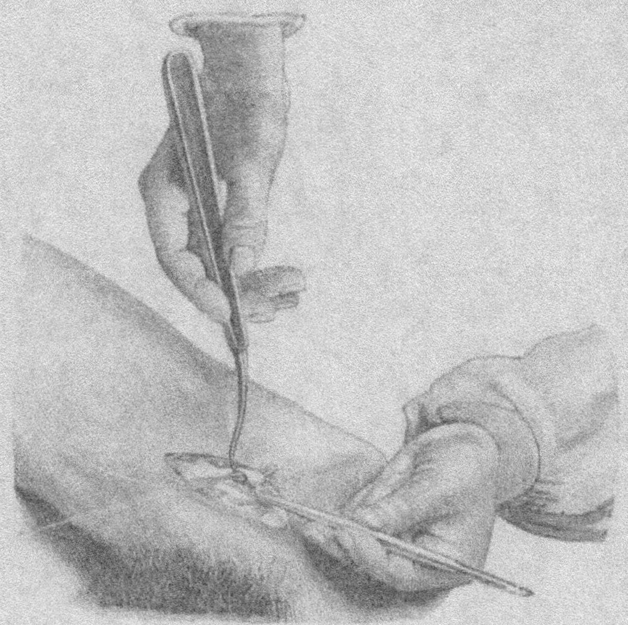

Fig. 12.
Chargement de l'artère.

L'artère ne doit pas être attirée au dehors pour faciliter le travail. C'est une faute qu'on commet souvent. Une faute plus grave encore consiste à saisir avec les pinces le tube artériel lui-même, ce qui, il faut l'avouer, facilite énormément le travail de dénudation.

On évitera encore, au moment où la sonde achève la dénudation, de la pousser et d'en faire passer le bec en avant de la peau des lèvres de la plaie; ce qui indique évidemment que

l'isolement est complet, mais ce qui aussi décolle le tube
artériel.

3° Chargement et ligature de l'artère. — L'artère isolée,
il faut passer un fil au-dessous d'elle : cette manœuvre s'appelle

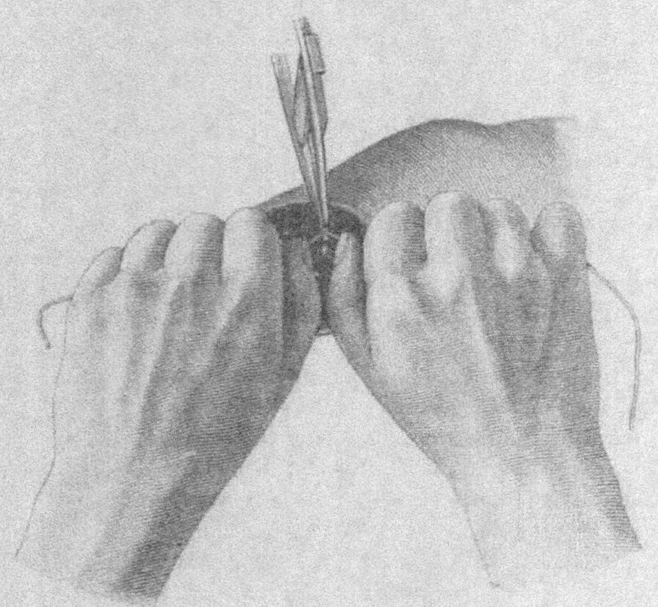

Fig. 13.
Manière de pratiquer la ligature.
(Pour mieux faire voir la position des doigts, cette ligature est censée pratiquée
sur un moignon d'amputation.)

charger l'artère et s'exécute avec l'aiguille de Cooper. On ne
doit pas indifféremment commencer à charger d'un côté ou
l'autre de l'artère dans tous les cas. Il faut commencer à passer l'aiguille du côté de l'organe dont la blessure serait la plus
dangereuse, du côté de la veine, si elle est volumineuse; du
côté du nerf, si les veines sont de petit calibre. Pour charger
(fig. 12), on saisit avec les mors de la pince à disséquer, tenue

de la main gauche, la lèvre de la gaine qui répond du côté où on doit charger et on écarte cette lèvre : la main droite tient l'aiguille munie de son fil et en présente le bec sous le côté correspondant du ruban artériel, lui fait suivre la face postérieure de ce ruban et la conduit jusqu'à la lèvre opposée, qu'on va saisir et écarter avec les mors de la pince, *s'il s'agit d'une artère large avec gaine très distincte*. Dans le cas contraire, on abandonne la pince, et l'on va avec l'extrémité de l'index gauche à la rencontre du bec de l'aiguille. Dès qu'il est dégagé on saisit le fil dont on attire à soi un des chefs que l'on tient de la main gauche, pendant que de la droite on retire l'aiguille en lui faisant suivre un chemin inverse.

Il ne reste plus qu'à nouer. On s'assure par la vue et le toucher que l'organe chargé est bien l'artère. Ceci fait, on serre le fil au moyen de deux nœuds simples. Les nœuds doivent être faits (FARABEUF) dans une direction bien perpendiculaire à l'artère, aussi bien le second que le premier. En nouant, on s'abstiendra de déplacer l'artère, de l'attirer à soi. Il faut avoir soin d'accompagner le nœud (fig. 13) ; c'est-à-dire que les deux pouces doivent agir au voisinage du nœud lui-même, et, si la plaie est profonde, s'engager dans la plaie au contact du tube artériel soigneusement laissé en place.

Il est d'usage de terminer en coupant l'un des chefs de l'anse du fil près du nœud et de laisser pendre hors de la plaie l'autre chef, qui sert de guide à l'examinateur pour vérifier si l'opération a été bien exécutée.

CHAPITRE II

DES LIGATURES EN PARTICULIER

Nous classerons la description du manuel opératoire des ligatures en quatre articles : 1° *ligatures du membre supérieur ;*

2° ligatures du membre inférieur ; 3° ligatures du tronc ; 4° ligatures du cou et de la tête.

ARTICLE PREMIER

LIGATURES DU MEMBRE SUPÉRIEUR

Dans le présent article, nous étudierons successivement la ligature de l'arcade palmaire superficielle, les diverses ligatures que l'on peut exécuter soit sur les artères de l'avant-bras, radiale et cubitale, soit sur l'artère humérale ; enfin nous donnerons la ligature de l'axillaire dans l'aisselle et sous la clavicule.

§ 1. — LIGATURE DE L'ARCADE PALMAIRE
SUPERFICIELLE

1° Données anatomique, physiologique, linéaire. — L'arcade palmaire superficielle est constituée par l'anastomose, dans la paume de la main, de la cubitale avec la radio-palmaire, branche de la radiale. Elle décrit une courbe, à convexité tournée du côté des extrémités digitales : de cette convexité naissent les branches interdigitales. Elle est située au-dessous de la forte aponévrose palmaire ; plus profondément sont les nerfs et les tendons. A noter, la disposition du tissu cellulaire sous-cutané avec ses aréoles et ses pelotons adipeux qui font hernie après section.

On connaît les trois plis principaux de la paume ; pli supérieur correspondant au mouvement d'opposition du pouce, pli moyen correspondant au mouvement de flexion des quatre derniers doigts, pli inférieur correspondant au mouvement de flexion des trois derniers doigts. L'arcade est située entre les plis supérieur et moyen et répond à peu près à la bissectrice de l'angle formé par ces deux plis, mais décrit une légère courbe, dont la concavité est tournée non pas seulement en haut, du côté du poignet, mais encore en dehors, du côté du pouce.

2° Attitude du sujet, des aides, du chirurgien. — L'avant-bras du sujet est placé en forte supination, de façon que le dos de la main repose sur la table par sa face dorsale. Un aide maintient la main dans cette position : placé du côté des extrémités digitales, d'une main il saisit les quatre derniers doigts qu'il étend, de l'autre main il saisit le pouce qu'il étend et porte dans l'abduction, de façon à étaler la paume de la main du sujet. Plus tard, au contraire, il fléchira les quatre derniers doigts. Quant à l'opérateur, il se place en dehors du pouce.

3° Opération. — Elle s'exécute en quatre temps (fig. 14).

a. *Premier temps : section de la peau.* — Le tracé de l'incision est un peu plus compliqué que pour les autres ligatures. Cherchons et marquons le bord externe du pisiforme : nous savons que la cubitale y passe : *premier point* (fig. 14, *f*). Menons la bissectrice (*a*, *b*) de l'angle formé par les plis supérieur et moyen de la paume de la main ; le pouce du sujet étant placé dans l'abduction forcée, menons sur la paume une droite prolongeant jusqu'au bord cubital de la main le bord interne de la face antérieure du pouce (*c*, *d*), et marquons le point d'intersection de cette ligne avec la bissectrice (*e*) : ce point d'intersection est *notre deuxième point.*

Réunissons nos premier et deuxième points par une ligne légèrement courbe à convexité tournée du côté du bord cubital de la main et du côté du bout des doigts (*f,e*). C'est la ligne d'incision.

Nous commencerons l'incision au point d'intersection (*e*) et nous la conduirons suivant la courbe indiquée ci-dessus sur une longueur de 4 centimètres (*e*, *g*). Couper la peau bien perpendiculairement pour éviter le biseau.

b. *Deuxième temps : section du tissu cellulaire sous-cutané.* — Assez pénible. On est gêné par les pelotons adipeux qui font hernie : au besoin, on les réséque au ciseau. On incise sur la même longueur que la peau, jusqu'à ce qu'on ait découvert sur la même étendue l'aponévrose palmaire.

c. *Troisième temps : section des couches profondes.* — Elle consiste dans la section de l'aponévrose, qu'on exécute sur la

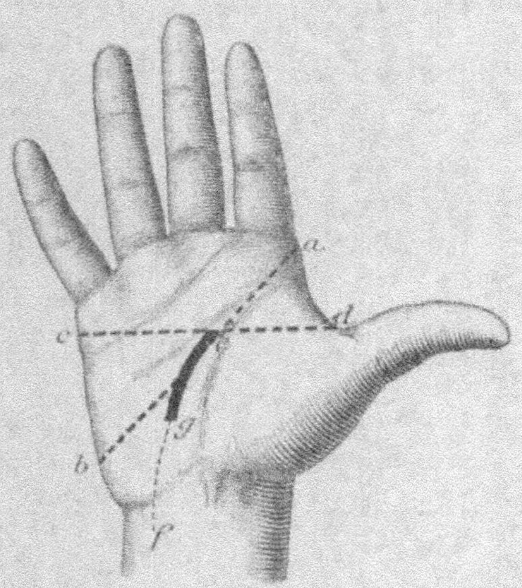

Fig. 14.
Ligature de l'arcade palmaire superficielle.

sonde cannelée glissée par une moucheture faite à l'une des extrémités de l'incision. On coupe sur la sonde cannelée parce que l'artère est immédiatement sous-aponévrotique. L'incision aponévrotique aura la même étendue que l'incision cutanée.

d. *Quatrième temps : découverte de l'artère et ligature.* — On aperçoit l'artère accompagnée de deux veines. On la reconnaît à sa direction très légèrement oblique, presque transversale. Ne pas la confondre (erreur que l'on commet souvent) avec une de ses branches collatérales interdigitales à direction *verticale*, parallèle aux espaces interosseux, erreur qu'explique sans

l'excuser la direction légèrement oblique de haut en bas de
l'arcade palmaire superficielle.

On la dénude et on la lie.

Pendant ce travail de découverte et de dénudation, l'aide a
légèrement fléchi les quatre derniers doigts, de façon à faciliter la recherche par le relâchement des parties.

§ 2. — LIGATURE DE L'ARTÈRE CUBITALE
EN DEHORS DU PISIFORME

1° **Données anatomique, physiologique, linéaire**. — Dans
sa portion carpienne, au-devant du ligament annulaire du
carpe, l'artère cubitale est située en dehors du pisiforme (par
rapport à l'axe du corps), et en dehors du nerf cubital qui est
situé entre elle et cet os. Elle est placée avec le nerf dans un
dédoublement du ligament annulaire antérieur dont la partie
principale est située en arrière d'elle. En avant d'elle est le
muscle palmaire cutané et un tissu cellulaire aréolaire. Elle
correspond au trajet d'une ligne passant à environ 5 millimètres du bord externe du pisiforme, os facile à sentir à travers
la peau.

2° **Attitude du sujet, des aides et du chirurgien**. — Le
bras est tenu écarté du tronc. L'opérateur se place en dedans
du membre. Un aide présente la main étendue et en supination. Pendant la recherche, il fléchira la main sur l'articulation du poignet.

3° **Opération**. — Elle se fait en quatre temps.

a. *Premier temps : section de la peau*. — On fait une incision
de 3 centimètres, légèrement concave, embrassant par sa concavité le pisiforme, à 5 millimètres en dehors du pisiforme et
correspondant à cet os par son milieu.

b. *Deuxième temps : section du tissu cellulaire sous-cutané*. —
On coupe le tissu cellulo-adipeux et le palmaire cutané.

c. *Troisième temps : section de l'aponévrose et recherche*. — Sur

la sonde cannelée sectionner le feuillet aponévrotique, dédoublement du feuillet antérieur du ligament annulaire. Faire
fléchir le poignet et chercher en dehors du pisiforme le nerf;
en dehors du nerf, l'artère.

d. *Quatrième temps : ligature.* — Dénuder et charger de dedans en dehors (à cause du nerf).

§ 3. — LIGATURE DE L'ARTÈRE RADIALE
DANS LA TABATIÈRE ANATOMIQUE

1° Données anatomique, physiologique, linéaire. — La
tabatière anatomique correspond à la face externe du poignet.
On peut la considérer comme limitée en haut par l'extrémité
inférieure du radius et, en bas, par l'extrémité supérieure
du premier métacarpien, saillies très appréciables au toucher ;
en avant et en arrière par des tendons, en avant long abducteur et court extenseur du pouce, en arrière long extenseur du
pouce, très appréciables à la vue quand on place le pouce dans
l'extension et l'abduction.

L'artère radiale est là, profondément située, appliquée
contre le squelette du poignet (scaphoïde et trapèze) ; elle
croise obliquement de haut en bas et d'avant en arrière le
fond de la tabatière anatomique. Deux feuillets aponévrotiques
nous en séparent : l'aponévrose superficielle, et un feuillet cellulo-fibreux profond séparé de l'aponévrose superficielle par du
tissu adipeux ou cellulaire lâche.

Dans le tissu cellulaire sous-cutané se trouvent la veine
céphalique du pouce et des filets nerveux de la branche postérieure du radial. L'artère est accompagnée de deux veines.
L'abduction forcée du pouce rend plus évidente l'excavation
de la tabatière.

2° Attitude du sujet, des aides et du chirurgien. Le
chirurgien est en dehors. L'avant-bras du sujet repose sur la
table par son bord cubital ; la main et la partie inférieure de
l'avant-bras débordent la table. Un aide tient les doigts d'une
main, incline la main de l'opéré sur son bord cubital, et suc-

cessivement de l'autre main étend le pouce pour faire saillir les tendons et dessiner l'excavation pendant le tracé de l'incision, fléchit le pouce pendant l'incision de la peau et de l'aponévrose superficielle, et, à ce moment, étend de nouveau le pouce pour la recherche.

3° Opération. — Cette opération comporte quatre temps :

a. *Premier temps : section de la peau.* — Entre les tendons, à égale distance des tendons et parallèlement aux tendons (FARABEUF), tracer une ligne (*a*, *b*) de 4 centimètres qui partant de l'apophyse styloïde radiale, aille tomber dans l'axe du premier métacarpien (CHASSAIGNAC). Cette ligne croise la direction de l'artère. Inciser avec précaution la peau.

b. *Deuxième temps : section du tissu cellulaire.* — On évitera l'ouverture des gaines tendineuses. Éviter aussi dans cette section la veine céphalique du pouce, qu'on laisse de préférence en dedans.

c. *Troisième temps : section de l'aponévrose.* — Sans sonde, entre les tendons en évitant de les blesser ou même d'ouvrir leur gaine. Faire prendre l'attitude de recherche ; avec le bec de la sonde et en s'aidant de la pince à dis-

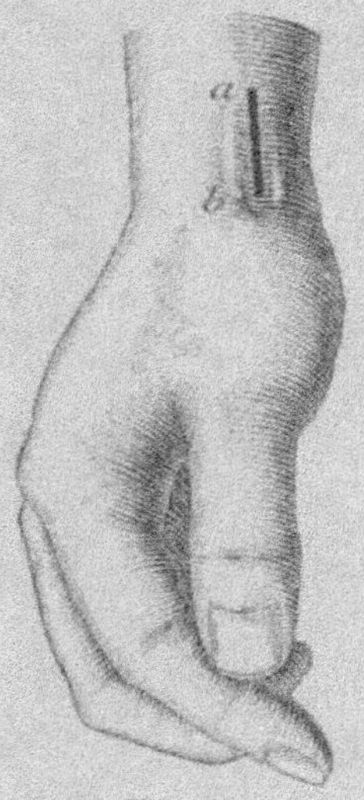

Fig. 15.

Ligature de l'artère radiale dans la tabatière anatomique.

séquer, déchirer les feuillets cellulo-fibreux : chercher l'artère dans la partie inférieure de la plaie, où sa position est plus constante. On ne prendra pas la veine céphalique pour l'artère, c'est là une erreur que l'on voit parfois commettre. On se rappellera que l'artère est profonde : le bec de la sonde cannelée qui la cherche et la dénude doit directement percevoir la sensation osseuse du squelette immédiatement sous-jacent.

d. *Quatrième temps : isolement et ligature.* — Deux veines. Charger *ad libitum.*

§ 4. — LIGATURES DE L'ARTÈRE RADIALE
A L'AVANT-BRAS

Nous décrirons deux types de ligature de la radiale à l'avant-bras, la ligature dans le quart inférieur, dite ligature dans la gouttière du pouls et la ligature dans le tiers supérieur.

A) LIGATURE DE LA RADIALE DANS LE QUART INFÉRIEUR DE L'AVANT-BRAS, AUTREMENT DIT DANS LA GOUTTIÈRE DU POULS

1° Données anatomique, physiologique linéaire. — Là, la radiale est immédiatement sous l'aponévrose superficielle. D'après CHASSAIGNAC, elle serait même fréquemment sus-aponévrotique. Elle est accompagnée de deux veines. La branche antérieure du nerf radial, en dehors, à distance, ne doit pas être vue. L'artère est située entre les tendons du long supinateur, en dehors, du grand palmaire en dedans. Elle repose sur le carré pronateur.

On reconnaît facilement la saillie des tendons satellites, la gouttière où l'on tâte le pouls. Le trajet de l'artère correspond à une ligne menée parallèlement aux bords du radius, à l'union du quart externe avec les trois quarts internes de l'avant-bras, à 5 millimètres en dehors de la saillie du tendon du grand palmaire.

2° Attitude du sujet, des aides, du chirurgien. — Le membre est maintenu en supination ; l'avant-bras repose sur sa face dorsale. L'opérateur est en dehors. L'aide étend la main pendant l'incision, la fléchit légèrement pendant la recherche.

3° Opération. — Elle demande quatre temps distincts :
a. *Premier temps : section de la peau.* — Dans la gouttière du

pouls à 8 millimètres en dehors du tendon du grand palmaire, incision (fig. 16, *aa'*) de 4 centimètres ne dépassant

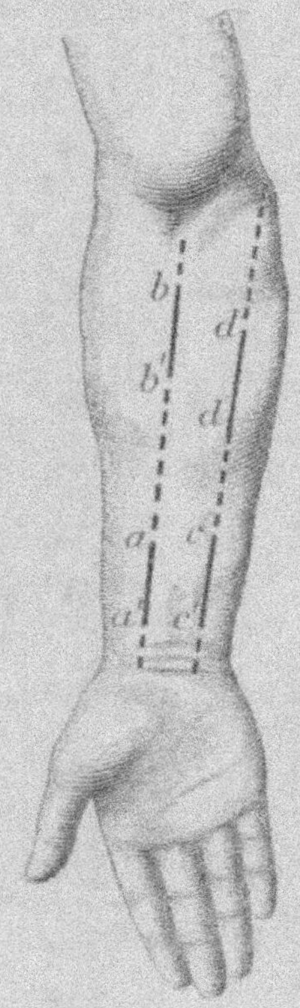

Fig. 16.
Lignes d'incision des ligatures de l'avant-bras.

pas en bas le point de jonction de la portion renflée du radius avec le corps de l'os. Suivant cette ligne, sectionner la peau avec précaution.

b. *Deuxième temps : section du tissu cellulaire.* — A petits coups.

c. *Troisième temps : section de l'aponévrose.* — Sur la sonde, vu la situation de l'artère que souvent on aperçoit à travers la mince aponévrose.

d. *Quatrième temps : isolement et ligature.* — Rien de particulier.

B) LIGATURE DE LA RADIALE DANS LE TIERS SUPÉRIEUR DE L'AVANT-BRAS

1° Données anatomique, physiologique, linéaire. — Branche externe de bifurcation de l'humérale, l'artère radiale naît à 3 centimètres au-dessous du pli du coude, au milieu de la face antérieure de l'avant-bras ; de là elle se dirige obliquement en dehors, et devient parallèle à l'axe de l'avant-bras à partir de la partie moyenne de l'avant-bras jusqu'à la gouttière du pouls. Dans son tiers supérieur, l'artère est située entre le rond pronateur en dedans, sur lequel elle repose, et le long supinateur (muscle satellite) en dehors qui la recouvre légèrement par son bord interne, d'autant plus que le muscle est plus développé. Entre elle et la peau on trouve : 1° l'aponévrose superficielle du membre ; 2° la partie interne du long supinateur ; 3° une lame aponévrotique, faisant cloison entre les muscles long supinateur et rond pronateur, à travers laquelle on distingue l'artère reposant sur ce dernier muscle, et dans la gaine duquel elle est par conséquent située. Elle est accompagnée de deux veines. Le nerf radial (branche antérieure) est en dehors. Dans le tissu cellulaire sous-cutané est la veine radiale moyenne. L'artère répond à la gouttière antibrachiale, qu'on apprécie au toucher et qui s'accuse quand on fait effort pour fléchir la main retenue en extension ; cette gouttière est située entre les muscles épicondyliens et épitrochléens.

La direction de l'artère, *la ligne d'opération*, est exprimée par une ligne qui, partant du milieu du pli du coude, aboutit à la gouttière du pouls. Voici comment on détermine le pli du coude et son milieu : l'avant-bras fléchi sur le bras, on appuye la tige de la sonde cannelée sur la peau dans l'angle de flexion ; on étend l'avant-bras, la sonde cannelée restant en place. Suivant cette dernière, on trace au crayon le pli du coude ; on détermine son milieu en mesurant à la ficelle la longueur de l'espace qui sépare l'épicondyle de l'épitrochlée et en prenant la moitié de cette longueur. Le milieu du pli marque ce point. De ce point à la gouttière du pouls on tend une ficelle, suivant laquelle on fait le tracé de la ligne d'incision.

2° Attitude du sujet, des aides, du chirurgien. — L'avant-bras est placé en supination, la main fortement étendue. Un aide donne au bras l'attitude ci-dessus indiquée. L'opérateur se place en dehors.

3° Opération. — Elle s'exécute en quatre temps :

a, *Premier temps : section de la peau.* — Sur la ligne indiquée, incision de 6 à 8 centimètres (suivant l'épaisseur du tissu cellulo-graisseux), commençant en haut à deux travers de doigt au-dessous du pli du coude (fig. 16, *bb*).

b, *Deuxième temps : section du tissu cellulaire sous-cutané.* — Éviter s'il y a lieu la veine médiane.

c, *Troisième temps : section de l'aponévrose et recherche.* — On coupe sans sonde l'aponévrose superficielle du membre. En quel point ? On reconnaît l'interstice des muscles rond pronateur et long supinateur qui répond à la gouttière antibrachiale et se présente sous l'aspect d'une ligne blanchâtre.

De quel côté de cette interstice coupera-t-on l'aponévrose ? Il y a deux méthodes. — Ou bien on la sectionne *en dedans* sur le rond pronateur, dans la gaîne duquel on pénètre et dans laquelle on trouve l'artère, après avoir récliné en dehors le long supinateur. — Ou bien, on sectionne *en dehors* sur le long supinateur, qu'on récline en dehors : on aperçoit alors l'artère reposant sur le rond pronateur, recouverte par un *second* feuillet aponévrotique, qu'on déchire avec le bec de la sonde sur l'artère et qu'on incise sur la sonde cannelée. Le nerf est en dehors.

Ainsi on aura une ou deux aponévroses à couper, suivant qu'on incise l'aponévrose superficielle sur le rond pronateur ou sur le long supinateur. Dans les deux cas, une fois l'aponévrose superficielle coupée, on substituera l'attitude de recherche (flexion de la main et relâchement des muscles) à l'attitude d'incision.

d. *Quatrième temps : isolement et ligature.* — On dénude et on charge de dehors en dedans.

Remarque. — On éprouve chez certains sujets des difficultés à reconnaître la situation du paquet vasculaire. Si on ne le trouve pas d'emblée au niveau du bord interne du long supinateur ou à quelques millimètres plus en dehors, il faut, suivant le conseil de MALGAIGNE, chercher le nerf radial qui sert de point de ralliement. On relève en dehors le long supinateur jusqu'à ce qu'on ait aperçu le nerf. On explore alors la lèvre interne de l'incision à partir de ce nerf jusqu'à la ligne médiane de l'avant-bras : « Vous trouverez sûrement l'artère, dit MALGAIGNE, ou vous serez en mesure d'affirmer qu'elle est déplacée par une anomalie. »

§ 5. — LIGATURE DE L'ARTÈRE CUBITALE
À L'AVANT-BRAS

Il y a deux types de ligature : 1° la ligature dans la moitié

inférieure de l'avant-bras ; 2° la ligature au-dessus de la partie
moyenne.

Remarque. — La ligature au-dessus de la partie moyenne
ne s'effectue pas dans toute l'étendue de cette partie, mais seulement dans la portion du trajet de l'artère qui correspond au
deuxième quart en partant du coude. Plus haut, l'artère est
profondément située sous les muscles épitrochléens, et bien
que des procédés de ligature en ce point aient été donnés, la
tradition s'est perdue de s'y exercer à l'amphithéâtre.

A) Ligature de la cubitale a la partie inférieure de l'avant-bras

1° Données anatomique, physiologique, linéaire. —
L'artère est située entre le cubital antérieur (muscle satellite),
qui la recouvre légèrement par sa portion tendineuse, et les
tendons réunis des fléchisseurs superficiel et profond sur lesquels elle repose. Elle est appliquée sur ces derniers muscles
par une aponévrose profonde d'autant plus épaisse qu'on la
considère plus inférieurement, de sorte qu'on a à inciser deux
aponévroses : l'aponévrose superficielle du membre et l'aponévrose profonde, pour arriver sur l'artère. Elle est accompagnée
de deux veines. Le nerf est en dedans et sur un plan un peu
postérieur. Par rapport à l'axe du membre, dit Chassaignac,
l'artère est plus centrale, le nerf plus périphérique, disposition
commune aux nerfs et artères radiaux et cubitaux à tous les
niveaux.

La palpation indique une dépression en dehors du relief du
cubital antérieur, dépression plus accusée quand on porte la
main en extension et qu'on l'incline sur son bord radial. Au
point de vue linéaire, la cubitale n'occupe pas relativement à
l'axe de l'avant-bras une position symétrique à la radiale : elle
en est moins rapprochée, elle est plus excentrique.

La *ligne d'incision* va de la partie antérieure de l'épitrochlée
au côté externe du pisiforme.

2° Attitude du sujet, des aides, du chirurgien. — Le

bras est écarté du tronc, l'avant-bras est maintenu en supination ; en même temps l'aide place la main en extension et l'incline sur son bord radial ; l'opérateur se place en dedans du membre.

3° Opération. — Voici les quatre temps qui la composent :

a. *Premier temps : section de la peau.* — Tracez à la ficelle et au crayon la ligne épitrochléo-pisiformienne. Suivant cette ligne, faites une incision de six centimètres (fig. 16, e e') s'arrêtant en bas ou commençant à deux travers de doigt au-dessus du pisiforme.

b. *Deuxième temps : section du tissu cellulaire sous-cutané.* — Éviter les veines sous-cutanées.

c. *Troisième temps : section des aponévroses.* — On sectionne directement (sans sonde) l'aponévrose superficielle, au niveau du bord externe du tendon du cubital antérieur. On susbtitue l'attitude de recherche à l'attitude d'incision, c'est-à-dire qu'on prie l'aide de fléchir la main. On le prie également d'écarter en dedans le tendon du cubital antérieur. On a sous les yeux l'aponévrose profonde à travers laquelle on aperçoit le paquet vasculaire et le nerf. Ce dernier plus facilement appréciable est un bon guide, les vaisseaux sont plus près de l'axe du membre. Quand on les a reconnus, on incise sur la sonde cannelée l'aponévrose profonde sur une étendue de deux centimètres.

d. *Quatrième temps : isolement et ligature.* — On dénude et on charge de dedans en dehors, à cause du nerf.

B) Ligature de la cubitale au-dessus
de la partie moyenne

Je répète que l'opération ainsi énoncée ne se pratique pas dans le quart supérieur de l'avant-bras, mais dans le deuxième quart, en comptant à partir du pli du coude.

1° Données anatomique, physiologique, linéaire. — Dans la moitié supérieure de l'avant-bras, l'artère cubitale affecté deux directions différentes. Dans la première partie de son trajet, qui correspond au tiers supérieur de l'avant-bras, elle a une direction oblique en bas et en dedans et est profondément située sous les muscles épitrochléens ; dans cette portion, elle est difficilement accessible et il n'est pas d'usage de l'y chercher. Au-dessous du tiers supérieur, elle affecte une direction presque parallèle à l'axe de l'avant-bras et répondant à la ligne épitrochléo-pisiformienne. A ce niveau elle rejoint le nerf cubital et se place à la face externe du muscle cubital antérieur qui la recouvre. Elle est située au fond de l'interstice du muscle cubital antérieur en dedans et du fléchisseur sublime en dehors et repose sur le fléchisseur profond sur lequel elle est appliquée par un mince feuillet aponévrotique. Le nerf cubital placé en dedans d'elle, dans une situation plus périphérique par rapport à l'axe du membre, est un précieux point de repère.

La cloison aponévrotique qui sépare le cubital antérieur du fléchisseur sublime donne de nombreuses insertions au premier de ces muscles. Les deux muscles nettement isolés immédiatement au-dessus de la partie moyenne de l'avant-bras, se confondent vers le haut au niveau de l'intersection aponévrotique commune, d'où l'indication de chercher à les séparer d'abord à la partie inférieure de la plaie (CHASSAIGNAC).

2° Attitude du sujet, des aides, du chirurgien. — Le bras est écarté du tronc ; l'aide tient l'avant-bras en supination, la main étendue, inclinée sur son bord radial. Le chirurgien se place en dedans.

3° Opération. — Elle s'exécute en quatre temps :

a. *Premier temps : section de la peau.* Sur la ligne épitrochléo-pisiformienne incision longue, 8 centimètres au moins, commençant ou finissant en bas à la partie moyenne de l'avant-bras (fig. 16, *d d'*).

b. *Deuxième temps : section du tissu cellulaire sous-cutané.* — Dans toute l'étendue de l'incision de la peau.

c. *Troisième temps : section de l'aponévrose superficielle et recherche*. — Il est indispensable d'inciser l'aponévrose au bon endroit. On cherche l'interstice du cubital antérieur et du fléchisseur sublime. Il est à trois bons centimètres du bord interne du cubitus ; au besoin on écarte la lèvre cutanée interne de l'incision et on explore de l'œil et du doigt à partir de la crête du cubitus. L'interstice reconnu, on incise *en dehors* de lui, non sur le muscle cubital, mais sur le fléchisseur sublime. Si on a incisé sur le cubital, on est perdu. Dans ce cas, les fibres musculaires ne font pas saillie, étant adhérentes à la cloison. Si on a incisé sur le fléchisseur sublime, il se produit une hernie musculaire (FARABEUF) ; on peut dire alors : « Ma ligature est faite. » On récline en dedans le cubital et on regarde par-dessous lui, du côté des fléchisseurs. On fait écarter légèrement en dehors et en haut le fléchisseur sublime. Pendant ce travail, on a fait prendre l'attitude de recherche, flexion de la main. On aperçoit bientôt le nerf cubital. On l'écarte avec la pulpe du doigt en dedans, du côté du muscle cubital ; en dehors on trouve le paquet vasculaire appliqué sur le fléchisseur profond par une mince aponévrose qu'on déchire avec le bec de la sonde.

d. *Quatrième temps : isolement et ligature*. — On fait écarter les deux lèvres de la plaie. On isole et on charge de dedans en dehors.

Anomalie. — Parfois on ne trouve pas d'artère. Il existe une anomalie. L'artère est alors le plus souvent superficielle, sous-cutanée. Le nerf est, sur le cadavre, un si bon guide, qu'on peut affirmer l'anomalie dès qu'on ne trouve pas l'artère à son côté externe.

§ 6. — LIGATURES DE L'ARTÈRE HUMÉRALE

Il y a deux types de ligature de l'artère humérale : 1° *ligature au pli du coude* ; 2° *ligature à la partie moyenne du bras*.

A) LIGATURE DE L'HUMÉRALE AU PLI DU COUDE

1° Données anatomique, physiologique, linéaire. — La direction générale de l'artère est celle d'une ligne (fig. 17, *af*) qui, menée de la face axillaire de la paroi antérieure de l'aisselle, passe au milieu du pli du coude et aboutit à trois centimètres au-dessous. Dans la région du pli, l'artère marche, suivant cette direction, parallèlement au tendon du biceps, suivant le bord interne de ce tendon. Elle repose sur le muscle brachial antérieur. En dedans d'elle est le nerf médian, d'autant plus rapproché d'elle qu'on le considère plus haut, pouvant s'en écarter inférieurement d'un centimètre. Immédiatement

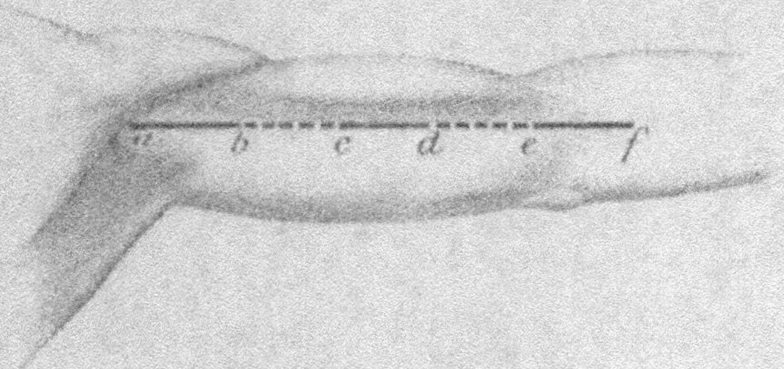

Fig. 17.
Ligne d'incision des ligatures du bras.

au-devant d'elle est l'expansion aponévrotique du biceps, large bande fibreuse qui se détache du bord interne et de la face antérieure du tendon pour se porter en bas et en dedans et se continuer avec l'aponévrose anti-brachiale. Dans le tissu cellulaire sous-cutané est la veine médiane basilique, dont la direction est parallèle à celle de l'artère.

Le bord interne du tendon forme un relief appréciable à la vue et au toucher en dedans duquel est l'artère. La ligne d'incision doit passer à ce niveau; on la trace suivant un fil tendu entre le milieu du pli du coude d'une part et un point marqué à la partie culminante du creux axillaire, immédiatement derrière le muscle grand pectoral d'autre part (FARABEUF).

2° Attitude du sujet, des aides, du chirurgien. — Le

membre est écarté du tronc, placé dans la supination. L'opérateur se placera plus commodément en dedans.

3° Opération. — Cette opération se fait en quatre temps :

a. *Premier temps : incision de la peau*. — Suivant le trajet indiqué, sur une étendue de six centimètres, faire avec précaution une incision (fig. 17, *ef*) cutanée de six centimètres de longueur, ayant pour centre la ligne horizontale qui répond au pli du coude. On détermine la situation exacte de cette ligne en fléchissant l'avant-bras et en couchant dans le pli la sonde cannelée, enfin en replaçant l'avant-bras en extension.

b. *Deuxième temps : incision du tissu cellulaire sous-cutané*. — Inciser avec précaution, de façon à ne pas blesser la veine basilique qu'on rejettera en dedans.

c. *Troisième temps : incision de l'aponévrose*. — On reconnaît l'expansion aponévrotique du biceps. On passe sous elle, parallèlement au tendon, la sonde cannelée qu'on introduit de haut en bas par une ouverture artificielle ou naturelle, quand il s'en trouve une. On incise en ayant soin de bien assujettir la sonde de façon à ce qu'elle ne dévie pas. On substitue alors l'attitude de recherche (flexion de l'avant-bras) à l'attitude d'incision (extension). On aperçoit alors l'artère et ses veines dans un tissu celluleux ou cellulo-graisseux au-devant du brachial antérieur, en dedans du tendon du biceps. Il n'est pas nécessaire d'apercevoir le nerf médian, si on le voit on se rappellera que l'artère doit être cherchée en dehors.

d. *Quatrième temps : dénudation et ligature*. — On charge de dedans en dehors à cause du nerf.

B) LIGATURE DE L'HUMÉRALE A LA PARTIE MOYENNE DU BRAS

1° Données anatomique, physiologique, linéaire. — Dans sa partie la plus élevée, l'artère a pour muscle satellite, le coraco-brachial ; dans ses deux tiers inférieurs, et par suite à la partie moyenne du bras, le biceps. Elle est située en dedans de ces deux muscles. Chez les sujets maigres, le biceps ne la recouvre pas, l'artère est sous-aponévrotique ; à part ce cas, le corps musculaire recouvre plus ou moins le vaisseau. Elle repose en arrière sur la cloison intermusculaire interne qui la sépare du triceps en haut, du brachial antérieur en bas. Notons que derrière cette cloison dans la gaine du brachial antérieur est le nerf cubital accompagné de vaisseaux dont une grosse veine : il arrive parfois (CHASSAIGNAC) qu'on fait son incision trop en dedans, qu'on ouvre la gaine postérieure et qu'on tombe sur le nerf cubital qu'on prend pour le médian, ce qui conduit à lier la veine susdite au lieu de l'artère cherchée.

L'humérale est en effet en rapport tellement intime avec le nerf médian, que lorsque ce nerf est sensible à travers la peau, on peut se guider sur lui pour déterminer le siège de l'incision. D'abord externe par rapport à l'artère, le nerf la croise à la partie moyenne du bras pour lui devenir antérieur, puis interne. Dans des cas rares, le nerf croise l'artère en arrière.

La gouttière qui répond au bord interne du biceps est d'un palper facile. Parfois on reconnaît le cordon formé par le médian.

La ligne conventionnelle d'incision s'étend du sommet du creux de l'aisselle, derrière la paroi antérieure, au milieu du pli du coude.

2° Attitude du sujet, des aides, du chirurgien. — Le bras est maintenu écarté en dehors, horizontal, l'avant-bras en supination et étendu. L'opérateur se place en dedans.

3° Opération. — Voici la description de ses quatre temps :

a. *Premier temps : section de la peau*. — A la partie moyenne du bras, au bord interne du biceps, suivant la ligne indiquée, incision de six centimètres (fig. 17, *cd*).

b. *Deuxième temps : section du tissu cellulaire sous-cutané*. — Éviter la blessure de la veine basilique. Ce serait une faute que de la prendre pour l'artère.

c. *Troisième temps : section de l'aponévrose*. — Où sectionner l'aponévrose ? Pour éviter la faute qui consiste à se porter trop en dedans et à s'égarer dans la loge postérieure, le mieux est d'inciser l'aponévrose sur le muscle biceps dont on ouvre la gaine intentionnellement au niveau de son bord interne (CHASSAIGNAC). On cherche ensuite le nerf et l'artère en arrière du feuillet postérieur de cette gaine. Le muscle est, après incision de sa gaine, récliné en dehors. A travers le feuillet postérieur de la gaine, on reconnaît le nerf ; on le dégage d'un coup de sonde et on le fait écarter en dedans. On fait fléchir légèrement le bras et on découvre les vaisseaux au-devant desquels on déchire la gaine postérieure du muscle.

d. *Quatrième temps : isolement et ligature.* — On passe l'aiguille de dedans en dehors.

§ 7. — LIGATURE DE L'ARTÈRE AXILLAIRE

Ici encore, comme pour l'humérale, nous avons deux types de ligature : 1° *ligature dans le creux axillaire* ; 2° *ligature sous la clavicule*.

A) LIGATURE DE L'AXILLAIRE DANS LE CREUX DE L'AISSELLE

1° Données anatomique, physiologique, linéaire. — Dans le creux axillaire, l'artère a pour muscle satellite le coraco-brachial qui la sépare du muscle grand pectoral. Entre elle et la paroi antérieure du creux axillaire, il y a donc le muscle coraco-huméral, au bord postérieur duquel il faut la chercher, à une distance de la paroi antérieure moindre que le tiers de l'étendue de la face interne du creux de l'aisselle. Elle est en rapport profondément avec la tête humérale et l'humérus en dehors, avec les muscles petit rond et grand rond en arrière. En avant, elle répond au coraco-huméral, et en dedans à la paroi externe du creux axillaire constituée par l'aponévrose et la peau. Entre l'aponévrose et la peau est la veine basilique qui se jette à hauteur variable dans la veine axillaire.

Ainsi située, l'artère affecte des rapports importants avec la veine axillaire et les nerfs du plexus brachial. La veine est interne et postérieure par rapport à l'artère, plus superficielle, plus excentrique que cette dernière. Quant aux nerfs du plexus, ils affectent la disposition suivante : l'artère est placée entre le nerf médian en avant, et le nerf cubital en arrière. L'axillaire était située d'abord entre les deux racines du médian ; mais là où on lie, les deux racines se sont réunies et le tronc commun est en avant. En avant, on trouve encore le brachial cutané interne et le musculo-cutané, mais à une distance telle qu'on ne doit pas les voir. En arrière, on trouve encore le nerf radial, qui doit rester aussi inaperçu. Il faut surtout se préoccuper du médian, premier gros nerf qu'on rencontre à partir du coraco-brachial, situé en avant de l'artère qu'il recouvre ; il doit être récliné en avant pour la découverte du vaisseau.

Si on porte le bras en forte abduction, on observe dans l'aisselle une dépression située entre la saillie du coraco-brachial et la saillie de la tête humérale ; c'est dans cette dépression qu'est l'artère.

La ligne d'incision, fixée par Lisfranc, à l'union du tiers antérieur avec les deux tiers postérieurs du creux de l'aisselle, sera prise de préférence plus en avant, à quelques millimètres seulement en arrière de la face antérieure du creux de l'aisselle.

2° Attitude du sujet, des aides, du chirurgien. — Le bras est porté dans l'abduction et la rotation en dehors. L'opérateur se place en dedans.

3° Opération. — Elle s'exécute en quatre temps.

a. *Premier temps : incision de la peau.* — Sur la ligne d'incision, qui est celle de l'artère humérale, ligne menée du fond de l'aisselle, derrière la paroi antérieure, au milieu du pli du coude le long des bords internes du coraco-brachial et du biceps, on fait une incision (fig. 17, a b) de 7 centimètres, commençant ou finissant au bord inférieur du grand pectoral.

b. *Deuxième temps : incision du tissu cellulaire.* — Avec précaution pour ne pas blesser la basilique.

c. *Troisième temps : incision de l'aponévrose*. — Pour ne pas blesser la veine axillaire, recouvrant le paquet vasculo-nerveux, le mieux est d'inciser l'aponévrose sur le muscle coraco-brachial (FARABEUF). Ce muscle, premier point de repère, est reconnu à travers l'aponévrose qu'on ouvre le long de son bord postérieur. Au moment où on dégage ce bord avec le bec de la sonde, on rapproche un peu le bras du tronc (attitude de recherche). Avec l'index de la main gauche, on abaisse en arrière tout le paquet vasculo-nerveux, on laisse échapper un gros tronc nerveux, c'est le médian qu'on écarte et confie à l'aide qui le ramène en avant. En arrière et un peu plus profondément, on aperçoit l'artère, cordon grisâtre et aplati. On fait écarter alors en arrière le reste du paquet vasculo-nerveux.

d. *Quatrième temps : dénudation et ligature*. — On isole et on charge d'arrière en avant, à cause de la veine. Lier haut.

B) LIGATURE DE L'ARTÈRE AXILLAIRE AU-DESSOUS DE LA CLAVICULE

1° Données anatomique, physiologique, linéaire. — Au moment où l'artère sous-clavière, en passant sous la clavicule, prend le nom d'axillaire, elle est située à 27 millimètres environ en dedans de la moitié externe de cet os, le membre supérieur étant porté dans l'abduction. Elle se dirige obliquement en bas et en dehors, formant avec l'axe du tronc un angle à sinus inférieur de 70° environ. Profondément située contre la paroi thoracique, elle est placée au point où on pratique sa ligature, dans le triangle sous-claviculaire, limité en haut par le muscle sous-clavier, en bas et en dehors par le petit pectoral, en dedans par la paroi thoracique ; dans l'aire de ce triangle est la forte aponévrose coraco-claviculaire qui descend du muscle sous-clavier, qu'elle engaine, pour entourer plus bas le muscle petit pectoral.

L'artère en ce point occupe le centre du paquet vasculo-nerveux ; la veine est en dedans sur un plan plus antérieur. Le plexus brachial est en dehors. La veine céphalique, après avoir pénétré dans l'interstice des muscles deltoïde et grand pectoral à mi-hauteur du moignon de l'épaule, arrivée au niveau du sommet de l'apophyse coracoïde, se porte en dedans sous la face profonde du deltoïde et croise l'artère en avant, à 18 millimètres au-dessous de la clavicule pour aller se jeter dans la veine axillaire. On doit traverser pour arriver à cette artère profondément située : 1° peau et tissu cellulaire ; 2° muscle grand pectoral ; 3° aponévrose clavi-pectorale.

2° Attitude du sujet, des aides, du chirurgien. — Le sujet est couché sur le dos, l'épaule portant à faux, le bras étendu et porté un peu en arrière. L'opérateur se place en dedans du membre.

3° Opération. — Nous la décrirons telle qu'elle a été indiquée par FARABEUF.

a. *Premier temps : section de la peau.* — On fait à 1 centimètre au-dessous de la clavicule, parallèlement à cet os, une incision commençant en dehors au niveau de l'apophyse coracoïde et de l'interstice deltoïdo-pectoral et finissant en dedans à 4 centimètres de l'articulation sterno-claviculaire (fig. 18. *a a'*).

b. *Deuxième temps : section du tissu cellulaire sous-cutané.*

c. *Troisième temps : section des couches profondes et recherche.* — Le muscle grand pectoral est coupé dans toute l'étendue de l'incision, ras la clavicule, jusqu'à ce qu'on aperçoive dans l'écartement des fibres l'aponévrose clavi-pectorale, premier point de repère.

Il s'agit d'inciser cette aponévrose. Le ferons-nous dans l'aire du triangle où elle recouvre directement l'artère ? Il est préférable, suivant le conseil de FARABEUF, de l'inciser sur le muscle sous-clavier qu'elle engaine, près de la clavicule, afin d'éviter la portion horizontale de la veine céphalique. Si nous considérons alors la lèvre inférieure de cette aponévrose ainsi incisée, nous voyons qu'elle est très tendue, forme comme un bord tranchant et gêne la palpation profonde. On la détend par un petit débridement vertical exécuté au bistouri sur le milieu de cette lèvre ; la palpation devient alors facile. A partir de ce moment, c'est la pulpe de l'indicateur gauche qui est surtout utile. Placé dans la plaie, au-dessous du sous-clavier, au niveau du milieu de la clavicule, l'index explore à travers le mince feuillet postérieur de la gaine du sous-clavier, et

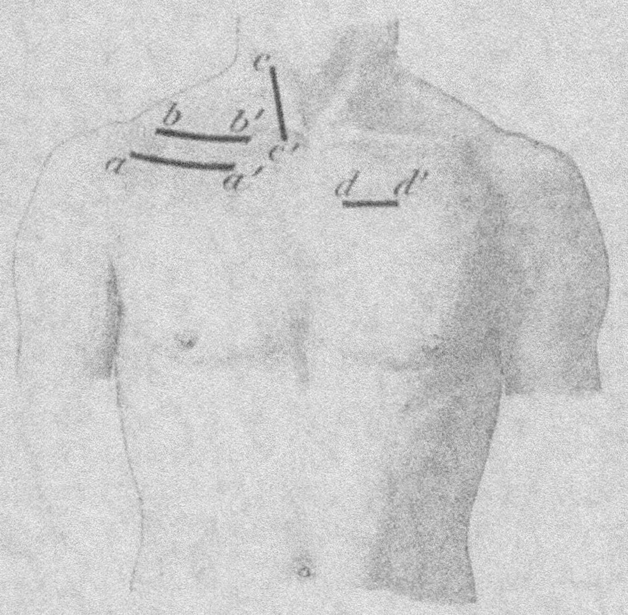

Fig. 18.
Ligature de l'artère axillaire au-dessous de la clavicule
(ligne d'incision a a').

reconnaît en dedans la veine molle, flasque; au milieu l'artère, ruban aplati; en dehors, les nerfs du plexus sous forme de cordons arrondis. Le doigt est ramené sur l'artère, puis en dedans d'elle sur la veine qu'il protège. En dehors de lui, sur l'artère, la sonde déchire le feuillet postérieur de la gaine.

d. *Quatrième temps; isolement et ligature.* — L'artère est soigneusement dénudée. On la charge de dedans en dehors, d'après ce principe que, si une artère est située entre des nerfs et une grosse veine, c'est la blessure de la veine qui est le plus à craindre.

<h3 style="text-align:center">ARTICLE II</h3>

<h2 style="text-align:center">LIGATURES DU MEMBRE INFÉRIEUR</h2>

Comme pour le membre supérieur, nous étudierons ces ligatures en allant de la périphérie au centre. Nous commencerons donc par la ligature de la pédieuse, puis nous passerons successivement en revue les ligatures des tibiales, de la péronière, de la poplitée, enfin de la fémorale.

<h3 style="text-align:center">§ 1. — LIGATURE DE L'ARTÈRE PÉDIEUSE</h3>

1° Données anatomique, physiologique, linéaire. — Après le passage sous le ligament annulaire antérieur du tarse, la tibiale antérieure prend le nom de pédieuse. Sur le dos du pied cette dernière est placée dans l'intervalle qui sépare l'extenseur propre du gros orteil de l'extenseur commun. Elle chemine sur le squelette du dos du pied jusqu'à la partie postérieure du premier espace inter métatarsien. Dans ce trajet elle est située au bord interne du faisceau interne du pédieux. Au voisinage de la partie postérieure du premier espace, le tendon le plus interne de ce muscle la croise en haut, de dehors en dedans. C'est au-dessus de ce croisement, au bord interne du muscle qu'on cherche l'artère, laquelle est recouverte de deux aponévroses, la première, aponévrose superficielle du dos du pied, la deuxième, aponévrose profonde, qui se dédouble au bord interne du pédieux pour l'engainer. Dans le tissu cellulaire sous-cutané, on trouve des filets nerveux ; une branche du nerf dorsal côtoie l'artère en dehors, quelquefois en avant,

3.

Une ligne partant du milieu du cou-de-pied et aboutissant à l'extrémité postérieure du premier espace exprime la direction de l'artère. Le milieu du cou-de-pied se trouve à égale distance : d'une part de la pointe du péroné, d'autre part du milieu du bord inférieur de la malléole interne.

2° Attitude du sujet, des aides, du chirurgien. — Un aide étend fortement le pied qui repose sur la table d'opération (attitude d'incision), — il fléchira le pied pour l'attitude de recherche. L'opérateur se place en dehors (fig. 19).

3° Opération. — Elle se fait en quatre temps.

a. *Premier temps : section de la peau.* — Sur la ligne indiquée, incision de 6 centimètres commençant à un travers de doigt en arrière de la partie postérieure du premier espace intermétatarsien (fig. 19 *aa'*).

b. *Deuxième temps : section du tissu sous-cutané.* — Éviter les filets nerveux sous-cutanés.

c. *Troisième temps : section des couches profondes.* — Sectionner sur la sonde cannelée une première aponévrose en dehors du tendon de l'extenseur propre du gros orteil, à près d'un centimètre en dehors. Reconnaître le chef interne du pédieux à travers l'aponévrose profonde ; inciser directement cette aponévrose sur le bord interne du

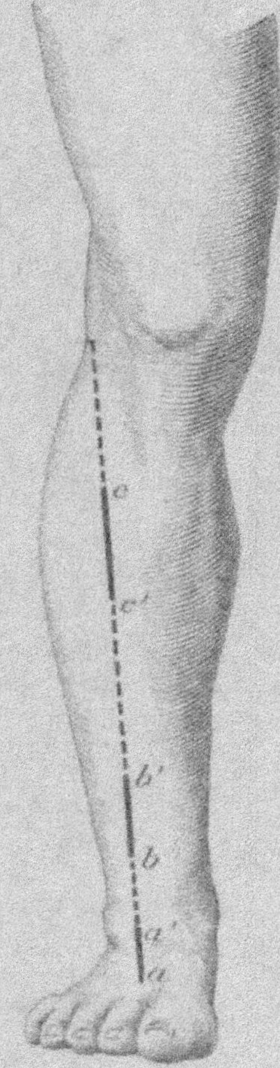

Fig. 19.

Tracés d'incision des ligatures de l'artère pédieuse et de l'artère tibiale antérieure.

muscle (FARABEUF). À ce moment, faire prendre l'attitude de

recherche (flexion du pied). Faire écarter le bord interne du pédieux. A travers le feuillet postérieur de la gaine reconnaître les vaisseaux, sur lesquels, avec le bec de la sonde, on déchire ce feuillet. On rejette le nerf du côté où il gêne le moins.

d. *Quatrième temps : isolement et ligature.* — Charger du côté du nerf.

§ 2. — LIGATURE DE L'ARTÈRE TIBIALE ANTÉRIEURE

Cette ligature s'exécute en deux points différents, d'où : *1° ligature à la partie inférieure de la jambe ; 2° ligature au-dessus de la partie moyenne de la jambe.*

A) LIGATURE DE LA TIBIALE ANTÉRIEURE A LA PARTIE INFÉRIEURE DE LA JAMBE

1° Données anatomique, physiologique, linéaire. — L'artère chemine au fond du premier interstice intertendineux à partir du bord antérieur du tibia, c'est-à-dire entre le jambier antérieur en dedans et le fléchisseur propre du gros orteil en dehors. En dehors de ce dernier interstice est l'interstice du fléchisseur propre et du fléchisseur commun.

L'artère repose sur la face externe du tibia ; elle est accompagnée de deux veines. Le nerf tibial antérieur est en avant, tantôt en dehors, tantôt, plus souvent, en dedans.

La ligne d'incision s'étend de la dépression anté-péronière, située à l'extrémité supérieure de la jambe, en avant de la tête du péroné, au milieu du cou-de-pied.

Remarque. — Sur la face antéro-externe de la jambe, à sa partie supérieure, au-dessous de l'interligne articulaire du genou, on trouve d'avant en arrière et de dedans en dehors trois saillies osseuses : 1° la tubérosité antérieure du tibia ; 2° plus en dehors, une saillie osseuse appartenant au tibia, dite tubercule de Gerdy, ou tubercule d'insertion du jambier antérieur ; entre la tubérosité antérieure et le tubercule de Gerdy est une dépression qu'il ne faut pas confondre avec la suivante ; 3° plus en dehors la tête du péroné ; entre elle et le tubercule de Gerdy, se trouve la *dépression anté-péronière*.

2° Attitude du sujet, des aides, du chirurgien. — Le pied est maintenu par un aide en extension et la jambe en rotation en dedans pour l'incision, en flexion pour la recherche. L'opérateur se place en dehors.

3° Opération. — Cette opération comprend quatre temps :

a. *Premier temps : section de la peau*. — Marquer la dépression anté-péronière, le milieu du cou-de-pied, entre ces deux points tendre un fil et tracer la ligne d'incision. Sur cette ligne, au milieu du tiers inférieur de la jambe, incision de 7 centimètres (*bb'*, fig. 19).

b. *Deuxième temps : section du tissu cellulaire sous-cutané*. — Sur toute la longueur de l'incision cutanée.

c. *Troisime temps : division des parties profondes et recherche*. — Sur la même ligne, section de l'aponévrose sans sonde. Chercher maintenant le premier interstice à partir du bord antérieur du tibia. Pour cela, insinuer la pulpe de l'index gauche sous la lèvre interne de l'aponévrose jusqu'au bord antérieur de l'os, revenir en dehors en laissant échapper un tendon (FARABEUF). Là est le premier interstice, le bon. Avec le bec de la sonde séparer les deux tendons ; les faire maintenir écartés par un aide.

Demander l'attitude de recherche ; on trouve le paquet vasculo-nerveux reposant sur l'os.

d. *Quatrième temps : dénudation et ligature*. — En commençant du côté où on aperçoit le nerf.

B) LIGATURE DE LA TIBIALE ANTÉRIEURE
AU-DESSUS DE LA PARTIE MOYENNE DE LA JAMBE

1° Données anatomique, physiologique, linéaire. — L'artère traverse d'arrière en avant le ligament interosseux à 5 centimètres au-dessous de la tête du péroné et s'applique sur ce ligament dans les trois quarts supérieurs de la jambe.

Dans le tiers supérieur de la jambe, l'artère est située comme plus bas dans le premier interstice musculaire à partir de la crête du tibia ; mais à ce niveau l'interstice limité en dedans par le jambier antérieur l'est en dehors par l'extenseur commun des orteils, et non, comme au tiers inférieur, par l'extenseur propre du gros orteil, ce dernier muscle s'interposant plus bas entre les deux précédents. A ce niveau, il n'y a donc que deux muscles, qu'un interstice dans la loge antérieure de la jambe. Cette loge est limitée en dehors par une cloison aponévrotique très forte, qui la sépare de la loge des muscles péroniers. L'interstice très éloigné de la crête du tibia ne se trouve qu'à quelques millimètres en avant de la susdite cloison aponévrotique. La difficulté de l'opération consiste précisément à trouver cet interstice, du jambier antérieur et de l'extenseur commun, interstice distant de plusieurs centimètres de la crête tibiale, de quelques millimètres seulement de la cloison qui sépare les loges antérieure et externe. L'artère est accompagnée de deux veines qui s'envoient au-devant d'elle des anastomoses fréquentes, d'où l'aspect de mailles veineuses. Le nerf tibial antérieur est en avant et en dehors.

2° Attitude du sujet, des aides, du chirurgien. — Un aide maintient la jambe en légère rotation en dedans ; le pied est tendu pendant l'incision, fléchi pendant la recherche. L'opérateur se place en dehors.

3° Opération. — Elle se fait en quatre temps :

a. *Premier temps : section de la peau.* — Sur la ligne indiquée, ligne allant de la dépression anté-péronière au milieu du cou-de-pied, incision de quatre travers de doigt (fig. 19 cc) commençant en bas au milieu de la jambe (dans le deuxième quart supérieur).

b. *Deuxième temps : section du tissu cellulaire sous-cutané.* — De façon à bien dégager l'aponévrose.

c. *Troisième temps : section de l'aponévrose et recherche.* — L'aponévrose sera incisée longitudinalement au niveau de l'interstice, lequel est à quelques millimètres en dedans de la

cloison intermusculaire externe. On se guide sur cette cloison
que l'on trouve par le procédé suivant indiqué par FARABEUF.
On fait écarter la lèvre interne de la plaie en son milieu ; près
du tibia, on fait une moucheture à l'aponévrose, par laquelle
on introduit une sonde cannelée qu'on fait glisser de dedans
en dehors à la face profonde de l'aponévrose, jusqu'à ce qu'on
soit arrêté. On l'est précisément par la susdite cloison. Sur la
sonde on incise transversalement l'aponévrose. Dans cette plaie
transversale, on examine les muscles à partir de la cloison, et
on trouve tout près d'elle, à quelques millimètres, l'interstice
reconnaissable à la présence d'une ligne de tissu cellulaire
chargé de graisse. A ce niveau, on incise longitudinalement
l'aponévrose superficielle, directement au bistouri, sans sonde
sur toute la longueur de l'incision cutanée. On demande l'attitude de recherche : flexion du pied. Avec l'index, on entr'ouvre
les lèvres de l'interstice, profondément, jusqu'au ligament
interosseux. On fait écarter fortement ces lèvres. On aperçoit
le paquet vasculo-nerveux appliqué contre le ligament par
une mince lamelle celluleuse qu'on déchire à la sonde.

d. Quatrième temps : ligature. — On dénude à l'intérieur d'une
maille veineuse et on charge de dehors en dedans à cause du
nerf.

§ 3. — LIGATURE DE L'ARTÈRE TIBIALE
POSTÉRIEURE

Il y a deux types de ligature : 1° la ligature derrière la
malléole interne ; 2° la ligature au-dessus de la partie moyenne
de la jambe.

A) LIGATURE DE LA TIBIALE POSTÉRIEURE
DERRIÈRE LA MALLÉOLE INTERNE

1° Données anatomique, physiologique, linéaire. —
Derrière la malléole interne l'artère répond, en avant, aux
gaines tendineuses rétro-tibiales ; d'une part et en dedans,
gaines du jambier postérieur et du fléchisseur commun, d'autre
part et en dehors, gaine du fléchisseur propre. Elle est placée

entre ces gaines en avant, et l'aponévrose profonde en arrière.
A ce niveau, elle est située à sept millimètres en arrière de la
malléole interne. En arrrière de l'aponévrose profonde est une

aponévrose superficielle, qui
bien distincte de la précédente au voisinage du tendon
d'Achille tend à se confondre
avec elle à mesure qu'on se
rapproche du bord postérieur
de la malléole interne.

Enfin notons le tissu cellulaire sous-cutané à aspect
aréolaire et la peau.

L'artère est accompagnée de
deux veines qui ont l'aspect
artériel. Le nerf tibial est situé au côté externe et un peu
en arrière des vaisseaux. On
trouve à la palpation deux
dépressions : l'une, bien connue, c'est la gouttière qui existe
entre le bord interne du tendon d'Achille et le bord postérieur de la malléole, l'autre,
qu'on sent au fond de la première, surtout quand on place
le pied en extension profonde
avec flexion des orteils, et qui
répond au premier espace intertendineux à partir du bord
postérieur de la malléole, et,
par conséquent, au paquet vasculo-nerveux.

La donnée linéaire est exprimée par une ligne parallèle
au bord interne du tendon
d'Achille, menée à égale distance de ce bord et du bord posté-

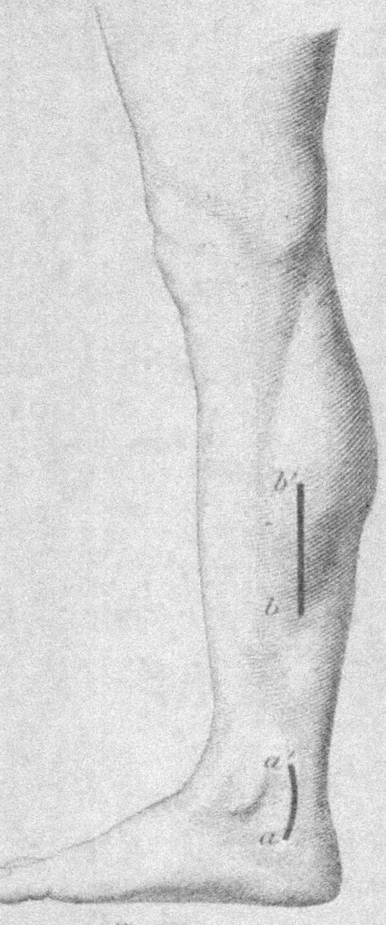

Fig. 23.

Ligatures de la tibiale postérieure.

rieur de la malléole tibiale ; un peu externe en réalité, cette ligne a l'avantage de rencontrer les deux aponévroses en un point où elles sont plus écartées, plus distinctes.

2° Attitude du sujet, des aides et du chirurgien. — La jambe repose sur sa face externe, maintenue en forte rotation par un aide qui fléchit le pied (attitude d'incision) puis le relâche (attitude de recherche). L'opérateur se place en dehors (fig. 20).

3° Opération. — Cette opération s'exécute en quatre temps.

a. *Premier temps : section de la peau.* — Incision de six centimètres au milieu de l'espace compris entre le tendon d'Achille et le tibia, descendant à quinze millimètres au-dessous du bord inférieur de la malléole et légèrement concave en avant à ce niveau (fig. 20, *aa'*).

b. *Deuxième temps : section du tissu cellulaire sous-cutané.*

c. *Troisième temps : division des couches profondes.* — On incise l'aponévrose superficielle suivant la ligne d'incision ; puis, sur la sonde cannelée l'aponévrose profonde à sept millimètres en arrière du bord postérieur de la malléole.

On donne alors l'attitude de recherche : extension du pied : on cherche le paquet vasculo-nerveux au niveau du premier espace intertendineux à partir de la malléole. Souvent le nerf est le premier aperçu ; il est en dehors, du côté du tendon d'Achille : l'artère est en dedans et en avant avec deux veines.

d. *Quatrième temps : dénudation et ligature.* — Charger de dehors en dedans.

B) LIGATURE DE LA TIBIALE POSTÉRIEURE AU-DESSUS DE LA PARTIE MOYENNE DE LA JAMBE

1° Données anatomique, physiologique, linéaire. — Le tronc tibio-péronier, continuation de la poplitée, après naissance de la tibiale antérieure, au niveau de l'anneau du soléaire, se divise environ quatre centimètres plus bas en deux artères symétriquement disposées à leur origine, la tibiale postérieure et la péronière. La tibiale postérieure située, à son origine, à l'union du tiers interne avec les deux tiers externes de l'espace interosseux, se porte d'abord en bas et en dedans sur une étendue de cinq centimètres, puis descend verticalement parallèlement à la face postérieure du tibia, à deux centimètres en dehors du bord interne de cet os. L'origine de la tibiale répond à la partie inférieure du quart supérieur de la jambe. L'artère est située dans la loge profonde des muscles postérieurs de la jambe, en arrière du jambier postérieur, du fléchisseur commun, puis le long du bord externe de ce dernier muscle. Elle est appliquée contre ces muscles par une aponévrose profonde.

En arrière de cette aponévrose, on trouve le muscle soléaire les jumeaux, l'aponévrose superficielle, le tissu cellulaire sous-cutané et la peau. Le muscle soléaire présente à sa face antérieure une *aponévrose d'insertion*, qui est en rapport en avant avec l'aponévrose profonde ou séparée d'elle par une mince couche de tissu musculaire. Ce muscle s'étend en dedans jusqu'au bord interne du tibia. Le jumeau interne, au contraire, a son bord interne à environ un travers de pouce de ce même bord ; c'est à ce niveau qu'on trouvera l'interstice du jumeau interne et du soléaire.

Dans le tissu cellulaire sous-cutané, à la partie interne de la région, on trouve la veine saphène interne.

L'artère est accompagnée de deux veines ; le nerf tibial postérieur croise en arrière l'artère à son origine, puis lui devient externe ; il est central par rapport à l'artère.

En faisant contracter les muscles du mollet on détermine entre le jumeau interne et le soléaire une légère dépression.

La donnée linéaire répond à une ligne parallèle au bord interne du tibia à deux travers de doigt ou au moins un bon travers de pouce de ce bord.

On met sur le plan de l'opération qui est un peu compliquée. L'artère est située très profondément, dans la loge postérieure profonde de la jambe sous l'aponévrose qui ferme en arrière

cette loge et la sépare de la loge postérieure superficielle. Cette
dernière renferme deux plans épais de muscles décollables
l'un de l'autre à ce niveau, plan profond constitué par le
soléaire, plan superficiel constitué par les deux jumeaux. On
pourrait arriver directement sur l'artère d'arrière en avant, en
coupant successivement le plan des jumeaux, le plan du
soléaire et l'aponévrose profonde ; ce ne serait peut-être pas
un mauvais procédé. On suit de préférence la voie suivante :
on n'incise pas les jumeaux, on décolle le jumeau interne du
soléaire, à partir de son bord interne, jusqu'à ce qu'on soit
arrivé, de dehors en dedans, au niveau de l'artère ; alors on
incise le soléaire d'arrière en avant pour rejoindre l'aponévrose profonde et les vaisseaux.

2° Attitude du sujet, des aides et du chirurgien. — Le
sujet est couché sur le dos, incliné sur le côté opéré ; la
jambe opérée, jambe portant sur sa face externe, est maintenue en forte rotation en dehors par un aide qui d'abord fléchit
le pied (attitude d'incision), puis l'étend (attitude de relâchement et de recherche). Le chirurgien se place en dehors.

3° Opération. — Elle comporte quatre temps :

a. *Premier temps : section de la peau.* — Parallèlement au
bord interne du tibia, à deux travers de doigt en dehors de ce
bord, incision de 10 centimètres au-dessous du milieu de la
jambe (dans le deuxième quart) (fig. 20, *b b'*).

b. *Deuxième temps : section du tissu cellulaire sous-cutané.* —
Éviter la veine saphène.

c. *Troisième temps : division des couches profondes.* — Le premier point de repère est l'interstice du jumeau interne et du
soléaire. On le reconnaît à travers l'aponévrose superficielle,
qu'on incise sans sonde sur le jumeau, non sur le soléaire. On
décolle avec le doigt le jumeau du soléaire dont on découvre
en partie la face postérieure. Sur cette face postérieure, à un
travers de pouce du bord interne du tibia, on porte le bistouri
et on incise le muscle longitudinalement, de sa face postérieure à sa face antérieure. Pour cela, il faut se pencher de

façon à voir la face postérieure de la jambe (FARABEUF) et tenir le bistouri horizontalement. On coupe le muscle en plusieurs temps, jusqu'à ce qu'on aperçoive l'aponévrose nacrée, brillante du soléaire, deuxième point de repère. On coupe cette aponévrose avec précaution, et, s'il y a lieu, les fibres musculaires qui lui sont antérieures. On tombe alors dans un tissu cellulaire lâche en avant duquel est l'aponévrose profonde.

On fait étendre le pied, on fait largement écarter les lèvres de la plaie, et dans le fond on aperçoit à travers l'aponévrose profonde le nerf tibial postérieur (troisième point de repère) en dedans sont les vaisseaux. D'un coup du bec de la sonde, sur les vaisseaux, déchirer l'aponévrose.

d. *Quatrième temps : dénudation et ligature.* — Dénuder et charger de dehors en dedans.

§ 4. — LIGATURE DE L'ARTÈRE PÉRONIÈRE AU-DESSUS DU MILIEU DE LA JAMBE

Opération similaire ou symétrique à l'opération de la ligature de la tibiale postérieure : on fait en dehors ce qu'on avait fait en dedans dans la précédente opération.

1° Données anatomique, physiologique, linéaire. — L'artère péronière naît du tronc tibio-péronier à la partie inférieure du quart supérieur de la jambe. Comme la tibiale postérieure, elle est d'abord oblique en bas, mais en dehors, puis descend presque verticalement en bas. Elle est en haut à 15 millimètres du bord externe du péroné. Elle est en ce point appliquée contre le jambier postérieur par l'aponévrose profonde. En arrière, nous trouvons le soléaire, le jumeau externe, l'aponévrose et la peau. Le nerf tibial postérieur est en dedans, central par rapport à l'artère.

2° Attitude du sujet, des aides, du chirurgien. — Le sujet est couché sur le côté sain en forte pronation. La jambe est légèrement fléchie, le pied fléchi (attitude d'incision) puis

étendu (attitude de recherche). Le chirurgien se place en
dehors.

3° Opération. — Cette opération se pratique en quatre
temps :

a. *Premier temps : section de la peau*. — Au-dessus du milieu
de la jambe, parallèlement au bord postérieur du péroné, à
un travers de pouce de ce bord, incision de 10 centimètres.

b. *Deuxième temps : section du tissu cellulaire*.

c. *Troisième temps : division des couches profondes*. — Reconnaître à travers l'aponévrose l'interstice du soléaire et du
jumeau externe ; inciser l'aponévrose sur le jumeau. Écarter
ce muscle en dedans. D'arrière en avant, comme pour
rejoindre le ligament interosseux par la voie la plus directe,
inciser le soléaire, dont on reconnaît l'insertion aponévrotique ; inciser s'il y a lieu les fibres musculaires antérieures à
cette aponévrose.

Les lèvres de la section écartées, reconnaître à travers l'aponévrose profonde le nerf et en dehors les vaisseaux ; déchirer
avec le bec de la sonde cette aponévrose.

d. *Quatrième temps : dénudation et ligature*. — Charger de dedans en dehors.

§ 5. — LIGATURE DE L'ARTÈRE POPLITÉE

1° Données anatomique, physiologique, linéaire. —
L'artère poplitée commence à la sortie du canal fibreux du
troisième adducteur et finit à deux travers de doigt au-dessous
de l'interligne articulaire du genou. Elle n'est pas exactement
dans l'axe du creux poplité, mais légèrement oblique de haut
en bas et de dedans en dehors. Elle est en rapport en avant avec
le troisième adducteur, le fémur, l'articulation et le muscle
poplité ; en dehors, avec le biceps, le condyle externe, le
jumeau externe ; en dedans, avec le demi-membraneux, le
condyle interne et le jumeau interne. En arrière, elle est en
rapport : en haut avec le demi-membraneux, en bas avec les

jumeaux ; dans l'intervalle elle est séparée de la peau par l'aponévrose du membre comprenant dans son épaisseur la veine saphène externe, et par un tissu cellulaire sous-cutané très abondant. Les rapports avec la veine poplitée et le nerf sciatique poplité interne sont les suivants : le nerf est plus superficiel et plus en dehors, puis vient la veine, enfin l'artère, plus profonde et plus interne. Le moyen mnémotechnique est le mot Néva. La veine ressemble à une artère, plus que l'artère elle-même.

La ligne d'incision répond à l'axe du creux poplité et se fait en son milieu : cette ligne croise légèrement la direction du vaisseau.

2ª Attitude du sujet, des aides, du chirurgien. — Le malade est couché sur le ventre ; la jambe est étendue ; l'opérateur se place en dehors.

3ª Opération. — Cette opération s'exécute en quatre temps :

a. *Premier temps : section de la peau*. — Dans l'axe du creux poplité, incision de 10 centimètres (fig. 21, *a a'*) se terminant en bas à deux travers de doigt au-dessous de l'interligne articulaire (se rappeler que l'interligne articulaire est au niveau de la pointe de la rotule).

b. *Deuxième temps : incision du tissu cellulaire sous-cutané*.

c. *Troisième temps : division des couches profondes*. — Inciser l'aponévrose sur la sonde. Éviter de blesser la veine saphène externe. Faire fléchir légèrement la jambe (attitude de recherche). Avec le doigt écarter le tissu cellulaire. Chercher le nerf, premier point de repère ; plus profondément et en dedans, la

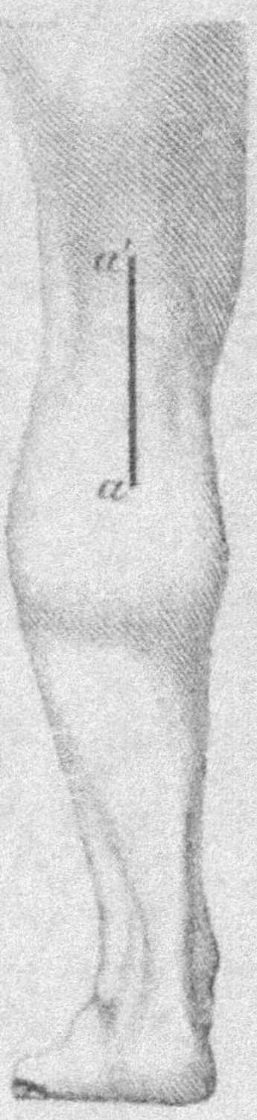

Fig. 21.
Ligature de l'artère poplitée.

veine. L'artère est sous la veine, un peu en dedans d'elle.

d. *Quatrième temps : dénudation et ligature.* — Commencer la dénudation entre la veine et l'artère. Charger de dehors en dedans, pour éviter nerf et veine.

§ 6. — Ligatures de l'artère fémorale

Traçons sur la face antérieure de la cuisse une ligne oblique suivant un fil tendu entre le milieu du pli de l'aine et l'interligne articulaire du genou au niveau de la partie *postérieure* du condyle interne ; divisons cette ligne en quatre parties égales. Nous aurons divisé la cuisse en quatre segments. Le segment inférieur correspond à la poplitée. Les trois autres segments correspondent à la fémorale et chacun d'eux répond à un type de ligature.

On s'exercera à lier la fémorale en trois endroits ; chacune de ces opérations porte un nom particulier et a ses caractères propres.

1° Dans le quart supérieur de la cuisse, la ligature de la fémorale dans le triangle de Scarpa (au pli de l'aine, à la base du triangle).

2° Dans le deuxième quart à partir de l'aine, c'est la ligature à la partie moyenne.

3° Dans le troisième quart à partir de l'aine, c'est la ligature dans le canal de Hunter.

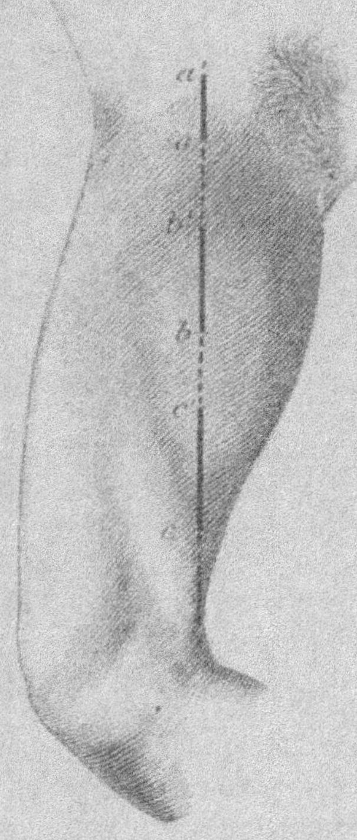

Fig. 22.
Ligatures de l'artère fémorale.

L'artère fémorale est sous-jacente ou sur les côtés du muscle couturier qui pour cela est appelé muscle satellite de la fémorale.

A) LIGATURE DE LA FÉMORALE DANS LE TRIANGLE DE SCARPA

Afin de se placer au-dessus de l'origine de la fémorale profonde et de s'éloigner autant que possible des collatérales, on place le fil immédiatement au-dessous de l'arcade.

1° Données anatomique, physiologique, linéaire. — L'artère pénètre par la partie externe de l'anneau crural, dans le triangle de Scarpa limité en haut par l'arcade, en dedans par le premier adducteur, en dehors par le couturier, ayant dans son aire en dedans le pectiné, en dehors le psoas. En avant de ces derniers muscles tapissés d'une aponévrose profonde et en avant de cette aponévrose se trouve le paquet vasculaire, artère en dehors, veine en dedans. Le nerf est plus en dehors, séparé des vaisseaux par la gaine aponévrotique du psoas dans laquelle il est contenu : on ne doit pas le voir dans l'opération.

En avant des vaisseaux, on trouve l'aponévrose superficielle (fascia crébriforme), le tissu cellulaire sous-cutané divisé en deux fascias et renfermant les ganglions lymphatiques superficiels. Dans l'entonnoir, outre l'artère et la veine, on trouve du tissu cellulaire et les ganglions lymphatiques profonds. La veine saphène interne traverse le fascia crébriforme à sa partie inférieure. L'artère est située à peu près au milieu de l'espace compris entre l'épine iliaque antéro-supérieure et l'épine du pubis, ou plutôt un peu en dedans chez les sujets bien musclés. Ne pas confondre épine du pubis avec symphyse.

La ligne d'incision part de ce point pour aboutir à la face postérieure du condyle interne du fémur. Au niveau du triangle le palper reçoit une dépression qui s'accuse quand on porte la cuisse en abduction et flexion légère.

2° Attitude du sujet, des aides, du chirurgien. — La cuisse est étendue. L'opérateur se place en dehors.

3° Opération. — Voici les quatre temps qui la composent :

a. *Premier temps : section de la peau*. — Incision de 6 centimètres suivant la ligne du tracé (du milieu de l'espace compris entre l'épine iliaque antéro-supérieure et épine du pubis au bord postérieur du condyle interne). Elle dépasse l'arcade, par en haut, d'un bon centimètre (fig. 22, *a a'*).

b. *Deuxième temps : section du tissu cellulaire sous-cutané*. — Le couper en plusieurs temps, ménager les ganglions. Reconnaître l'aspect cribriforme de l'aponévrose superficielle.

c. *Troisième temps : section de l'aponévrose superficielle*. — Sur la sonde introduite de bas en haut, inciser le fascia cribriforme. Avec le doigt chercher l'artère dans le tissu cellulaire du triangle ; on la reconnaît à la consistance d'un ruban aplati, situé en dehors de la veine, de consistance plus molle. On ne doit pas voir le nerf crural ; si on l'aperçoit, c'est qu'on s'est porté trop en dehors et qu'on a commis la faute d'ouvrir la gaine du psoas : il faut alors revenir en dedans.

d. *Quatrième temps : isolement et ligature*. — Dénuder l'artère sur une longueur de 1 centimètre, tout près de l'arcade. Charger de dedans en dehors, entre la veine et l'artère.

B) LIGATURE DE L'ARTÈRE FÉMORALE
A LA PARTIE MOYENNE

Dans le deuxième quart de la hauteur totale de la cuisse, à partir de l'arcade.

1° Données anatomique, physiologique, linéaire. — Là, l'artère est profondément située sous le couturier (muscle satellite) qui la croise en écharpe. Elle est placée dans une gouttière limitée en dehors par le vaste interne, en dedans par les adducteurs. Elle est entourée ainsi que la veine par une gaine aponévrotique très distincte. La veine est interne et postérieure, surtout postérieure. Le nerf saphène interne est dans la même gaine, au côté externe de l'artère.

En avant des vaisseaux, on trouve, de la superficie à la profondeur : la peau, le tissu cellulaire sous-cutané avec la veine saphène interne, l'aponévrose superficielle, le couturier, l'aponévrose profonde faisant paroi antérieure à la gaine aponévrotique.

2° Attitude du sujet, des aides, du chirurgien. — La cuisse est étendue; l'opérateur se place en dehors.

3° Opération. — Elle se fait en quatre temps :

a. *Premier temps ; section de la peau*. — Sur la ligne d'incision de la fémorale, incision de 8 centimètres dans le deuxième quart de la longueur de la cuisse à partir de l'arcade (fig. 22, b b').

b. *Deuxième temps ; section du tissu cellulaire sous-cutané*. — Éviter la veine saphène interne. Ordinairement elle est située en dedans de la ligne d'incision et on ne la voit pas, mais il faut tenir compte des anomalies de trajet qui sont fréquentes.

c. *Troisième temps ; division des couches profondes*. — Couper l'aponévrose d'enveloppe sans sonde sur le bord interne du couturier, sur toute la longueur de l'incision cutanée. Isoler avec l'index le bord interne de ce muscle, qu'on dégage et qu'on fait récliner en dehors. Alors on aperçoit une forte aponévrose blanchâtre, paroi antérieure de la gaine, à travers laquelle, avec le doigt, on cherche à préciser la situation exacte de l'artère, cordon aplati. Au niveau de l'artère ainsi reconnue, ouvrir l'aponévrose profonde, engager la sonde cannelée de 2 à 3 centimètres et inciser sur cette longueur ; cette incision devra correspondre au centre de la plaie.

d. *Quatrième temps ; dénudation et ligature*. — Pincer la gaine celluleuse de l'artère, la déchirer à la sonde cannelée ; dénuder le vaisseau sur une hauteur de un centimètre. Ne pas blesser la veine qui est en arrière et en dedans. Isoler le nerf saphène externe qui est en dehors et en avant. Charger de dedans en dehors.

Remarque. — Peu de ligatures sont aussi convenables pour s'exercer aux temps fondamentaux d'une ligature d'artère et pour bien saisir la différence qui existe entre la gaine aponévrotique et la gaine celluleuse propre d'une artère.

C) Ligature de la fémorale dans le canal de Hunter
(au-dessus de l'anneau)

1° Données anatomique, physiologique, linéaire. — Dans son tiers inférieur la fémorale est située dans le canal de Hunter qui se trouve ainsi constitué : le muscle vaste interne en dehors, le tendon du grand adducteur en dedans forment ensemble une sorte de gouttière antéro-interne dans laquelle est couchée l'artère. Une lame aponévrotique, passant du tendon au vaste interne, en avant des vaisseaux, convertit cette gouttière en canal. La paroi antérieure de ce canal est percée d'orifices, vasculaires ou nerveux, dont le plus constant est l'orifice traversé par le nerf saphène interne qui a ce niveau abandonne la gaine aponévrotique. Dans cette gaine la veine est en arrière de l'artère. En avant du canal de Hunter est le muscle couturier qui d'antérieur devient interne et postérieur aux vaisseaux. Plus superficiellement, l'aponévrose superficielle du membre, le tissu cellulaire et la peau.

2° Attitude du sujet, des aides, du chirurgien. — Le membre est d'abord étendu ; plus tard la cuisse est portée en abduction et la jambe fléchie. L'opérateur se place en dehors.

3° Opération. — Cette opération comporte quatre temps :
a. *Premier temps : section de la peau.* — Sur la ligne d'incision de la fémorale (milieu du pli de l'aine à la partie postérieure du condyle interne), incision de 10 centimètres correspondant au troisième quart de la longueur de la cuisse, à partir de l'arcade (fig. 22, c c'). L'extrémité inférieure de l'incision correspond a quatre travers de doigt au-dessus du bord supérieur du condyle interne. En saisissant a poignée l'extrémité inférieure du fémur au-dessus de la tubérosité, on déterminera ce point. Si on fait l'incision trop bas, on s'égare dans le creux poplité.

b. *Deuxième temps : section du tissu cellulaire.* — Éviter la veine saphène interne.

c. *Troisième temps : division des couches profondes.* — A travers l'aponévrose superficielle, reconnaître le couturier, le distinguer des fibres du vaste interne qui est en dehors. Les fibres du couturier ont une direction presque longitudinale, axiale, légèrement oblique en bas et en dedans ; les fibres du vaste interne ont des fibres presque transversales. Bien reconnaître l'interstice des deux muscles et inciser (sans sonde) sur le muscle couturier, sur son bord externe. Si on incisait sur le vaste interne, on se perdrait dans les fibres de ce muscle. On dégage le couturier avec la pulpe du doigt et on le récline en dedans.

A ce moment, *changement d'attitude ;* on porte la cuisse en abduction pour tendre les adducteurs et on fléchit la jambe pour relâcher le couturier. En dehors du couturier, avec l'index de la main gauche, introduit dans la plaie pendant qu'un aide imprime au membre le mouvement ci-dessus indiqué, on reconnaît la corde du grand adducteur qui se tend.

On cherche maintenant en dehors de cette corde sur la paroi antérieure de la gaine l'orifice de sortie du nerf saphène interne : on l'utilise pour introduire la sonde cannelée dans le canal. A défaut de cet orifice, on utilise un orifice servant au passage d'un vaisseau. Si on ne trouve pas d'orifice, on en crée un en incisant la gaine immédiatement en dehors de la corde tendineuse. La sonde introduite, on incise la gaine sur une étendue de 3 centimètres : l'artère apparaît.

Éviter d'inciser cette aponévrose profonde sur le vaste interne dans lequel on se perdrait. — Quand on utilise l'orifice du saphène interne, veiller à bien passer la sonde entre ce nerf et l'aponévrose, de façon à ne pas charger et plus tard sectionner le nerf.

Un des écueils de l'opération est de passer en arrière du tendon du moyen adducteur et de chercher l'artère dans le creux poplité : erreur qui est souvent commise à l'amphithéâtre.

d. *Quatrième temps : dénudation et ligature.* — Charger de

dedans en dehors, à cause de la veine, et en évitant de saisir le
nerf dans le fil.

ARTICLE III

LIGATURES DU TRONC

Sous ce titre de ligatures du tronc, nous étudierons tout
d'abord la ligature des iliaques primitive, externe et interne,
puis de deux de leurs collatérales importantes, l'épigastrique
et la fessière. Enfin nous décrirons la ligature de la mammaire
interne.

§ 1. — LIGATURE DE L'ARTÈRE ILIAQUE
EXTERNE

1° Données anatomique, physiologique, linéaire. —
L'artère iliaque externe s'étend de la partie supérieure de la
symphyse sacro-iliaque à l'arcade crurale en suivant le contour
du détroit supérieur ; appliquée sur le psoas un peu au-dessous
et en dedans de sa face antérieure, elle en est séparée par
l'aponévrose iliaque. En avant d'elle et autour, se trouve le
fascia sous-péritonéal qui la sépare du péritoine qui est décol-
lable. Pour arriver sur elle, on traverse la paroi abdominale
antérieure, peau, tissu cellulaire sous-cutané, muscle grand
oblique et son aponévrose, petit oblique, transverse, fascia
transversalis ; on pénètre ainsi dans le tissu cellulaire sous-
péritonéal. Le canal inguinal est en dessus et en dedans de la
ligne d'incision.

La veine iliaque, située en arrière de l'artère supérieurement,
lui est inférieurement interne et un peu postérieure. L'épigastrique naît à 12 ou 15 millimètres au-dessus de l'arcade et se
porte en dedans. Tout autour de l'artère et de la veine s'étage
une série de ganglions lymphatiques.

Une ligne partant de 5 centimètres en dehors de l'ombilic

pour aboutir au milieu de l'arcade, à convexité externe telle
que la courbe passe à 5 centimètres en dedans de l'épine iliaque
antéro-supérieure, répond par sa moitié supérieure à l'iliaque
primitive, par sa moitié inférieure à l'iliaque externe (fig. 23).

2° **Attitude du sujet, des aides, du chirurgien**. — Pour
l'incision, sujet sur le dos, cuisses étendues. Pour la recherche,

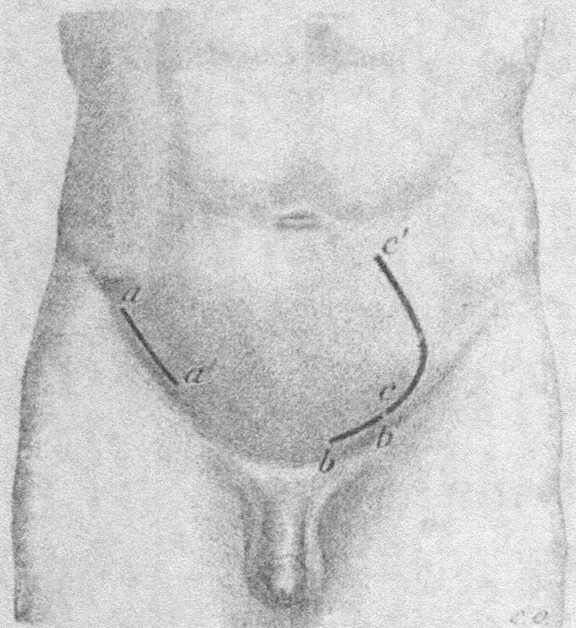

Fig. 23.

cc' Ligature de l'iliaque primitive. — aa' Ligature de l'iliaque externe.
bb' Ligature de l'épigastrique.

flexion de la cuisse avec rotation en dehors ; sujet incliné sur le
côté non opéré pour amener la chute du paquet intestinal.

3° **Opération**. — La description de l'opération mérite
quelques réflexions préalables.

A. PLAN DE L'OPÉRATION. — Dans une première partie de l'opé-

4.

ration, on fait l'incision successive et méthodique des plans de la paroi abdominale antérieure jusqu'au tissu cellulaire sous-péritonéal. Dans la seconde partie, on décolle le péritoine de la paroi abdominale plus ou moins suivant le niveau de l'incision ; puis on décolle le péritoine de la fosse iliaque jusqu'au détroit supérieur.

B. DU CHOIX DE L'INCISION. — Il y en a deux types : 1° On fait une incision parallèle à la moitié externe de l'arcade, à quelques millimètres au-dessus. Cette incision souvent utilisée en chirurgie pour d'autres interventions que la ligature, est quelquefois désignée sous le nom d'*incision de la ligature de l'iliaque externe*. Elle convient lorsqu'on veut découvrir l'artère dans sa moitié inférieure. Ou bien, on fait une incision courbe plus étendue et se portant plus en haut et en dedans vers l'ombilic. Elle convient si on veut atteindre l'artère près de son origine : c'est l'incision qu'on emploie pour la recherche de l'iliaque primitive ou de l'iliaque interne.

C. PRATIQUE DE L'OPÉRATION. — Nous pratiquerons l'incision propre à l'iliaque externe, l'incision parallèle à la moitié externe de l'arcade.

a. *Premier temps : section de la peau.* — Parallèlement à l'arcade, à 1 centimètre au-dessus, incision s'étendant de l'épine iliaque antéro-supérieure à 3 centimètres en dedans du milieu de l'arcade (fig. 23, *aa'*).

b. *Deuxième temps : incision du tissu cellulaire.* — A petits coups jusqu'à l'aponévrose du grand oblique.

c. *Troisième temps : division des couches profondes et recherche.* — Diviser successivement : *a)* l'aponévrose du grand oblique sans sonde ; *b)* les muscles petit oblique et transverse soit directement au bistouri avec précaution par temps successifs après avoir saisi les fibres musculaires avec la pince à disséquer, soit par la sonde cannelée l'un après l'autre ; *c)* le fascia transversalis sur la sonde. Arrivé au tissu cellulaire sous-péritonéal, on donne l'attitude de recherche, et avec le doigt on décolle, sur la fosse iliaque, le péritoine de dehors en dedans jusqu'à l'artère qu'on cherche à atteindre à 3 centimètres au-dessus de l'arcade, à 15 millimètres au-dessus de l'origine de l'épigastrique.

d. *Quatrième temps : dénudation et ligature*. — On dénude et on charge de dedans en dehors à cause de la veine.

§ 2. — LIGATURE DE L'ARTÈRE ILIAQUE PRIMITIVE

1° Données anatomique, physiologique, linéaire. — L'artère s'étend de la face antérieure du corps de la quatrième vertèbre lombaire à la partie la plus élevée de la symphyse sacro-iliaque. Adossée au squelette vertébral, elle répond en avant au péritoine dont elle est séparée par un tissu cellulaire lâche. La veine est située en arrière. La veine iliaque primitive gauche passe en arrière de l'artère droite pour aller former, avec la veine droite, la veine cave inférieure.

2° Attitude du sujet, des aides, du chirurgien. — Pour l'incision, sujet sur le dos, cuisse étendue. Pour la recherche, cuisse fléchie ; sujet incliné sur le côté sain. L'opérateur se place en dehors.

3° Opération. — Elle s'exécute en quatre temps :

a. *Premier temps : section de la peau*. — Incision courbe à convexité externe ayant son extrémité interne et inférieure à trois centimètres en dehors de l'épine du pubis, son extrémité externe et supérieure à cinq centimètres en dehors de l'ombilic, le sommet de sa convexité à cinq centimètres en dedans de l'épine iliaque antéro-supérieure (fig. 23, cc').

b. *Deuxième temps : incision du tissu cellulaire*. — On met à nu l'aponévrose du grand oblique.

c. *Troisième temps : division des couches profondes*. — On divise successivement le grand oblique, les muscles petit oblique, et transverse, le fascia transversalis.

Arrivé au tissu cellulaire sous-péritonéal, avec la pulpe de l'index on décolle le péritoine de dehors en dedans et de bas en haut jusqu'au détroit supérieur. On cherche l'iliaque externe à sa partie supérieure et on se guide sur elle pour remonter jusqu'au-dessus de la bifurcation, jusqu'à deux centimètres au-dessus. Un aide avec les doigts écarte fortement en dedans le paquet intestinal.

d. *Quatrième temps : ligature.* — Charger de dedans en dehors avec précaution pour éviter de blesser la veine au-dessous de l'artère.

§ 3. — LIGATURE DE L'ARTÈRE ILIAQUE INTERNE
OU HYPOGASTRIQUE

1° Données anatomique, physiologique, linéaire — L'artère naît de la bifurcation de l'iliaque primitive au niveau de la partie la plus élevée de la symphyse sacro-iliaque, plonge dans le petit bassin au-devant de cette symphyse et se divise après un trajet de trois à quatre centimètres. La veine correspondante est en bas du côté interne de l'artère, en arrière de laquelle elle passe à la partie supérieure. Elle est séparée du péritoine par un tissu cellulaire lâche ; elle est croisée en avant par l'uretère.

2° Opération. — Elle est la même que celle de la ligature de l'iliaque primitive. On va à la recherche de la bifurcation et on se porte en bas et en dedans du côté du petit bassin. On place le fil à deux centimètres de la bifurcation (fig. 23, cc).

§ 4. — LIGATURE DE L'ARTÈRE ÉPIGASTRIQUE

On s'exerce à lier cette artère au voisinage de son origine. Il y a deux variantes de l'opération suivant qu'on passe au-dessous et en dehors du cordon spermatique ou au-dessus et en dedans du même cordon.

A) LIGATURE DE L'ÉPIGASTRIQUE AU-DESSOUS DU CORDON

1° Données anatomique, physiologique, linéaire. — L'épigastrique naît de la partie inférieure et interne de l'iliaque externe, à quinze millimètres au-dessus de l'arcade ; elle se porte d'abord en dedans et croise en arrière le cordon ; puis en haut, le long du bord externe du muscle droit. Elle est située dans le tissu cellulaire sous-péritonéal de la paroi, en arrière du fascia transversalis.

La direction générale de l'artère est exprimée par une ligne qui partant d'un travers de doigt en dedans du milieu de l'arcade crurale aboutirait à l'ombilic. Pour ne pas la confondre avec un des vaisseaux du cordon on se rappellera que ceux-ci sont presque transversaux tandis que l'artère épigastrique se rapproche de la verticale.

2° Attitude du sujet, des aides, du chirurgien — L'opérateur se place en dehors.

3° Opération. — Elle comporte quatre temps :

a. *Premier temps : incision de la peau*. — Incision de six centimètres, parallèle à l'arcade, à un centimètre au-dessus de l'arcade, répondant par son milieu à un travers de doigt du milieu de l'arcade, en dedans (fig. 23, *bb'*)·

b. *Deuxième temps : section du tissu cellulaire sous-cutané*. — Jusqu'à l'aponévrose du grand oblique.

c. *Troisième temps : division des couches profondes*. — Inciser l'aponévrose du grand oblique, sans sonde, près du ligament de Fallope. Refouler en haut avec le doigt, les bords inférieurs des muscles petit oblique et transverse ; refouler également en haut le cordon. — On aperçoit alors le fascia transversalis, l'inciser sur la sonde cannelée. — Dans le tissu cellulaire sous-péritonéal, on découvre l'artère.

d. *Quatrième temps : dénudation et ligature*. — Rien de particulier.

B) LIGATURE DE L'ÉPIGASTRIQUE AU-DESSUS
ET EN DEDANS DU CORDON

On s'expose moins à agrandir ou à affaiblir le trajet inguinal.

L'incision cutanée est faite un peu plus haut que dans l'opération précédente, à un travers de pouce au-dessus de l'arcade,

au lieu de un centimètre. L'incision de l'aponévrose du grand
oblique est faite au-dessus et en dedans de l'orifice inguinal.
Les éléments du cordon sont réclinés en bas et en dehors.

§ 5. — LIGATURE DE L'ARTÈRE FESSIÈRE

1° Données anatomique, physiologique, linéaire. — Elle
naît de l'artère hypogastrique dans le bassin, en sort par la
grande échancrure au niveau du milieu du bord supérieur de
cette échancrure et après un trajet qui varie de cinq millimètres
à deux centimètres se divise en plusieurs branches terminales
au-dessus desquelles doit être placée la ligature. Elle embrasse
le bord osseux dans une gouttière à concavité supérieure au
niveau du point culminant de la courbe constituée par ce bord.
A ce niveau, elle répond au bord supérieur du pyramidal : au-
dessus de ce bord est le bord inférieur du muscle grand fessier ;
l'artère passe donc entre le bord supérieur du pyramidal en bas,
le rebord osseux et le bord inférieur du grand fessier en haut.
Elle est recouverte par le muscle grand fessier et par l'aponévrose profonde sous-fessière.

Elle est accompagnée de grosses veines ; le nerf fessier supérieur est en dedans de l'artère.

Pour trouver l'artère, il faut diviser le grand fessier par une
incision permettant d'arriver exactement sur le point d'émergence. Or, il est difficile de bien déterminer ce point relativement aux parties extérieures et de bien placer la ligne d'incision.
Les données linéaires sont nombreuses.

A sa sortie du bassin, l'artère est située sur le trajet d'une
ligne allant de l'épine iliaque postéro-supérieure à l'angle pos-
téro-supérieur du grand trochanter, à l'union du tiers postérieur
avec les deux tiers antérieurs de cette ligne. Elle est située à
huit centimètres de la ligne médiane (FARABEUF). Elle est au
milieu de la ligne réunissant le sommet du coccyx au point le
plus élevé de la crête iliaque (DIDAY). Elle est sur le trajet d'une
ligne horizontale passant par l'épine iliaque antéro-supérieure
(MALGAIGNE). Elle est à dix ou onze centimètres de cette épine
(BOUISSON).

Relativement au contour osseux de l'échancrure, elle occupe le point culminant de l'arcade, à trois centimètres de l'angle que forme l'articulation sacro-iliaque et la petite épine postéro-inférieure (FARABEUF).

2° Attitude du sujet, des aides, du chirurgien. — Le sujet est couché presque sur le ventre, reposant sur le côté sain.

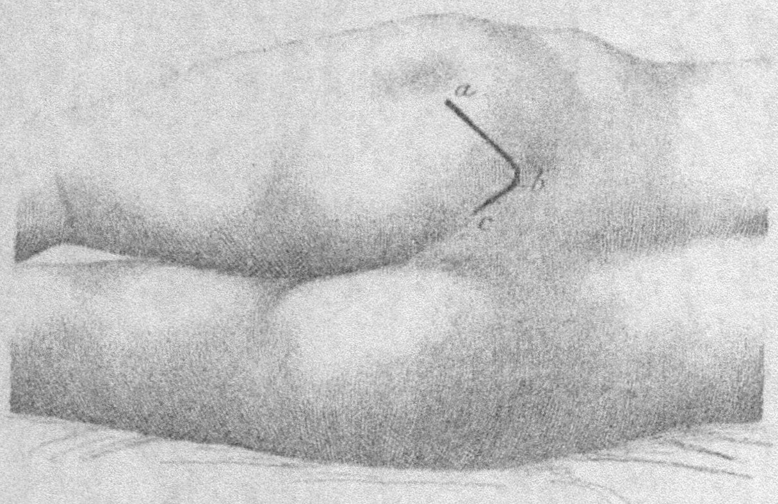

Fig. 24.
Ligature de l'artère fessière.

L'opérateur se place du côté de l'opération. L'aide se munit de forts écarteurs (fig. 24).

3° Opération. — Cette opération s'exécute en quatre temps :

a. *Premier temps : section de la peau.* — Nous choisirons le type d'incision qui permet de trouver l'artère par la division du grand fessier dans la direction de ses fibres, avec la modification apportée par FARABEUF, qui consiste à faire tomber sur l'incision principale une petite incision grâce à laquelle on détermine un petit lambeau fessier postérieur qui donne beaucoup de jour.

L'incision coudée se compose d'une incision principale (fig. 24, *ab*) de 10 centimètres, faite sur le trajet de la ligne s'étendant de l'épine iliaque postéro-supérieure à l'angle postérieur du grand trochanter et commençant au niveau de l'épine. L'incision accessoire (fig. 24, *bc*), longue de trois centimètres, est faite en arrière de cette ligne et tombe perpendiculairement sur son extrémité supérieure en s'arrondissant.

b. *Deuxième temps : incision du tissu cellulaire*. — Jusqu'à l'aponévrose du grand fessier.

c. *Troisième temps : division des couches profondes*. — On incise toute l'épaisseur du grand fessier en suivant un interstice correspondant à l'incision principale et on sectionne le muscle transversalement suivant la petite incision ; on abaisse la partie supérieure et postérieure du muscle en le détachant de ses insertions sacro-ligamenteuses.

Avec le doigt, on reconnaît le bord supérieur osseux de la grande échancrure que l'on suit de dedans en dehors à partir de la petite épine iliaque postéro-inférieure jusqu'à 3 centimètres en dehors de cette épine (FARABEUF). A ce niveau, on déchire à la sonde l'aponévrose sous-fessière, et on cherche l'artère sous l'arcade osseuse.

d. *Quatrième temps : dénudation et ligature*. — On porte la ligature profondément sous le rebord osseux, afin de bien lier le tronc et non une des branches de division.

§ 6. — LIGATURE DE LA MAMMAIRE INTERNE

1° Données anatomique, physiologique, linéaire. — Née de la sous-clavière, elle descend dans le tissu cellulaire sous-pleural à 8 ou 10 millimètres des bords du sternum. Elle est accessible par les espaces intercostaux ou plutôt intercartilagineux.

On choisit de préférence les 2e, 3e ou 4e espace où l'artère est plus volumineuse. Dans le premier espace, elle est rétro-sternale. Accompagnée d'une veine qui est située en dedans ; elle est recouverte par le grand pectoral et les parties molles des espaces intercostaux.

2° Attitude. — Sujet couché sur le dos. Opérateur en dehors.

3° Opération. — Cette opération comporte quatre temps :

a. *Premier temps : section de la peau.* — Au niveau des deuxième, troisième et quatrième espace, incision de 4 centimètres, parallèle aux cartilages, au milieu de l'espace, empiétant en dedans de 1 centimètre sur le bord du sternum.

b. *Deuxième temps : incision du tissu cellulaire.* — Découvrir en dedans le sternum, en dehors le muscle grand pectoral.

c. *Troisième temps : section des couches profondes.* — On incise successivement dans toute l'étendue de l'incision le grand pectoral, l'aponévrose intercostale qui prolonge le muscle intercostal externe absent au voisinage du sternum, puis le muscle intercostal interne à petits coups. On tombe dans le tissu cellulaire sous-pleural, dans lequel on trouve à quelques millimètres du bord du sternum les vaisseaux dont la direction est parallèle à ce bord.

d. *Quatrième temps : isolement et ligature.* — Isoler avec précaution pour ne pas perforer la plèvre ; charger de dedans en dehors.

ARTICLE IV

LIGATURES DES ARTÈRES DU COU

ET DE LA TÊTE

Nous décrirons successivement la ligature des artères du cou : sous-clavière, tronc brachio-céphalique, carotide primitive ; carotides externe et interne, vertébrale, linguale et la ligature des artères de la tête, faciale, occipitale et temporale superficielle.

§ 1. — LIGATURES DE L'ARTÈRE SOUS-CLAVIÈRE

On lie cette artère en deux endroits : 1° en dehors des scalènes ; 2° en dedans des scalènes.

De ces deux opérations c'est celle qui a pour but la ligature de l'artère en dedans des scalènes que l'on pratique le plus souvent.

A) LIGATURE DE LA SOUS-CLAVIÈRE EN DEHORS DES SCALÈNES

C'est une des ligatures à laquelle il est le plus important de s'exercer.

1° Données anatomique, physiologique, linéaire. — L'artère sous-clavière, en sortant de la poitrine, s'infléchit sur la première côte entre les scalènes pour se porter ensuite en bas et en dehors sous la clavicule où elle change de nom. De la première côte à la clavicule, son trajet est ordinairement de 4 centimètres, parfois 2 centimètres et demi et même moins. Sur la côte l'artère suit une gouttière creusée à la partie moyenne de la longueur de cette côte, (cartilage compris), à trois travers de doigt de l'articulation sterno-claviculaire. Là, elle est située entre les insertions costales des deux scalènes, immédiatement en arrière et en dehors d'un tubercule qui donne insertion au muscle scalène antérieur. Ce tubercule, indiqué par Lisfranc, et dit tubercule de Lisfranc, est précieux pour la recherche du vaisseau; il est plus ou moins accusé suivant les sujets. Chassaignac a signalé un tubercule postérieur correspondant à l'insertion du scalène postérieur et parfois aussi accusé que l'antérieur.

L'artère est ensuite située dans la région latérale du cou désignée sous le nom de triangle sus-claviculaire, limité en avant par le bord postérieur du sterno-mastoïdien, en arrière et par le bord antérieur du trapèze. Dans le triangle, on trouve successivement la peau, le peaucier, du tissu cellulaire dans lequel rampe la veine jugulaire externe, l'aponévrose cervicale superficielle, une couche de tissu cellulaire où l'on trouve des ganglions lymphatiques, l'aponévrose moyenne dans l'épaisseur de laquelle se trouve le muscle omo-hyoïdien qui forme avec la clavicule et le sterno-mastoïdien un second triangle profond dans l'aire duquel on doit inciser l'aponévrose au-dessous de l'omo-hyoïdien, enfin l'artère et les nerfs revêtus d'un feuillet très mince. Les nerfs du plexus brachial sont situés au-dessus et en dehors de l'artère et passent comme elle entre les scalènes.

La veine sous-clavière est placée au-devant du scalène anté-

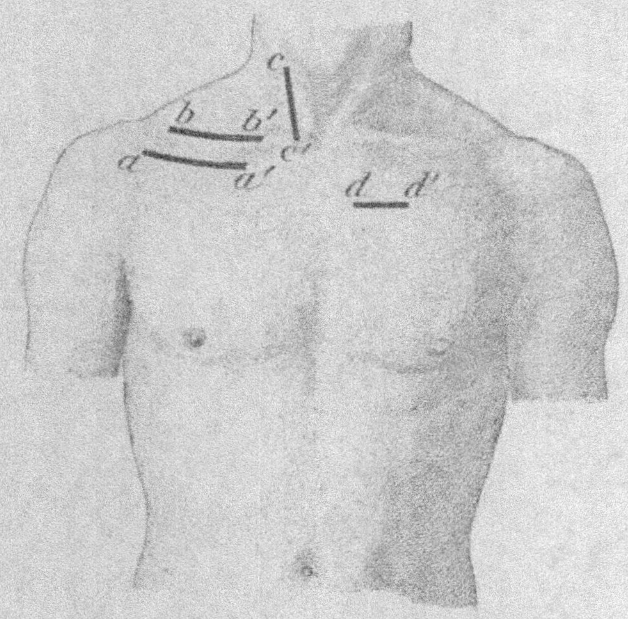

Fig. 25.
Ligature de la sous-clavière en dehors des scalènes (b b').

rieur qui la sépare de l'artère ; elle est dans l'épaisseur de l'aponévrose moyenne.

La veine jugulaire externe abandonne à des hauteurs très variables le bord postérieur du sterno-mastoïdien pour s'anastomoser avec la veine sous-clavière en général à 1 centimètre de ce bord postérieur. Mais quelquefois elle continue à longer ce bord ; d'autres fois, elle s'en éloigne beaucoup et on la trouve au milieu du triangle sus-claviculaire.

Le nerf phrénique est situé à la face antérieure du scalène antérieur.

Notons que le bord antérieur du trapèze ou le bord postérieur du sterno-mastoïdien peuvent occuper sur la clavicule une étendue d'insertion beaucoup plus large que d'habitude, ce qui peut conduire à sectionner une partie des insertions claviculaires du sterno-mastoïdien ou du trapèze. L'artère fournit habituellement ses sept branches avant de pénétrer entre les scalènes. Quelquefois cependant la scapulaire postérieure naît au delà. La situation de l'artère répond à trois travers de doigt en dehors de l'articulation sterno-claviculaire, à un travers de doigt en dedans de la partie moyenne de la clavicule.

2° Attitude du sujet, des aides, du chirurgien. — Il faut tendre le creux sous-claviculaire en faisant abaisser fortement le bras et l'épaule, et étendre et incliner la tête du côté opposé à l'opération en tournant la face du côté sain ; l'épaule doit porter à faux ; un coussin est glissé sous le dos. L'opérateur se place à droite pour la sous-clavière droite, à gauche, pour la sous-clavière gauche, près de la tête, à droite, près du flanc, à gauche.

3° Opération proprement dite. — Elle se fait en quatre temps :

a. *Premier temps : section de la peau*. — A 1 centimètre au-dessus de la clavicule inciser la peau de deux travers de doigt de l'articulation sterno-claviculaire au bord antérieur du trapèze (8 centimètres, fig. 25, *bb'*).

b. *Deuxième temps : section des couches sous-cutanées*. — On coupe le tissu cellulaire et le peaucier et on découvre l'aponévrose cervicale superficielle.

c. *Troisième temps : section des couches profondes*. — On incise l'aponévrose superficielle sur la sonde cannelée et le bord postérieur du sterno-mastoïdien si ses insertions claviculaires se prolongent en arrière ; on se trouve en présence de la veine jugulaire externe qui gêne beaucoup. On la rejette en dedans ou en dehors suivant qu'elle est plus ou moins rapprochée du sterno-mastoïdien, plus souvent en dehors ; dans ce dernier cas, la recherche se fait en dedans de cette veine. On incise sur la sonde cannelée l'aponévrose moyenne. On substitue alors l'attitude de recherche à l'attitude d'incision : l'épaule est légèrement portée en avant, la tête ramenée vers le côté où on opère. Avec le doigt, chercher le tubercule de Lisfranc et la face antérieure du scalène antérieur ; reconnaître l'artère en arrière du tubercule, dans l'angle du scalène et de la première côte (Honason), ramener le doigt sur le tubercule et en dehors de ce doigt, déchirer avec la sonde l'aponévrose profonde sur l'artère, au niveau de la côte.

d. *Quatrième temps : isolement et ligature.* — Charger de dehors en dedans entre le plexus brachial et la sous-clavière, à moins que la veine ne fasse saillie auquel cas il vaut mieux charger de dedans en dehors.

B) LIGATURE DE LA SOUS-CLAVIÈRE
EN DEDANS DES SCALÈNES

1° Données anatomique, physiologique, linéaire. — La disposition est différente pour l'artère droite et l'artère gauche.

La *sous-clavière droite* naît du tronc brachio-céphalique en arrière de l'articulation sterno-claviculaire (sauf anomalie), elle se dirige en dehors et en haut, se recourbe sur le sommet du poumon droit pour s'engager sur la première côte entre les deux scalènes. Cette portion de l'artère a de 18 à 25 millimètres. Elle répond en avant à l'articulation sterno-claviculaire, aux insertions claviculaires des sterno-mastoïdien, sterno-thyroïdien, sterno-hyoïdien, au confluent des veines jugulaire externe et sous-clavière, aux nerfs pneumo-gastrique, grand sympathique, phrénique ; en arrière, au récurrent et à l'apophyse transverse de la septième cervicale ; en dedans à la veine jugulaire interne.

La *sous-clavière gauche* naît de l'aorte : d'abord verticale, elle se recourbe au-dessus du poumon pour gagner l'intervalle des deux scalènes ; sa longueur est de 4 à 6 centimètres. Elle est presque parallèle à la carotide primitive. Elle répond en arrière à la colonne vertébrale et au canal thoracique ; en dedans, aux nerfs phrénique et pneumogastrique et à la carotide ; en avant, elle est croisée par la veine sous-clavière et le tronc veineux brachio-céphalique.

L'une et l'autre donnent naissance à sept collatérales.

2° Attitude du sujet, des aides, du chirurgien. — On place sous le dos un coussin et on dispose le sujet de façon que l'épaule soit abaissée et la tête étendue. L'opérateur se place du côté malade.

3° Opération. — Cette opération se compose de quatre temps :

a. *Premier temps : incision de la peau*. — Incision coudée se composant : 1° d'une incision de 8 centimètres, faite le long du bord interne du faisceau sternal du muscle sterno-mastoïdien ; 2° d'une incision de 8 centimètres faite le long du bord supérieur de la clavicule et du sternum, rejoignant l'extrémité inférieure de la précédente.

b. *Deuxième temps : incision du tissu cellulaire sous-cutané*. — Ce temps comprend l'incision du peaucier.

c. *Troisième temps : division des couches profondes* — Sectionner d'abord l'aponévrose superficielle, puis de dehors en dedans à petits coups l'insertion sternale du sterno-mastoïdien et faire écarter en dehors le lambeau triangulaire ainsi constitué. Inciser ensuite l'aponévrose cervicale moyenne et les muscles cléido-hyoïdien et sterno-thyroïdien. Reconnaître l'artère carotide et la veine jugulaire interne ; reconnaître en dehors la première côte et l'insertion du scalène antérieur ; entre elles deux chercher l'artère sous-clavière. A droite, on pourra se guider sur la bifurcation du tronc brachio-céphalique.

d. *Quatrième temps : isolement et ligature*. — Dénuder avec précaution pour éviter la blessure des troncs veineux et de la plèvre. Temps très délicat et laborieux. Charger d'avant en arrière.

§ 2. — LIGATURE DU TRONC BRACHIO-CÉPHALIQUE

1° Données anatomique, physiologique, linéaire. — Il naît de la crosse aortique à la jonction de ses portions ascendante et horizontale, sur un plan antérieur. Il se porte en haut, en dehors et à droite, vers l'articulation sterno-claviculaire correspondante ; sa longueur est ordinairement de 27 millimètres. Il déborde le bord supérieur du sternum quand le cou est en extension. Il répond en avant au tronc veineux brachio-céphalique gauche, au sternum, à l'articulation sterno-claviculaire, aux insertions des muscles sterno-thyroïdien, sterno-hyoïdien, sterno-mastoïdien, en arrière à la trachée, en dehors à la plèvre, en dedans à la carotide primitive gauche.

On a conseillé diverses incisions cutanées. On doit chercher à se donner du jour, ne pas se contenter de l'incision sur le bord antérieur du sterno-mastoïdien, mais s'aider d'incisions transversales, tout en pratiquant une incision sterno-mastoïdienne permettant la recherche de l'artère carotide primitive droite. CHASSAIGNAC conseille une résection partielle de l'extrémité supérieure du sternum.

2° Attitude du sujet, des aides, du chirurgien. — La tête est renversée en arrière, les épaules relevées. Pour la recherche, on ramènera la tête en avant. L'opérateur se place à gauche.

3° Opération. — Elle se divise en quatre temps :

a. *Premier temps : section de la peau.* — Elle se compose d'une portion quasi verticale et d'une portion horizontale. La première est conduite le long du bord interne du sterno-mastoïdien sur une hauteur de 8 centimètres à partir du bord supérieur du sternum. La deuxième horizontale commence à gauche au niveau de l'articulation sterno-claviculaire gauche

et s'étend à droite à 6 centimètres en dehors de l'articulation
sterno-claviculaire correspondante.

b. Deuxième temps : section du tissu cellulaire sous-cutané. —
Ce temps comprend la section du peaucier.

c. Troisième temps ; division des couches profondes. — On
coupe l'aponévrose cervicale superficielle, le tendon sternal
du muscle sterno-mastoïdien droit de dehors en dedans à
petits coups. Les bords de la plaie étant écartés, on reconnaît
les muscles sterno-thyroïdien et thyro-hyoïdien droits et on
les sectionne transversalement à petits coups. On sectionne
ensuite transversalement l'aponévrose cervicale profonde.

Alors, attitude de recherche. On reconnaît la carotide primitive
et on se guide sur elle pour arriver au tronc brachio-céphalique qu'on cherche à un centimètre de sa bifurcation.

d. Quatrième temps ; dénudation et ligature. — On libère
d'abord avec précaution l'artère en avant d'avec les veines
jugulaire interne et sous-clavière gauche, qu'on écarte en bas
et en dehors, puis de la plèvre. On charge de dehors en
dedans.

§ 3. — LIGATURES DE L'ARTÈRE CAROTIDE PRIMITIVE

Deux types de ligature :

1° *Ligature à la partie supérieure*, au niveau du cartilage
thyroïde, dite au lieu d'élection, qui se pratique au-dessus
du tubercule *carotidien*, au-dessus du muscle omo-hyoïdien
(fig. 26).

2° *Ligature à la partie inférieure*, à la base du cou, dite au
lieu de nécessité, qui se pratique au-dessous du tubercule
carotidien, au-dessous du muscle omo-hyoïdien.

A) LIGATURE DE LA CAROTIDE PRIMITIVE
AU LIEU D'ÉLECTION

La bifurcation de la carotide primitive se faisant au niveau
ou un peu au-dessous de la grande corne de l'os hyoïde, la

ligature est pratiquée à quelques centimètres au-dessous, au niveau du bord supérieur du cartilage thyroïde.

1 Données anatomique, physiologique, linéaire. — L'artère est profondément située au-devant des apophyses cervicales transverses, en dedans de leurs tubercules antérieurs. Parmi ces tubercules il en est un, celui de la sixième cervicale, sur lequel Chassaignac a appelé l'attention, et auquel il a donné le nom de *tubercule carotidien* parce que d'une part ses rapports avec l'artère carotide qui est en avant et un peu en dedans, d'autre part la facilité avec laquelle on en perçoit le relief à travers les parties molles le rendent précieux pour la découverte de l'artère. Il est situé à cinq centimètres au-dessus de la clavicule, au niveau du cartilage cricoïde. Il termine d'une manière abrupte la rangée des six premières apophyses transverses cervicales, l'apophyse transverse de la septième se déjetant en arrière.

L'artère est située en dehors du larynx, en dehors de la trachée, qui constitue un autre point de repère.

Elle est enveloppée dans une gaine aponévrotique qui lui est commune avec la veine jugulaire interne et avec le pneumogastrique. La veine est en *dehors* : à l'état de réplétion, elle recouvre un peu la face antérieure de l'artère.

Derrière le vaisseau et dans la même gaine se trouve le nerf pneumogastrique ; le grand sympathique est plus en arrière, dans une gaine spéciale. Des vaisseaux veineux variables croisent la carotide pour se jeter dans la jugulaire interne. La branche descendante de l'hypoglosse croise le vaisseau en avant à sa partie supérieure.

L'artère est située dans la région dite sterno-mastoïdienne. Le bord antérieur du muscle croise de haut en bas et de dehors en dedans la direction de l'artère. A la base du cou, il est notablement en dedans ; au niveau où nous allons la lier, elle répond à son bord interne, et le longe.

Le bord externe du muscle sterno-thyroïdien est, au même niveau, à 7 millimètres en dehors de l'artère.

Les plans que traverse l'incision sont : la peau, le peaucier, l'aponévrose cervicale superficielle, l'aponévrose cervicale moyenne.

La ligne d'incision correspond au bord antérieur du sterno-mastoïdien, appréciable à la vue et au toucher, et à la ligne tirée *de l'apophyse mastoïde à l'articulation sterno-claviculaire.*

2° Attitude du sujet, des aides, du chirurgien — Le

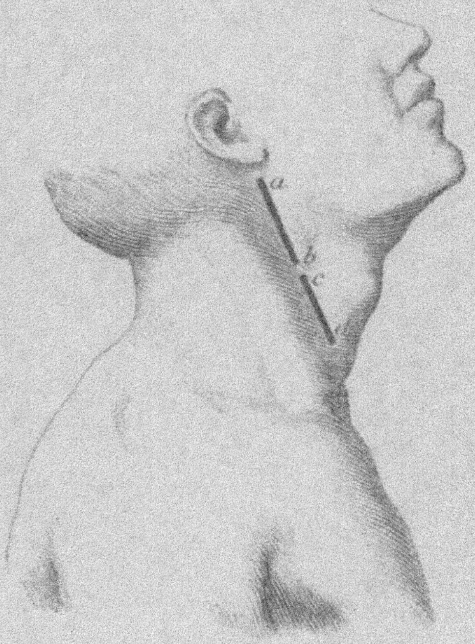

Fig. 26.
Ligatures des carotides.

sujet a les épaules élevées, la tête renversée en arrière et inclinée du côté opposé. Le chirurgien se place du côté à opérer et palpe la gouttière qui sépare le sterno-mastoïdien du larynx, le tubercule carotidien, l'os hyoïde.

3° Opération — Son exécution comporte quatre temps (fig. 26).

a. *Premier temps : incision de la peau.* — Suivant la ligne sterno-mastoïdienne, incision de 8 centimètres (fig. 26, *cd*), commençant ou finissant au niveau de la grande corne de l'os hyoïde.

b. *Deuxième temps : incision des couches sous-cutanées.* — On coupe le tissu cellulaire et le peaucier.

c. *Troisième temps : incision des couches profondes.* — On coupe l'aponévrose superficielle. Le meilleur moyen de la couper au bon endroit, pas trop en dedans, est de la couper sur le muscle sterno-mastoïdien tout près de son bord interne (Farabeuf). On dégage alors le bord antérieur du muscle qu'on fait écarter en dehors.

On se trouve en présence de tissu celluleux ; il faut reconnaître la situation exacte de l'artère, qu'on va rechercher après avoir donné l'attitude d'exploration (tête fléchie et inclinée du côté malade). Le doigt introduit dans la plaie reconnaît à sa partie inférieure le tubercule carotidien et remonte en suivant le paquet vasculo-nerveux. On reconnaît la veine au doigt et à l'œil. Au-devant du doigt maintenant la veine, avec le bec de la sonde, on divise avec précaution le tissu celluleux, de façon à dégager la gaine elle-même, que l'on saisit avec des pinces, que l'on ouvre en dédolant et qu'on incise sur une petite étendue.

d. *Quatrième temps : isolement et ligature.* — Isoler avec précaution à la face postérieure, de façon à bien dégager le nerf pneumogastrique sous-jacent au vaisseau et à la face externe à cause de la veine. Charger de dehors en dedans. Placer le fil un peu au-dessus du milieu du corps thyroïde.

B) LIGATURE DE LA CAROTIDE PRIMITIVE

A LA BASE DU COU

1° Données anatomique, physiologique, linéaire — L'artère carotide primitive droite naît du tronc brachio-céphalique au niveau de l'articulation sterno-claviculaire. L'artère carotide gauche naît de l'aorte à 14 millimètres au-dessous et en dedans de l'articulation sterno-claviculaire. A partir de cette articulation, à la base du cou, l'une et l'autre carotides sont en rapport, en avant avec le chef sternal du sterno-mastoïdien : c'est seulement à 4 centimètres au-dessus de l'articulation que l'artère cesse d'être recouverte par le muscle et de postérieure lui devient interne. Au point où on lie l'artère, à 2 centimètres et demi de la clavicule, le bord du muscle la déborde en dedans de 5 millimètres.

Le muscle omo-hyoïdien croise l'artère à 34 millimètres au-dessus de la clavicule.

Le muscle sterno-hyoïdien croise la face antérieure de l'artère en sens inverse du sterno-mastoïdien ; son bord externe déborde l'artère en dehors de 5 millimètres au niveau de la clavicule ; son bord interne croise l'artère à 3 centimètres et demi au-dessus de la clavicule. Ce muscle est séparé du vaisseau par le sterno-thyroïdien.

Ce dernier est en rapport direct avec les vaisseaux ; son bord externe déborde l'artère en dehors de 9 millimètres au niveau de la clavicule et croise le milieu du diamètre transversal de l'artère à 4 centimètres au-dessus de la clavicule.

La veine jugulaire est en dehors de l'artère. Le pneumogastrique est en arrière et en dehors de l'artère, entre elle et la veine. Le grand sympathique est en arrière du bord interne de l'artère, plus profondément. Le nerf récurrent répond à la face postérieure de l'artère jusqu'à 27 millimètres au-dessus de la clavicule.

La carotide repose sur la face antérieure de la colonne vertébrale dont elle est séparée par les muscles long du cou et droit antérieur de la tête. A 45 millimètres environ au-dessus de la clavicule, elle est croisée à sa partie postérieure par la thyroïdienne inférieure. Elle répond en dedans à la trachée.

Elle est renfermée dans une gaine aponévrotique. En avant se trouve l'aponévrose moyenne et les muscles qu'elle englobe ; plus en avant l'aponévrose cervicale superficielle, le peaucier et la peau.

Une ligne allant du bord antérieur de l'apophyse mastoïde à l'articulation sterno-claviculaire indique sa direction.

2° Choix du procédé. — Plusieurs lignes d'incision ont été employées pour arriver à la carotide, à la base du cou. Malgaigne faisait une incision oblique en haut et en dedans, Sédillot passait entre les deux chefs du sterno-mastoïdien. Il nous paraît préférable d'inciser le long du bord interne du sterno-mastoïdien et de se donner du jour au moyen d'une

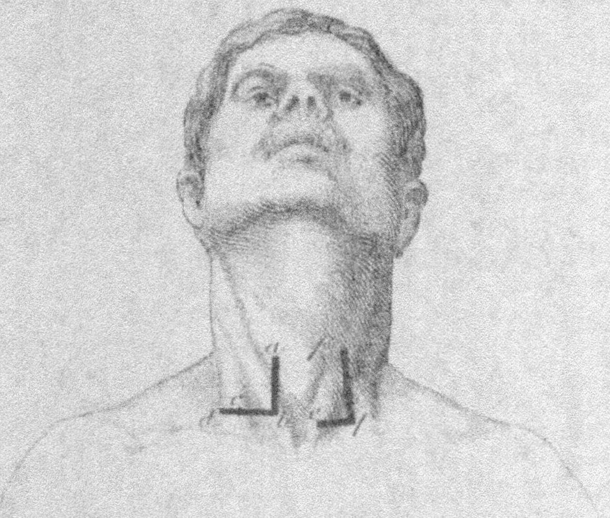

Fig. 27.
Incisions pour la ligature de la carotide primitive
à la base du cou.

seconde incision parallèle à la clavicule et intéressant dans la profondeur le chef sternal du sterno-mastoïdien.

On s'exercera à lier l'artère à 2 centimètres et demi au-dessus de la clavicule.

3° Attitude du sujet, des aides, du chirurgien. — Cou légèrement tendu, tête maintenue par un aide en attitude moyenne, sans rotation. Opérateur en dehors.

4° Opération. — Elle s'exécute en quatre temps (fig. 27) :

a. *Premier temps : section de la peau.* — Incision en L à branche verticale de 8 centimètres (fig. 27, *ab*), le long du bord interne du sterno-mastoïdien ; incision horizontale de 4 centimètres le long de la clavicule (fig. 27, *bcd*).

b. *Deuxième temps : section du tissu cellulaire.* — On coupe le tissu cellulaire et le peaucier.

c. *Troisième temps : division des couches profondes.* — On incise l'aponévrose cervicale superficielle et, dans la branche horizontale de l'incision, le faisceau sternal du sterno-mastoïdien, en ménageant la portion terminale des jugulaires antérieures. On se trouve alors en présence des muscles sterno-hyoïdien et sterno-thyroïdien. Au niveau où doit porter la ligature, le bord postérieur de ces muscles est déjà interne par rapport à l'artère, aussi se bornera-t-on à les récliner en dedans. A ce moment on donne l'attitude de recherche, qui consiste à incliner la tête du côté de l'opération. On place alors la pulpe de l'indicateur gauche dans la plaie, on cherche à reconnaître l'artère sur la face antérieure des apophyses transverses, en se guidant au besoin sur le tubercule de Chassaignac qui est à 54 millimètres au-dessus de la clavicule. On cherche bien entendu très en dessous ; l'artère reconnue, on incise sur la sonde le feuillet antérieur de la gaine aponévrotique.

d. *Quatrième temps : dénudation et ligature.* — On dénude avec soin en dehors à cause de la veine, en arrière à cause des troncs nerveux, et on charge de dehors en dedans à cause de la veine.

Remarque. — On peut aussi se servir de l'incision *eff* représentée sur la figure 27.

§ 4. — LIGATURE DE L'ARTÈRE CAROTIDE EXTERNE
AU LIEU D'ÉLECTION

1° Données anatomique, physiologique, linéaire. — Rappelons que la bifurcation de la carotide primitive se fait entre la grande corne de l'os hyoïde et le bord supérieur du cartilage thyroïde. Depuis sa naissance jusqu'à 3 centimètres au-dessus de son origine, la carotide externe est située au côté *interne* de la carotide interne, sur un plan antérieur, plus superficiel ; à cette hauteur, elle couvre la carotide interne et lui devient externe au niveau de l'angle de la mâchoire. A partir de cet angle elle est logée dans l'épaisseur de la glande parotide, un peu au-dessous elle est croisée en avant par les muscles digastrique et stylo-hyoïdien et à 5 millimètres plus bas par le nerf grand hypoglosse. C'est au-dessous de ce nerf et de ces muscles qu'on en fait la ligature.

Des veines sont situées en avant du vaisseau : 1° la veine jugulaire externe à son origine qui est en avant et en dedans ; 2° le tronc commun des veines thyroïdienne, faciale et linguale qui la croise en bas et en avant pour se jeter dans la jugulaire interne située en dehors de la carotide interne. Dans la portion qui nous occupe la carotide externe fournit trois branches : les artères thyroïdienne supérieure, linguale, faciale. La thyroïdienne naît souvent de la bifurcation. La linguale naît ordinairement à 18 millimètres de la bifurcation, c'est au-dessous d'elle qu'on lie l'artère.

Le bord antérieur du sterno-mastoïdien est postérieur à l'artère à ce niveau et la laisse à découvert. Les plans qu'on a à traverser sont : 1° la peau ; 2° le tissu cellulaire sous-cutané et le peaucier ; 3° l'aponévrose cervicale superficielle ; 4° un tissu celluleux dans lequel sont des ganglions lymphatiques ; 5° la gaine aponévrotique.

2° Attitude du sujet, des aides, du chirurgien. — La tête est modérément étendue et inclinée du côté opposé. L'opérateur se place du côté de l'opération.

3 Opération. — L'opération comprend quatre temps :

a. *Premier temps : section de la peau.* — Sur le bord antérieur du sterno-mastoïdien indiqué par la ligne sterno-mastoïdienne tirée de l'articulation sternale à la partie antérieure de la mastoïde, incision de 7 centimètres dont le milieu répond à l'os hyoïde (fig. 27, *ab*).

b. *Deuxième temps : section des couches sous-cutanées.* — On incise le tissu cellulaire et le peaucier.

c. *Troisième temps : section des couches profondes*. — On coupe l'aponévrose superficielle sur le bord antérieur du sterno-mastoïdien qu'on rejette en dehors. Avec le doigt on cherche au niveau de la grande corne, au-devant des apophyses transverses le cordon artériel. A son niveau, très en dedans, on déchire à la sonde ou on incise sur la sonde cannelée le tissu cellulaire : on fait écarter en bas le tronc veineux thyro-linguo-facial. On cherche le vaisseau le plus interne et le plus antérieur. On est exposé à deux erreurs : lier la carotide interne, lier la carotide primitive. Il faut s'assurer que le vaisseau que l'on lie présente des collatérales. Toutefois quand la thyroïdienne supérieure naît de la bifurcation, on pourrait être conduit à lier la carotide primitive. Il faut donc chercher à lier entre deux collatérales. Le nerf grand hypoglosse est encore un point de repère ; en liant immédiatement au-dessous de lui on est sûr de ne pas lier la carotide primitive. Enfin, sur le vivant, il faut s'assurer que la compression de l'artère arrête les battements de l'artère temporale.

d. *Quatrième temps : isolement et ligature*. — Charger de dehors en dedans.

§ 5. — LIGATURE DE L'ARTÈRE CAROTIDE INTERNE

Le procédé est le même que pour la ligature de la carotide externe : l'opération ne diffère que lorsqu'on est arrivé sur la gaine artérielle ; à ce moment il s'agit de ne pas se tromper de vaisseau.

Rappelons que la carotide interne, un peu plus externe à la bifurcation, croise à angle aigu la carotide externe en passant en arrière et monte verticalement jusqu'au trou carotidien. Elle répond en dehors à la veine jugulaire interne, au glosso-pharyngien, au pneumo-gastrique et au grand hypoglosse qui passe entre elle et la veine pour lui devenir antérieur. Elle repose sur la colonne vertébrale. Le guide le plus sûr pour la

reconnaître de la carotide externe est l'absence de collatérales.
On s'assurera donc de deux choses :

1° L'artère en question est dépourvue de branches collatérales ;

2° Immédiatement au-dessus de la bifurcation, quand la tête est tournée en dedans, l'artère carotide interne est située légèrement en dehors de la carotide externe.

§ 6. — LIGATURE DE L'ARTÈRE VERTÉBRALE

1° Données anatomique, physiologique, linéaire. — L'artère vertébrale naît de la sous-clavière en dedans des scalènes, en dedans de la thyroïdienne inférieure. Elle se porte en haut, au-devant de la colonne vertébrale, entre le scalène antérieur en dehors et le long du cou en dedans, et s'engage dans le trou de l'apophyse transverse de la sixième vertèbre cervicale ; puis dans la série des trous des autres vertèbres cervicales et enfin pénètre dans le crâne.

L'artère carotide est située en avant de l'artère vertébrale dont elle est séparée par le feuillet aponévrotique qui recouvre les muscles scalène et long du cou. L'artère thyroïdienne inférieure, née également de la sous-clavière en dedans des scalènes, mais en dehors de la vertébrale, se porte d'abord en haut jusqu'au niveau de la sixième vertèbre cervicale et là se recourbe en dedans pour passer, en les croisant, entre l'artère carotide située en avant et la vertébrale située en arrière, de sorte qu'une aiguille, enfoncée à ce niveau, percerait les trois artères.

La vertébrale sera cherchée à un travers de doigt au-dessous et à un travers de doigt en dedans du tubercule carotidien toujours facile à reconnaître dans une rainure déterminée par la juxtaposition des muscles long du cou et scalène antérieur. Si, comme le conseil CHASSAIGNAC, on suit dans l'incision le bord postérieur du sterno-mastoïdien, la ligne d'incision est exprimée par une droite qui, tirée de la partie postérieure de l'apophyse mastoïde viendrait aboutir à l'union du quart

interne avec les trois quarts externes de la clavicule. On a
conseillé aussi de faire l'incision sur le bord interne du sterno-mastoïdien, et aussi entre les deux faisceaux sternal et
claviculaire du muscle. La question est de découvrir d'abord,
pour les écarter en dedans, l'artère carotide et la veine jugulaire interne. L'incision de CHASSAIGNAC, bien qu'un peu postérieure, a l'avantage de mettre mieux à l'abri de la blessure de
la veine jugulaire interne.

On s'assurera par la vue et le toucher de la situation du
bord postérieur du sterno-mastoïdien.

2° Attitude du sujet, des aides, du chirurgien. — Sujet
couché sur le dos, épaule abaissée, tête tournée et inclinée du
côté opposé à l'opération. Pour la recherche, la tête sera inclinée du côté de l'opération. L'opérateur se place du côté malade.

3° Opération. — On la pratique en quatre temps :

a. *Premier temps : section de la peau*. — Le long du bord
postérieur du sterno-mastoïdien, sur le trajet d'une ligne allant
de la partie postérieure de l'apophyse mastoïde à l'union
du quart interne aux trois quarts externes de la clavicule;
incision de huit centimètres commençant en bas à un travers de doigt au-dessus de la clavicule.

b. *Deuxième temps : section du tissu cellulaire sous-cutané*. —
On coupe le peaucier et le tissu cellulaire sous-cutané et on
découvre l'aponévrose cervicale superficielle.

c. *Troisième temps : division des parties profondes*. — On
sectionne l'aponévrose cervicale superficielle le long du bord
postérieur du sterno-mastoïdien, qu'on fait récliner en avant. On
donne l'attitude de recherche. On reconnaît le paquet vasculo-
nerveux constitué par la veine jugulaire, le pneumogastrique
et la carotide; on le fait écarter en bloc en avant. On cherche
alors avec le doigt le tubercule carotidien (voir p. 82); à
deux centimètres au-dessous et un peu en dedans de ce tubercule on reconnaît la rainure musculaire correspondant à l'interstice des muscles long du cou et scalène antérieur. A ce
niveau, on déchire avec le bec de la sonde l'aponévrose pré-

vertébrale; au-dessous d'elle on découvre les vaisseaux, veine et artère.

d. *Quatrième temps : dénudation et ligature*. — Faire profondément passer le fil sous l'artère.

§ 7. — Ligature de l'artère linguale
(en arrière du tendon du digastrique)

On étudie généralement deux procédés de ligature de l'artère linguale, suivant qu'on cherche l'artère : 1° en arrière du ventre postérieur du digastrique ; 2° au-dessus du tendon du digastrique. Le premier procédé mérite seul d'être conservé. En effet, on lie la linguale pour se mettre à l'abri des hémorragies de la langue ou les combattre. Or, une des principales branches collatérales de la linguale, l'artère dorsale de la langue, naît au-dessus du point où on atteint l'artère dans le deuxième procédé. Nous ne décrirons que le premier procédé.

1° Données anatomique, physiologique, linéaire. — L'artère linguale naît de la carotide externe entre la thyroïdienne supérieure et la faciale au niveau de la grande corne de l'os hyoïde, à 18 millimètres au-dessus de la bifurcation de la carotide primitive. Dans une première partie de son trajet, qui s'étend jusqu'au bord postérieur du muscle hyoglosse, elle se porte en dedans et en haut sur une longueur de 16 millimètres et est placée à 5 millimètres au-dessus du bord supérieur de la grande corne. A ce niveau commence la deuxième portion de son trajet, où nous allons la lier.

L'artère s'engage au-dessous du muscle hyoglosse entre ce muscle en avant et le constricteur moyen du pharynx en arrière et chemine parallèlement à la grande corne jusqu'au niveau du ventre postérieur du digastrique, où nous la quittons. Au-devant du muscle hyoglosse cheminent parallèlement à l'artère et un peu au-dessus, séparés d'elle par le muscle, une veine linguale et le nerf grand hypoglosse, qui

sert de point de repère. Le bord supérieur de la grande corne
en bas et le bord inférieur du ventre postérieur du digastrique en haut délimitent un angle dans l'aire duquel se fait la
recherche de l'artère. Plus superficiellement se trouve l'aponévrose cervicale superficielle qui se dédouble pour envelopper
la glande sous-maxillaire dont le bord inférieur empiète plus
ou moins sur la région qui nous occupe.

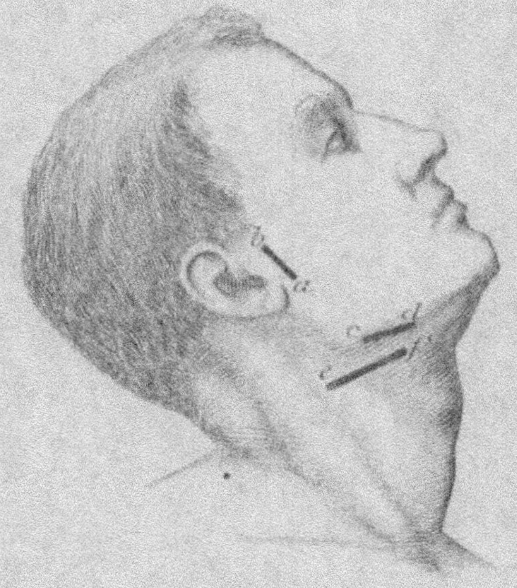

Fig. 28.
cf, ligatures de la linguale. — *cd*, ligature de la faciale.
ab, ligature de la temporale superficielle.

2° Attitude du sujet, des aides, du chirurgien. — On
place le sujet sur le dos, le cou étendu, la tête inclinée du
côté opposé à l'opération. Un aide presse l'os hyoïde du côté
opposé de façon à faire saillir la grande corne du côté où on
opère, en dirigeant cette grande corne plutôt en bas. L'opérateur se place du côté opéré.

3° Opération. — Elle comprend quatre temps :

a. *Premier temps : incision de la peau.* — On commence sur le bord antérieur du sterno-mastoïdien, à 5 millimètres au-dessus du niveau de la grande corne, une incision antéro-postérieure qui chemine parallèlement à la grande corne, et qui a une étendue de 5 centimètres (fig. 28, *ef*).

b. *Deuxième temps ; incision des couches sous-cutanées.* — On coupe le tissu cellulaire et le peaucier.

c. *Troisième temps : division des couches profondes.* — Arrivé à l'aponévrose superficielle, incisez-la au-dessus de la grande corne, au-dessous du bord inférieur de la glande sous-maxillaire, si cette dernière ne descend pas très bas ; ouvrez la gaine aponévrotique de la glande et relevez son bord inférieur avec le doigt dans le cas contraire.

Reconnaissez à la vue et au toucher (sensation de gouttière) l'angle délimité en haut par le ventre postérieur du digastrique, en bas par la grande corne de l'os hyoïde. Reconnaissez le muscle hyoglosse et le nerf qui chemine à sa surface : au-dessous du nerf, au-dessus de la grande corne, saisissez avec les pinces le muscle hyoglosse et incisez-le délicatement avec la pointe du bistouri jusqu'à ce que vous découvriez le tissu cellulaire inter-musculaire qui répond à sa face profonde. Prolongez cette incision à quelques millimètres en avant et en arrière ; dans l'écartement des fibres musculaires, vous trouvez l'artère.

d. *Quatrième temps : isolement et ligature.* — Saisir doucement la gaine de l'artère, sans plonger dans la profondeur.

§ 8. — LIGATURE DE L'ARTÈRE OCCIPITALE

1° Données anatomique, physiologique, linéaire. — Née de la carotide externe au niveau de la linguale ou de la faciale, elle est d'abord profondément située et recouverte par le ventre postérieur du digastrique et la glande parotide. Elle passe ensuite entre le ventre postérieur de ce muscle et l'oblique supérieur de la tête ; là, elle est placée entre la face postérieure de l'apophyse mastoïde et l'apophyse transverse de l'atlas. A ce niveau, où on s'exerce à la chercher, elle est recouverte par la partie postérieure du sterno-mastoïdien, par le splénius et quelquefois par le petit complexus. Elle est accompagnée d'une veine.

2° Attitude du sujet, des aides, du chirurgien. — La tête est fortement tournée et inclinée du côté sain. Le chirurgien se place du côté de l'opération.

3° Opération. — On y distingue quatre temps :

a. *Premier temps : incision de la peau.* — Incision de 5 centimètres, commençant en avant à la pointe de l'apophyse mastoïde et se dirigeant un peu obliquement en arrière et en haut.

b. *Deuxième temps : incision du tissu cellulaire sous-cutané.* — Incision jusqu'à l'aponévrose du sterno-cléido-mastoïdien.

c. *Troisième temps : division des couches profondes.* — On coupe successivement la partie postérieure du sterno-mastoïdien, le splénius, le petit complexus. On reconnaît alors le ventre postérieur du digastrique et l'espace compris entre l'apophyse transverse de l'atlas et le bord postérieur de l'apophyse mastoïde. Là on cherche et on trouve l'artère.

d. *Quatrième temps : dénudation et ligature.* — Suivant les règles usuelles.

§ 9. — LIGATURE DE L'ARTÈRE FACIALE

1° Données anatomique, physiologique, linéaire. — La faciale croise le bord inférieur du maxillaire inférieur au niveau d'une dépression appréciable au toucher, située en avant du bord antérieur du masséter, également perceptible au toucher, et monte le long du bord antérieur de ce muscle. On la lie au niveau du bord inférieur de la mâchoire à la jonction de sa portion faciale avec sa portion cervicale. Elle est recouverte par le tissu cellulaire sous-cutané et le peaucier, mais non par une aponévrose.

2° Attitude du sujet, des aides, du chirurgien — Le

chirurgien se place en dehors. La face du sujet est inclinée du
côté opposé à l'opération.

3° Opération. — Très simple, elle ne comporte que trois
temps.

a. *Premier temps : section de la peau.* — Faire le long du bord
inférieur de la mâchoire (fig. 28 *cd*) une incision de 3 centimètres (perpendiculaire, par conséquent, à la direction de l'artère), répondant par son milieu au bord antérieur du masséter.

b. *Deuxième temps : section du tissu cellulaire sous-cutané.* —
On coupe à petits coups le tissu cellulaire, le peaucier. On
met à découvert le bord antérieur du masséter. En avant de ce
bord on cherche les vaisseaux, artère et veine, appréciables au
doigt et très mobiles.

c. *Troisième temps : isolement et ligature.* — Rien à signaler.

§ 10. — Ligature de la temporale superficielle

1° Données anatomique, physiologique, linéaire. —
Branche de la carotide externe, au niveau du col du condyle
de la mâchoire, elle émerge de la loge parotidienne, et devient
tégumentaire en avant du tragus. Là elle a une direction
presque verticale et croise la direction de l'apophyse zygomatique. Elle est accompagnée d'une veine, qui est en arrière,
du nerf auriculo-temporal, qui est en dehors.

2° Attitude du sujet, du chirurgien. — L'opérateur se
place en dehors. La tête du sujet est inclinée du côté opposé
à l'opération.

3° Opération. — Elle s'exécute en trois temps :
a. *Premier temps : incision de la peau.* — Incision de 4 centimètres verticale dans la dépression qui sépare le tragus du
col du condyle, répondant par son milieu à l'arcade zygomatique (fig. 28 *ab*).

b. *Deuxième temps : incision du tissu cellulaire sous-cutané.*
— Inciser avec précaution le tissu cellulaire qui est dense. Dans
ce tissu chercher les vaisseaux.

c. Troisième temps : isolement et ligature. — Éviter de blesser le nerf auriculo-temporal.

Remarque. — Il est un certain nombre de ligatures que nous avons volontairement passé sous silence, c'est que leur exécution constitue une opération si rarement pratiquée qu'il nous a paru inutile de la décrire dans un manuel d'amphithéâtre. Ces ligatures dites exceptionnelles sont celles des artères ischiatique et honteuse interne pour le tronc ; des artères plantaires pour le pied ; des artères thyroïdiennes supérieure et inférieure pour le cou, etc. Il sera facile à qui voudra les apprendre d'en trouver la description dans les ouvrages classiques.

DEUXIÈME PARTIE

NÉVROTOMIES

Dans cette deuxième partie de notre précis, consacrée aux névrotomies, nous ne passerons pas en revue le manuel opératoire de la découverte de tous les nerfs de l'économie; nous nous limiterons à quelques-uns d'entre eux, à ceux qui, en clinique, sont le plus souvent l'objet d'opérations; nous indiquerons seulement les procédés qui nous paraissent devoir être le plus ordinairement pratiqués. Notre exposition comprendra la recherche des principales branches sensitives de la face, du ganglion de Gasser, du grand sympathique cervical, de la branche externe du spinal.

CHAPITRE PREMIER

PRATIQUE DES NÉVROTOMIES EN GÉNÉRAL

L'expression de névrotomie appliquée à la découverte est le temps préliminaire d'interventions variées, section simple ou névrotomie, excision d'un segment du cordon nerveux ou névrectomie, élongation, névrothripsie, suture nerveuse, etc.

Comme exercice d'amphithéâtre, on découvre un nerf en un point déterminé, désigné à l'avance, de la même façon qu'on découvre une artère. Il est, dans les usages, de faire suivre la découverte et l'isolement, de la section du tronc nerveux : à ce titre seulement, on peut décrire sous le titre de névrotomie cette variété d'opération. Le point essentiel est de trouver le

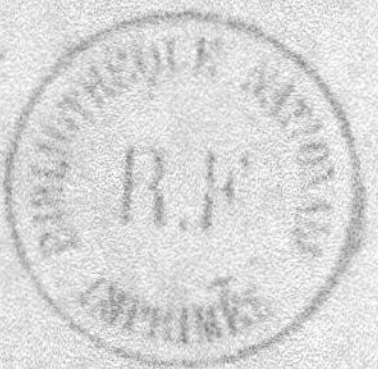

nerf au point désigné. L'examinateur doit s'assurer que la découverte a été réellement exécutée. Cette vérification est plus facile si l'élève, au lieu de sectionner le nerf, se contente de le charger. Aussi, je conseille aux élèves de ne pas exécuter la *névrotomie*, simple coup de bistouri ou de ciseau, et de s'ar-

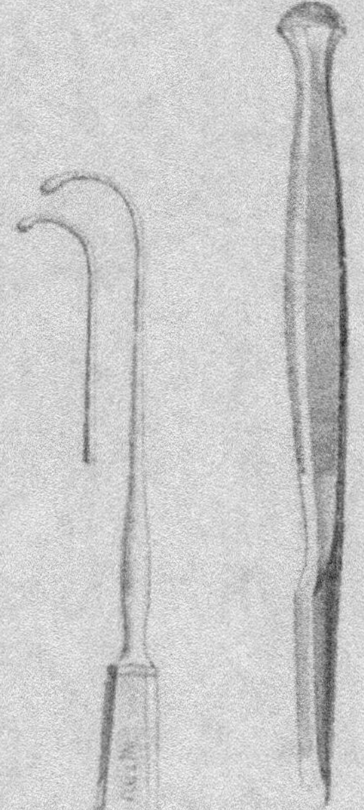

Fig. 29.   Fig. 30.
Crochet mousse.   Gouge.

rêter après qu'ils ont chargé le nerf sur une aiguille de Cooper ou sur un crochet, ou bien encore, de passer sous le nerf un fil, comme dans une ligature d'artère; on ne nouera pas ce fil, qui est simplement destiné à rendre plus aisée la tâche de l'examinateur.

§ 1. — CONDUITE DE L'OPÉRATION

A part l'acte de nouer le fil, l'opération de découverte d'un nerf est donc tout à fait semblable à une ligature d'artère. Aussi nous n'aurons pas à insister sur les généralités. Nous avons antérieurement parlé des rapports des nerfs avec les vaisseaux; tantôt ils les accompagnent et constituent avec eux le paquet vasculo-nerveux, tantôt ils en sont indépendants. Nous avons dit à quels signes on reconnaissait sur le cadavre un nerf d'une artère ou d'une veine.

On peut ramener presque toutes les descriptions aux quatre temps suivants :

a. *Premier temps* : incision de la peau.

b. *Deuxième temps* : incision des couches sous-cutanées.

c. *Troisième temps* : division des couches profondes et découverte du nerf.

d. *Quatrième temps* : isolement et chargement du nerf.

A notre avis, on doit renoncer aux anciens procédés de la

méthode sous-cutanée, parce qu'ils sont aveugles ; les névrotomies seront faites à ciel ouvert.

§ 2. — INSTRUMENTATION

Les instruments nécessaires à la recherche des nerfs sont ceux que nous avons indiqués à propos des ligatures d'artères. On y joindra : 1° un petit crochet mousse (fig. 29), analogue au crochet à strabisme : il sera utilisé dans certaines régions où l'aiguille de Cooper serait trop volumineuse ou présenterait une trop grande courbure ; 2° la gouge (fig. 30) et le maillet, le trépan, qui sont nécessaires pour la recherche des nerfs intra-osseux ou des nerfs renfermés dans la boîte crânienne.

CHAPITRE II

DES NÉVROTOMIES EN PARTICULIER

Nous limiterons cette étude à la description des procédés applicables à la névrotomie des diverses branches du trijumeau, à l'extirpation du ganglion de Gasser, à la névrotomie du grand nerf sous-occipital, de la branche externe du spinal e du sympathique cervical.

§ 1. — NÉVROTOMIE DU NERF FRONTAL EXTERNE
OU SUS-ORBITAIRE

1° **Données anatomiques**. — Rappelons que la première branche du trijumeau, ou branche ophtalmique de Willis, se divise en trois branches : nerf nasal, nerf frontal, nerf lacrymal.

Le nerf frontal, division principale et moyenne de l'ophtalmique de Willis, pénètre dans l'orbite par la partie moyenne

de la fente sphénoïdale et se porte d'arrière en avant, du fond
de l'orbite à son bord supérieur, placé entre le périoste de la
voûte orbitaire et le muscle élévateur de la paupière supérieure. Il se divise à distance variable, tantôt près du fond,
tantôt près de la base de l'orbite, en deux branches : le frontal

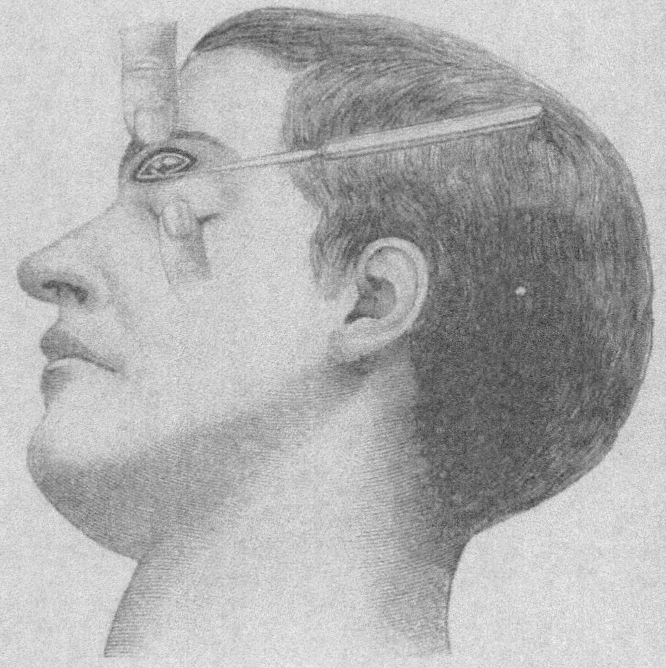

Fig. 31.
Névrotomie du nerf sus-orbitaire.

externe, plus volumineux, dont nous étudions la recherche,
sortant de l'orbite par le trou ou échancrure sus-orbitaire, et
le frontal interne, qui sort de l'orbite plus en dedans entre le
trou sus-orbitaire et la poulie du grand oblique. Parfois, il
existe une troisième branche, plus interne, le nerf sus-tro-
chléaire d'Arnold.

Le frontal externe sort, avons-nous dit, par l'échancrure ou trou sus-orbitaire, avec l'artère sus-orbitaire. Dans l'échancrure, il émet un rameau osseux qui traverse le frontal de bas

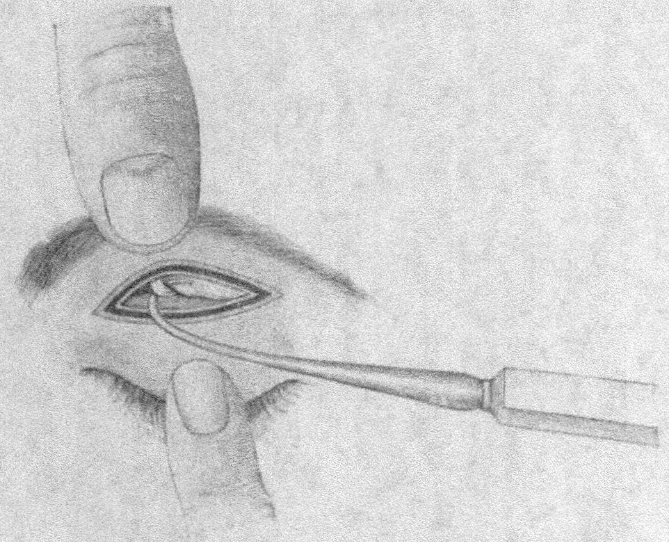

Fig. 32.
Névrotomie du sus-orbitaire, grossissement de la figure précédente.

en haut avant de devenir sous-cutané. Il importe de le chercher en arrière de ce rameau et par conséquent, dans l'orbite (fig. 31).

L'échancrure sus-orbitaire est facilement perçue par le palper : suivre avec la pulpe du doigt le bord de l'arcade orbitaire. Elle est située de 25 à 30 millimètres en dehors de la ligne médiane, environ à la jonction des deux tiers externes avec le tiers interne de l'arcade (LETIEVANT).

2° Attitude du sujet, des aides, du chirurgien. — Le chirurgien se place du côté à opérer, du côté du menton. Un aide, placé du côté de la tête, relève le sourcil, de façon que la limite inférieure des poils corresponde au rebord de l'arcade sourcilière.

3° Opération. — Cette opération s'exécute en quatre temps :

a. *Premier temps : incision de la peau*. — Incision de trois centimètres suivant le contour de l'arcade, répondant par son milieu à l'échancrure sus-orbitaire (fig. 33, *ab*).

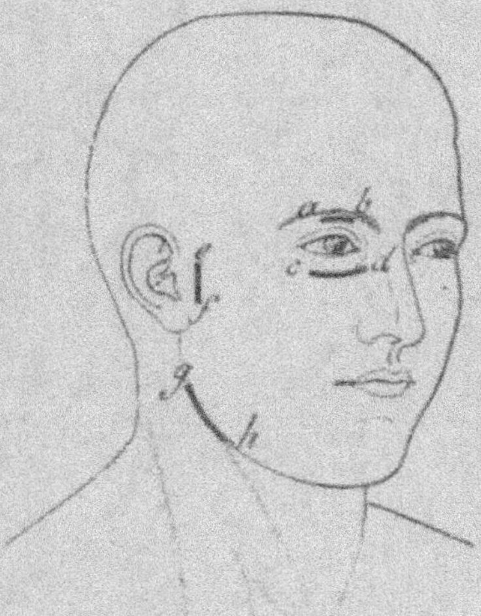

Fig. 33.
Névrotomie des nerfs
de la face.

b. *Deuxième temps : incision des couches sous-cutanées*. — On incise tissu cellulaire et muscle orbiculaire de façon à découvrir le ligament palpébral.

c. *Troisième temps : division des couches profondes*. — On incise le ligament palpébral. On cherche l'échancrure : à son niveau, sous l'arcade, on cherche le nerf ; dès qu'on l'a reconnu, on le dégage en arrière jusqu'à une certaine distance, soit un centimètre du rebord orbitaire. (On peut même en le suivant profondément dans l'orbite remonter au-dessus de la bifurcation et découvrir ainsi le frontal avant toute division.)

d. *Quatrième temps : isolement et chargement*. — On isole le nerf de l'artère qui lui est accolé et on le charge avec le crochet à strabisme.

§ 2. — NÉVROTOMIE DU NERF SOUS-ORBITAIRE DANS SON CANAL

1° Données anatomiques. — Le nerf sous-orbitaire est la portion du nerf maxillaire supérieur renfermé dans le canal sous-orbitaire du plancher de l'orbite.

Ce canal, dirigé d'arrière en avant et un peu de dehors en dedans, s'étend de la fente sphéno-maxillaire, à égale distance du sommet et de la base de l'orbite au trou sous-orbitaire situé à 5 millimètres au-dessous du bord inférieur de la base de l'orbite, sur la même ligne verticale que l'échancrure du sus-orbitaire et, comme elle, à 25 ou 30 millimètres du plan médian (FARABEUF). Ce trou est placé environ à l'union du tiers interne et des deux tiers externes du bord orbitaire.

La paroi supérieure du canal sous-orbitaire est constituée en avant par une mince lamelle osseuse ; en arrière elle est fibreuse.

Le nerf est accompagné de l'artère sous-orbitaire, situé en dehors de lui.

Il fournit un peu au-dessus du trou sous-orbitaire le nerf dentaire antérieur ; plus en arrière, il fournit quelquefois un nerf dentaire moyen qui est tantôt voisin du nerf dentaire antérieur, tantôt voisin des nerfs dentaires postérieurs. Quant à ces derniers ils se détachent du nerf maxillaire supérieur dans la fosse ptérygo-maxillaire, avant qu'il soit devenu le sous-orbitaire.

On cherche à atteindre le nerf, très en arrière, en arrière du nerf dentaire moyen.

2° Attitude du sujet, des aides, du chirurgien. — Le sujet est couché, la tête un peu élevée. Le chirurgien se place du côté de l'opération.

3° Opération — Elle se fait en quatre temps :

a. *Premier temps : incision de la peau.* — Incision de 3 centimètres, légèrement concave en haut (fig. 33, *ab*), au niveau du bord inférieur de la base de l'orbite et parallèlement à ce bord, ayant pour centre un point situé sur la verticale descendant de l'échancrure tangible sus-orbitaire, ou encore situé à 25 millimètres environ du plan médian.

b. *Deuxième temps : incision des couches sous-cutanées.* — On incise le tissu cellulaire et l'orbiculaire de façon à rejoindre le périoste du rebord osseux au-dessous de l'insertion de la paupière inférieure.

c, *Troisième temps : division des couches profondes et recherche.*
— On incise le périoste au niveau du bord osseux et on le
décolle d'avant en arrière sur le plancher de l'orbite avec une
petite rugine, sur une étendue de 2 centimètres. On glisse
sous le périoste décollé l'écarteur de Farabeuf, ou une cuiller

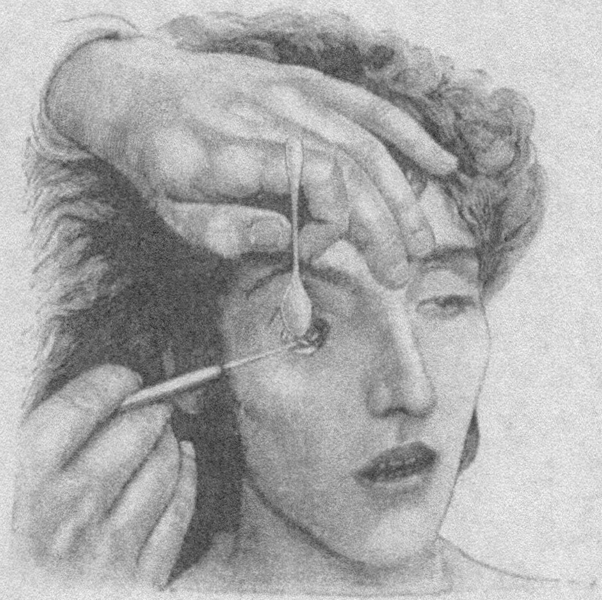

Fig. 34.
Névrotomie du nerf sous-orbitaire dans son canal.

à café, ou un instrument spécial en forme de cuiller, de façon
à relever en le protégeant le globe oculaire.

On cherche sur le plancher la paroi supérieure du canal qui
s'accuse sous forme d'une ligne grisâtre (LENEVANT) dirigée
en arrière et en dehors.

A quelques millimètres en arrière du rebord orbitaire, on
brise avec une petite gouge ou avec le bec d'une sonde cannelée la mince lamelle osseuse dont on extrait les fragments à

l'aide d'une pince à mors plats. Le nerf est à découvert. On déchire avec la pince la paroi fibreuse du canal le plus loin possible (fig. 34).

d, Quatrième temps : isolement et élargement du nerf. — Avec un crochet à strabisme on charge le nerf et on le soulève. Quelquefois l'artère n'est pas prise dans cette manœuvre : quand elle l'est, on l'isole et on reprend le nerf seul.

Remarque. — Quand on veut pratiquer une *névrectomie* étendue, il est bon de sectionner le nerf non seulement le plus loin possible en arrière, mais encore d'exciser toute la portion du tronc comprise entre le point de découverte et le trou sous-orbitaire. On découvre alors l'émergence du nerf en ruginant de haut en bas la face antérieure du maxillaire à partir du rebord orbitaire jusqu'à ce qu'on aperçoive le nerf à sa sortie du trou sous-orbitaire, au-devant duquel on en pratique la section. Il est alors facile d'attirer par l'orbite tout le segment antérieur du tronc nerveux, ou après section du nerf dans l'orbite, d'arracher le même segment au niveau du trou sous-orbitaire.

§ 3. — NÉVROTOMIE DU NERF DENTAIRE INFÉRIEUR

Des nombreux procédés indiqués, celui que je crois préférable est celui par lequel on aborde le nerf à son entrée dans le canal dentaire, après trépanation de la branche montante, à la faveur d'une incision faite à la limite du cou et de la face circonscrivant l'angle rétro-maxillaire. L'opération est facile et fait peu de dégât. De plus, par la même plaie on trouve le nerf lingual, dont la section ou l'excision sont souvent avantageusement associées à celles du dentaire inférieur. J'ai renoncé aux incisions intra-buccales qui ne permettent pas d'agir en plein jour et qui n'ont que l'avantage de ne laisser aucune cicatrice apparente.

1° Données anatomiques. — Le nerf dentaire inférieur, branche terminale du nerf maxillaire inférieur, descend d'abord entre les deux ptérygoïdiens, puis entre le ptérygoïdien

interne et la face interne de la branche montante. Puis il
pénètre dans le canal dentaire. L'orifice interne du canal dentaire se trouve à égale distance des bords antérieur et postérieur de la branche montante, à égale distance de l'échancrure

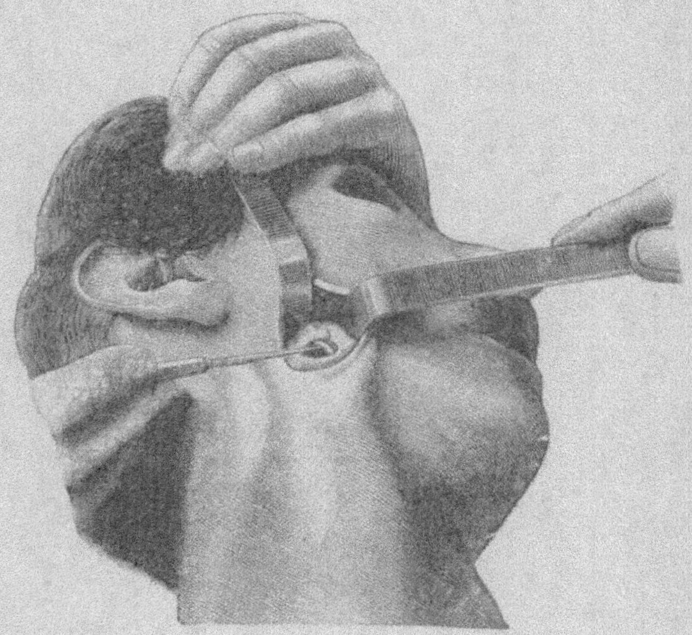

Fig. 35.
Névrotomie du nerf dentaire inférieur.

sigmoïde et du bord inférieur de l'os, sur le prolongement du
bord alvéolaire du corps de la mâchoire.

À son entrée dans le canal, il fournit le nerf mylo-hyoïdien.

Il est accompagné de l'artère dentaire inférieure.

2º Attitude du sujet, des aides, du chirurgien. — Le
sujet est couché, la tête inclinée du côté opposé à l'opération.
Le chirurgien se place du côté à opérer.

3º Opération. — Cette opération comprend quatre temps bien distincts :

a. *Premier temps : incision de la peau.* — Incision curviligne (fig. 33, *gh*) en arrière de l'angle de la mâchoire, à 5 millimètres du rebord osseux, se composant d'une incision verticale de 3 centimètres parallèle au bord postérieur de l'os et d'une incision horizontale s'arrêtant un peu en arrière du bord antérieur du muscle masséter et par conséquent de l'artère faciale, parallèle au bord inférieur de l'os.

b. *Deuxième temps : incision des couches sous-cutanées.* — On incise tissu cellulaire et peaucier et on rejoint le rebord de l'os à la limite du cou et de la face.

c. *Troisième temps : division des couches profondes, trépanation et recherche.* — On incise le périoste ; avec une rugine on dénude de haut en bas et d'arrière en avant la branche montante jusqu'au niveau convenable et on fait rétracter par des écarteurs les parties molles comprenant parotide et muscle masséter. La dénudation doit remonter à 1 centimètre au-dessus d'une ligne horizontale prolongeant en arrière le bord alvéolaire du corps de l'os.

Avec une couronne de trépan de 1 centimètre de diamètre, on attaque la table externe de la branche montante : le centre de la couronne est placé à égale distance des bords antérieur et postérieur de la branche montante, sur le prolongement de la ligne alvéolaire.

Dès qu'on a pénétré de 2 à 3 millimètres avec la couronne, on abandonne le trépan et on se sert d'une petite gouge et du maillet pour achever la trépanation. On trouve bientôt à la partie antéro-inférieure de la rondelle le canal dentaire et on reconnaît le nerf ; on le suit en haut et en arrière jusqu'à la face interne du maxillaire.

(La couronne, placée comme il a été indiqué, découvre habituellement une portion du trajet intra-osseux.)

d. *Quatrième temps : isolement et chargement.* — Avec un crochet à strabisme, on charge le nerf qu'on suit jusqu'à la partie la plus élevée de la perforation.

Remarque. — En suivant ce procédé, on ne lèse ni la parotide

ni le facial ; on arrive sans peine à découvrir l'os au niveau
convenable pour la trépanation du canal ; en reconnaissant
le nerf dans le canal, on ne s'expose pas à le prendre pour le
lingual ; on peut saisir ce dernier nerf qui est situé à quelques
millimètres en avant et en dedans. L'application préalable de
la couronne sert bien à limiter le champ de l'opération ; l'usage
ultérieur de la gouge expose moins que celui de la couronne à
blesser le nerf dans la profondeur.

§ 4. — NÉVROTOMIE DU NERF LINGUAL

1° Données anatomiques. — Le nerf lingual, branche du
nerf maxillaire inférieur, passe entre les deux ptérygoïdiens,
puis se place entre le muscle ptérygoïdien interne et la
branche montante. Au niveau de l'entrée du canal dentaire,
il est à une petite distance du nerf dentaire inférieur, à quelques millimètres en avant de lui. Une couronne de trépan de
un centimètre de diamètre ayant été appliquée de façon à
découvrir le nerf dentaire à son entrée dans le canal et de
façon que cet orifice du canal réponde au centre de la couronne, on trouvera le nerf lingual dans le segment antérieur
de la trépanation sous forme d'une corde plus ou moins rapprochée de la circonférence, en avant du nerf dentaire.

Le nerf lingual, au-devant du ptérygoïdien interne, devient
horizontal et se place sous la muqueuse buccale à cinq millimètres environ de la rigole formée par la réflexion de la
muqueuse de la face interne de l'os sur le côté de la langue.

2° Choix du procédé. — On peut utiliser pour la découverte du lingual la voie transmaxillaire indiquée pour la
recherche du dentaire inférieur ; nul doute que ce procédé
soit à suivre lorsqu'il est indiqué de faire la névrotomie simultanée du nerf dentaire inférieur et du lingual, indication qui
se pose souvent en clinique.

On peut suivre la même voie pour la névrotomie du seul lingual : la couronne sera placée un peu en avant. On s'expose toutefois soit à confondre le lingual et le dentaire inférieur, soit à

enlever le dentaire avec la couronne de trépan. Le mieux serait alors de faire la recherche méthodique des deux nerfs, quitte à ne pas toucher au premier : mais on a l'inconvénient de découvrir inutilement le premier de ces nerfs. Quoique peu partisans des procédés intra-buccaux dans la recherche des nerfs, nous aurions volontiers recours pour le lingual à cette voie quand la muqueuse est saine et qu'il n'y a pas lieu de toucher au nerf dentaire.

Nous décrirons trois procédés : 1° recherche simultanée du lingual et du dentaire inférieur par trépanation de la branche montante ; 2° recherche du seul lingual par trépanation de la branche montante ; 3° recherche du lingual par la voie intra-buccale.

a. Recherche simultanée du nerf lingual et du dentaire inférieur par trépanation de la branche montante. — C'est l'opération que nous avons indiquée plus haut pour la recherche du dentaire inférieur. Ce dernier nerf trouvé, on effondre la lame interne de l'os sur toute l'étendue de la couronne. On cherche en avant du dentaire, dans le segment du cercle répondant à la demi-circonférence antérieure. On charge le nerf avec un crochet.

b. Recherche du nerf lingual seul par trépanation de la branche montante. — La section des parties molles et la rugination de l'os se fait comme dans la recherche du dentaire. On place la couronne de trépan à 5 millimètres en avant et à cinq millimètres au-dessus du milieu de l'espace compris entre le bord antérieur et le bord postérieur de la branche montante sur le trajet d'une ligne horizontale continuant le bord gingival de l'os.

Dans le champ de la trépanation, on cherchera le nerf. Si on n'aperçoit pas un autre nerf au-dessous, on s'assurera que le cordon nerveux trouvé se perd dans les parties molles et n'aboutit pas à un conduit osseux. Le nerf est chargé sur un crochet.

c. Recherche du lingual par voie intrabuccale. — Nous indiquerons le procédé de LANGVANT qui consiste à atteindre le nerf en avant de la branche montante, alors que le nerf est situé

dans un tissu cellulaire intermédiaire à la muqueuse buccale
et à la glande sous-maxillaire (fig. 36).

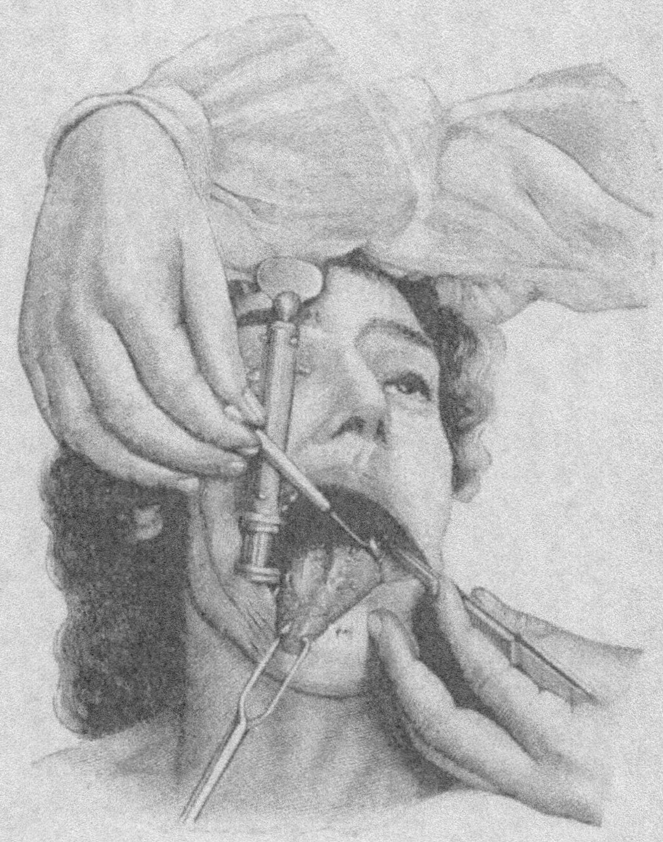

Fig. 36.
Névrotomie du nerf lingual par la voie intrabuccale.

3° Attitude du sujet, des aides, du chirurgien. — Le sujet
est couché, la tête élevée ; la bouche est maintenue largement
ouverte par l'écarteur des mâchoires placé du côté opposé à
l'opération. Un aide saisit la pointe de la langue avec une pince

à langue et l'attire du côté opposé à l'opération. Le chirurgien se place du côté opéré, en face du sujet.

4° Opération. — Elle s'exécute en trois temps :

a. *Premier temps : section de la muqueuse.* — On fait au bistouri une incision de trois centimètres, dans le sillon gingivo-lingual, à 5 centimètres en dedans de la réflexion de la muqueuse, au niveau du côté interne de la dernière grosse molaire inférieure.

b. *Deuxième temps : section du tissu cellulaire.* — On divise une faible couche de tissu cellulaire ; car le nerf, très superficiel, est compris dans cette dernière (LETIEVANT).

c. *Troisième temps : recherche et chargement du nerf.* — Avec le bec de la sonde cannelée, on fouille dans le tissu cellulaire où on trouve facilement le nerf qu'on charge sur un crochet.

§ 5. — NÉVROTOMIE DU NERF AURICULO-TEMPORAL

1° Données anatomiques. — Le nerf auriculo-temporal, branche du nerf maxillaire inférieur, contourne le col du condyle du maxillaire inférieur, devient vertical et passe entre le conduit auditif externe et le tubercule zygomatique ; plus haut il s'épanouit en nombreux filets cutanés.

On le découvre en avant du tragus, où il est satellite de l'artère temporale. L'opération est la même que celle de la ligature de cette artère.

2° Opération. — Très simple, elle ne comporte que deux temps :

a. *Premier temps : section de la peau.* — Incision verticale de trois centimètres (fig. 33 *ef* et fig. 40 *cd*) dans le sillon sensible entre le tragus et le tubercule zygomatique, moitié au-dessus, moitié au-dessous du niveau de l'arcade zygomatique.

b. *Deuxième temps : incision du tissu cellulaire et recherche.* — Dans le tissu cellulaire dense on cherche le nerf : on peut

se guider sur l'artère au côté de laquelle on trouve le cordon
nerveux.

§ 6. — RECHERCHE DU GANGLION DE GASSER

Deux procédés très différents se partagent la faveur des chirurgiens pour la recherche du ganglion de Gasser : l'un consiste à y arriver par la voie temporale, en pénétrant dans la
cavité crânienne par une large brèche pratiquée aux dépens
de l'écaille du temporal ; l'autre consiste à égruger la paroi
supérieure de la zone zygomatique jusqu'au trou ovale, par
lequel sort le nerf maxillaire inférieur qui sert de guide pour
arriver sur le ganglion. Donc deux voies : 1° la voie temporale ;
2° la voie zygomatique. Nous décrirons successivement l'un et
l'autre procédés.

A) VOIE TEMPORALE

1° Données anatomiques. — Le nerf trijumeau émané de
la protubérance annulaire sous forme de deux racines, une
grosse sensitive et une petite motrice, destinée aux muscles
masticateurs, se porte en avant et en dehors. Il pénètre dans
une cavité formée par un dédoublement de la dure-mère, et
là, se renfle en un ganglion, le ganglion de GASSER.

Du ganglion partent trois branches : l'ophthalmique qui sort
du crâne par la fente sphénoïdale, le maxillaire supérieur qui
passe par le trou grand rond et le maxillaire inférieur traversant le trou ovale pour arriver dans la région zygomatique.
Cette dernière branche reçoit la racine motrice du nerf.

Le ganglion de GASSER, situé dans sa loge dure-mérienne
repose sur la base du crâne, à l'extrémité interne de la face
antérieure du rocher, creusée pour le recevoir, d'une légère
dépression. Pour parvenir à lui, il faut donc pénétrer dans la
cavité crânienne.

2° Attitude du malade, des aides, du chirurgien. — Le
malade est dans le décubitus dorsal, la tête inclinée sur le

côté sain. Le lit est disposé de façon à ce que le jour tombe en plein sur le champ opératoire, très profond à la fin de l'intervention. On peut parfois s'aider d'une lampe électrique.

Le chirurgien se place du côté malade, l'aide principal en face de lui; celui qui pratique l'anesthésie efface autant qu'il peut ses mains et ses instruments. Il est à la tête du lit.

3º Opération proprement dite. — Elle s'exécute en quatre temps :

a. *Premier temps : incision de la peau.* — L'incision est une courbe à concavité inférieure suivant le bord supérieur de la fosse temporale et correspondant par ses extrémités aux extrémités antérieure et postérieure de l'arcade zygomatique (fig. 37).

b. *Deuxième temps : incision des couches sus-cutanées, dénudation périostique.* — On incise les parties molles

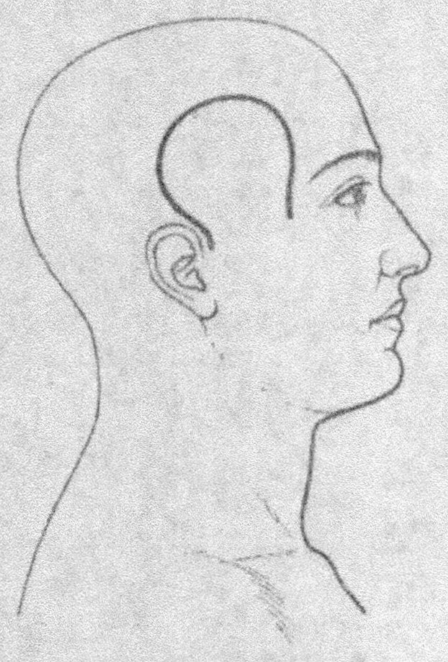

Fig. 37.
Recherche du ganglion de Gasser
par la voie temporale.

jusqu'à l'os y compris le périoste. Avec la rugine on décolle de haut en bas le périoste de la fosse temporale, ce qui permet de rabattre sur la joue le lambeau circonscrit par l'incision.

c. *Troisième temps : trépanation et décollement de la dure-mère.* — Une couronne de trépan est appliquée au centre de la région mise à nu et une rondelle osseuse est enlevée. La pince-gouge, par cet orifice, crée rapidement dans le crâne une vaste brèche suivant l'incision cutanée. Il faut égruger l'os en bas, jusqu'à la crête formée par l'union des faces inférieure et

externe de la grande aile sphénoïdale. Au fur et à mesure
qu'avance ce travail, on détache de l'os la dure-mère, prenant
bien garde de la blesser.

Ce travail d'égrugement à la pince-gouge est long et pénible :
il faut faire de petites prises de l'os et ne pas tenter d'arracher
en une seule fois de gros fragments, ce qui exposerait à des
éclats toujours dangereux.

L'orifice crânien devient suffisant, on décolle de même la
dure-mère de la base du crâne. Le bout de l'index ou un instrument mousse suffit à ce décollement qui est continué jusqu'aux trous ovale et grand rond. Un écarteur de forme et de
dimensions appropriées soulève délicatement le cerveau et la
dure-mère et permet de voir au fond du champ opératoire.

d. *Quatrième temps : recherche, isolement, résection du ganglion.* — A ce moment, le chirurgien a sous les yeux le tronc du
maxillaire inférieur à son entrée dans le trou ovale et celui du
maxillaire supérieur qui pénètre dans le trou grand rond.
Prenant la sonde cannelée, il isole ces nerfs de leur étui dure-
mérien, sur leur face apparente seulement.

La dénudation des nerfs vers le ganglion ne tarde pas à faire
découvrir celui-ci. Il est attaché assez fortement à sa loge
durale par des tractus fibreux que la sonde cannelée ne suffit
souvent pas à rompre et qu'il faut sectionner avec de petits
ciseaux mousses. Le ganglion est isolé sur sa face supérieure
jusqu'au point où pénètre en lui le tronc du trijumeau. Un
petit crochet introduit avec précaution charge le maxillaire
inférieur, que les ciseaux coupent au ras du trou ovale, la
même manœuvre est répétée sur le maxillaire supérieur.

A ce moment, le ganglion tient encore par l'ophthalmique et
par le trijumeau. Une pince saisit le bout ganglionnaire du
maxillaire inférieur et le relève, permettant l'isolement de la
face inférieure du ganglion. Il ne faut pas tenter d'isoler l'ophthalmique ; l'instrument même mousse risquerait de blesser le
sinus caverneux. Quelques tractions suffisent à arracher ce
nerf de sorte que, après cette manœuvre, le ganglion n'est plus
rattaché qu'au trijumeau. HORSLEY a arraché ce nerf de son
insertion protubérantielle, son malade est mort et il vaut

mieux pour éviter tout tiraillement du pont de Varole sectionner le nerf d'un coup de ciseau.

B) VOIE TEMPORO-ZYGOMATIQUE

1° Données anatomiques. — Quand on veut arriver au ganglion de Gasser, guidé par le nerf maxillaire inférieur et le
trou ovale, il faut se rappeler que cet orifice est creusé dans
le plafond de la zone zygomatique, à la base du crâne. Le trou
ovale est situé à 3 centimètres et demi environ de la peau sur le
prolongement de la racine transverse de l'apophyse zygomatique. Il est au fond de la zone, intermédiaire au bord tranchant de l'apophyse ptérygoïde, dont l'aileron externe constitue la face antérieure de la fosse, et à l'épine du sphénoïde.

Le plafond de la fosse donne insertion au muscle ptérygoïdien externe. A la limite de la paroi latérale et de la base du
crâne, dans la région qui nous occupe, se trouve une crête
osseuse antéro-postérieure, la crête temporo-zygomatique, qui
sépare la fosse temporale du plafond de la fosse zygomatique.
Le plan opératoire consiste à ouvrir le crâne dans la région
temporale au-dessus de cette crête, puis d'égruger la paroi
osseuse de la base du crâne de cette perforation au trou ovale.

Pour rejoindre cette crête temporo-zygomatique, il faut
inciser téguments et muscle temporal au niveau du bord supérieur de l'apophyse zygomatique.

2° Attitude du sujet, des aides, du chirurgien. — On
se place dans les mêmes conditions que pour exécuter l'opération par la voie temporale.

3° Opération. — On distingue quatre temps :

a *Premier temps : section des couches superficielles*. — On a
proposé un grand nombre d'incisions, en Ω, en ⊓, en < etc.
Celle qui nous paraît donner le plus de jour est une incision
en H dont les deux barres verticales correspondent à chacune
des limites antérieure et postérieure du zygoma et dont la
branche transversale suit cette apophyse (fig. 38).

Pour tracer cette incision, on mène d'abord la branche
transversale (fig. 38, *cd*), en plein sur l'arcade zygomatique
près de son bord supérieur depuis le tubercule postérieur,
immédiatement au devant du paquet vasculo-nerveux temporal

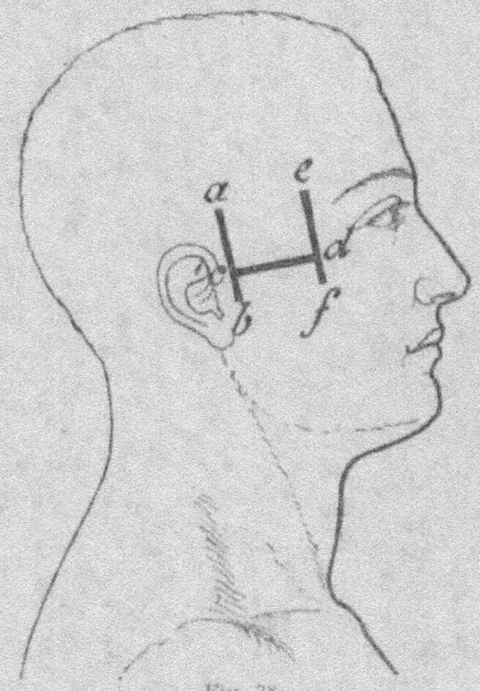

Fig. 38.

Recherche du ganglion de Gasser par la voie temporo-
zygomatique.

superficiel, jusqu'à l'endroit où commence l'apophyse orbitaire
externe.

Sur chacun des bouts de cette incision on en mène une autre
(fig. 38, *ab* et *ef*) qui lui est perpendiculaire et présente 6 centimètres au-dessus, 3 au-dessous de l'incision première.

Le bistouri fait d'abord la branche médiane de l'H. D'un
seul coup on sectionne tout jusqu'à l'os que la pointe sent

d'un bout à l'autre de l'incision. Le périoste de l'arcade est donc incisé dans ce premier temps.

Les deux incisions verticales sont alors menées. Elles demandent plus de circonspection.

L'instrument ne doit couper que la peau. Dans la région temporale, il s'arrête à l'aponévrose temporale ; dans la région malaire, c'est-à-dire au-dessous de l'incision horizontale, il faut encore être plus prudent et n'intéresser ni la parotide ni le canal de Stenon ni les grosses branches du facial. Quelques branches frontales de ce nerf sont cependant forcément sacrifiées par l'incision antérieure, mais ce n'est pas là un grave inconvénient.

b. *Deuxième temps : résection de l'arcade zygomatique.* — On dénude à la rugine d'abord la face superficielle, ce qui est facile, puis les bords et enfin la face profonde de l'arc malaire. Les insertions musculaires qui se font à la face profonde de l'os et la courbure de cette face rendent ce travail un peu long et délicat. On prendra garde en arrière, de rester dans les limites du zygoma et de ne pas ouvrir l'articulation temporo-maxillaire. L'os dénudé, une forte cisaille est introduite à son extrémité postérieure et placée de façon à ce que la section laisse le moins possible de l'apophyse adhérer au temporal. On sectionne ensuite l'attache malaire. On peut à la rigueur la couper à la cisaille mais tout le monde n'a pas une force suffisante. Mieux vaut employer une petite scie ou un ciseau bien tranchant, instruments qui donnent d'ailleurs, une section plus régulière. Le trait porte aux limites antérieures de l'arcade. Celle-ci est ainsi complètement sacrifiée. La plupart des chirurgiens la conservent. Sa suppression donne plus de jour et n'a pas grand désavantage puisque les muscles masticateurs sont sacrifiés dans la section du ganglion de Gasser.

c. *Troisième temps : dénudation de la fosse temporale et de la face inférieure de la grande aile du sphénoïde.* — L'index gauche reconnaît à travers le muscle temporal la crête osseuse qui existe à l'union des faces externe et inférieure de la grande aile sphénoïdale. Au-dessus de cette crête, le bistouri coupe franchement en travers le muscle temporal, la pointe suivant l'os et incisant de même coup le périoste. Le couteau incise de même sur les côtés du muscle le périoste de la fosse temporale. On prend alors la rugine et en quelques coups, on relève le lambeau musculo-périostique ainsi dessiné. La partie inférieure de la fosse temporale est maintenant dénudée.

On applique alors la rugine contre la lèvre inférieure de l'incision qui a sectionné transversalement les fibres du temporal et, avec précaution, on dénude l'os. On ne tarde pas à arriver à la crête du sphénoïde. On commence alors la dénudation de la face inférieure de la grande aile, ce qu'on appelle parfois le plan sphéno-temporal. Dans ce travail, que l'aide suit et facilite par un écarteur habilement manié, il faut non seulement toucher du doigt mais voir aussi ce que l'on fait. On ne s'arrête que quand on est arrivé au trou ovale à la topographie duquel on doit constamment songer.

d. *Quatrième temps : trépanation de la fosse temporale et excision d'un coin de la base du crâne.* — On attaque le crâne par la partie inférieure de la fosse temporale, une couronne de trépan est appliquée ou, si on préfère, un orifice est pratiqué à l'aide du ciseau et du maillet tout près de la crête sphénoïdale.

Cet orifice obtenu, on saisit la pince-gouge et rapidement, on l'agrandit en avant et en arrière puis, la pince-gouge attaque la base du crâne et détruit peu à peu le plan sphéno-temporal dénudé dans le temps précédent. La dure-mère est respectée avec un soin jaloux pendant ce travail. Un écarteur approprié la récline en haut. Cette destruction du plan sphéno-temporal doit aboutir comme on l'a vu plus haut, au trou ovale. Un petit crochet à névrotomie est glissé entre le périoste et l'os, de façon à ce que sa portion coudée pénètre dans le trou ovale. L'aide l'y maintient et le chirurgien ainsi guidé manœuvre avec plus d'assurance sa pince coupante. Redoublant de précautions à mesure qu'il avance vers la profondeur, il ne tarde pas à pénétrer dans le trou ovale dont il fait sauter entièrement la berge externe. Le crochet de l'aide sort de lui-même.

Alors apparaît, au fond de la brèche ainsi créée, le tronc du nerf maxillaire inférieur. On dénude ce nerf et par lui on parvient au ganglion qui est réséqué comme il a été dit plus haut, à propos de la voie temporale.

§ 7. — NÉVROTOMIE DU GRAND NERF SOUS-OCCIPITAL

1° **Données anatomiques**. — Ce nerf, branche postérieure du deuxième nerf cervical, après s'être échappé entre les lames de l'atlas et de l'axis contourne le bord inférieur du muscle grand oblique puis prend une direction ascendante, perfore le grand complexus puis le trapèze et se ramifie dans la région occipitale. On le sectionne, d'ordinaire au moment où il émerge de la face superficielle du grand complexus. A ce moment, il a donné toutes ses branches motrices et la section ne porte que sur la portion sensitive. Ce point se trouve situé à 3 centimètres au-dessous de la ligne courbe occipitale supérieure et à 15 millimètres en dehors du bord de la gouttière de la nuque. Ce sont là les deux repères dont le chirurgien doit se préoccuper. Il reconnaît du doigt la ligne courbe occipitale supérieure que marque toujours d'une façon appréciable la protubérance occipitale externe. Il fait ensuite saillir les lèvres de la gouttière de la nuque en mettant la tête en flexion, et mesure 1 centimètre et demi à partir du relief que forme la berge de cette gouttière (fig. 39).

L'incision est tracée verticale ; elle commence à 15 millimètres de la ligne courbe occipitale et mesure 6 centimètres, passant sur le point où le nerf émerge du complexus (fig. 39, *cd*).

2° **Attitude du sujet, des aides, du chirurgien**. — Le malade est couché sur le côté sain dans le décubitus latéral, la tête modérément fléchie pour développer la nuque. La région a été rasée. Le chirurgiense place vers la nuque, du côté opéré, l'aide en face de lui :

3° **Opération**. — Elle comprend quatre temps :
a. *Premier temps : section de la peau*. — Le bistouri, suivant

la ligne tracée, coupe la peau et arrive dans le tissu cellulaire très dense qui l'unit au trapèze.

b. *Deuxième temps : section du tissu cellulaire.* — On coupe jusqu'au plan musculaire sous-jacent.

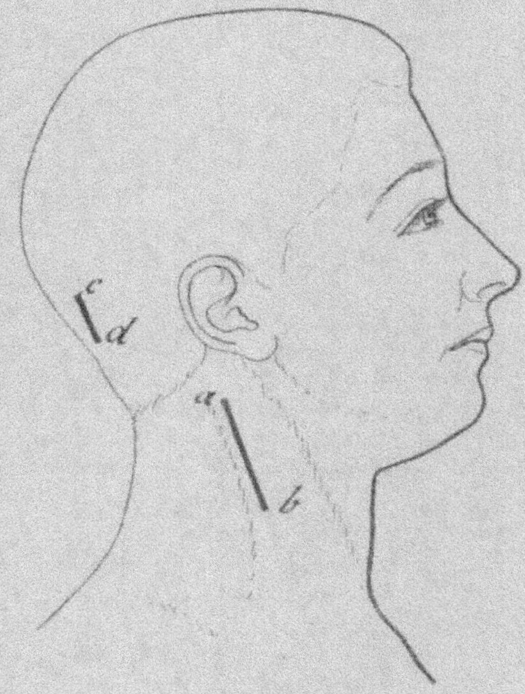

Fig. 39.

cd, névrotomie du grand nerf sous-occipital. — *ab*, névrotomie de la branche externe du spinal.

c. *Troisième temps : incision des couches profondes.* — L'opérateur reconnaît la mince aponévrose qui double superficiellement le trapèze et, dans les limites de l'incision cutanée, il incise ce muscle.

d. *Quatrième temps : recherche et chargement du nerf.* — Deux petits écarteurs font bâiller la boutonnière créée dans le trapeze et le nerf apparaît comme un petit tractus blanc au milieu du tissu cellulaire qui recouvre le complexus.

La sonde cannelée dénude le cordon nerveux qui est chargé sur le crochet à névrotomie.

§ 8. — NÉVROTOMIE DE LA BRANCHE EXTERNE DU SPINAL

1° Données anatomiques. — La branche externe du spinal, destinée aux muscles trapèze et sterno-cléido-mastoïdien naît du tronc du nerf qui se bifurque, comme on sait, dans la région maxillo-pharyngienne. Elle passe un peu au-dessous du gros tubercule qui constitue l'apophyse transverse de l'atlas.

Généralement, elle croise la face superficielle de la veine jugulaire interne, mais parfois elle passe derrière ce vaisseau. Recouverte ensuite par le ventre postérieur du digastrique, elle touche l'extrémité inférieure de la glande parotide puis, continuant son trajet en dehors, elle aborde la face profonde du sterno-cléido-mastoïdien, qu'elle innerve, traverse le sommet du triangle sus-claviculaire et va se terminer dans le trapèze.

On peut aller à sa recherche par deux voies : dans la région carotidienne, en passant sur le bout antérieur du sterno-mastoïdien ou bien, procédé plus facile et moins dangereux, en suivant le bord postérieur de ce muscle.

Le nerf croise ce repère en un point qui est situé un peu au-dessus du milieu de la longueur du muscle. On détermine facilement ce bord en faisant agir le muscle sur le vivant, en le tendant par rotation de la tête sur le cadavre. On trace la ligne que suivra l'incision non pas sur le bord même mais un peu en avant de lui, sur le muscle dont on traversera les fibres postérieures afin d'éviter la section des branches superficielles du plexus cervical.

2° Attitude du sujet, des aides, du chirurgien — Le sujet est couché sur le dos, la tête inclinée et tournée du côté sain. Le chirurgien se place du côté opéré, l'aide en face.

3° Opération — Elle s'exécute en quatre temps :

a. *Premier temps : section de la peau.* — Incision parallèle (fig. 39, *ab*) au bord postérieur du sterno-mastoïdien, à quelques millimètres en avant de ce bord, ayant son extrémité supérieure sur le trajet d'une ligne prolongeant en arrière le bord inférieur du maxillaire inférieur, son extrémité inférieure sur le trajet d'une ligne prolongeant en arrière le bord supérieur du cartilage thyroïde (TILLAUX).

b. *Deuxième temps : section des couches sous-cutanées.* — On incise le tissu cellulaire et le peaucier. Ménager la jugulaire externe qui peut être comprise dans la zone d'incision. Mettre à nu l'aponévrose cervicale superficielle sur le muscle sterno-mastoïdien.

c. *Deuxième temps : division des couches profondes.* — On incise l'aponévrose en avant du bord postérieur du sterno-mastoïdien, on arrive ainsi aux fibres musculaires qu'on traverse de haut en bas, laissant en dehors le petit faisceau qui sépare de l'incision les nerfs cervicaux superficiels. Le bistouri ou la sonde cannelée sont employés indifféremment à ce travail. On parvient ainsi au feuillet profond de la gaine du sterno-mastoïdien. On incise cette lame sur la sonde cannelée avec les précautions d'usage.

d. *Quatrième temps : recherche du nerf.* — Deux écarteurs récliment les lèvres de la plaie. Vers le milieu de l'incision, on cherche de l'œil et du doigt la branche trapézienne du spinal. Elle est assez superficielle et se trouve facilement. On remonte son trajet, en l'isolant avec le bec de la sonde cannelée, de façon à atteindre la branche externe elle-même. On peut utiliser le point de repère fourni par le tubercule externe de l'atlas au-dessous et en dedans duquel se trouve le tronc cherché. C'est à ce niveau qu'il faut parvenir, car en coupant plus bas on laisserait intacts les rameaux destinés au sterno-mastoïdien.

Afin de ne pas se tromper dans la recherche du nerf et de ne pas prendre pour lui une branche du plexus cervical superficiel, on s'assurera qu'on est bien en présence du spinal en constatant qu'il s'engage dans le muscle sterno-cléido-mastoïdien. On n'oubliera pas la présence un peu plus en dedans de l'énorme jugulaire interne. Le nerf découvert et isolé est chargé sur le crochet à névrotomie.

§ 9. — Névrotomie du grand sympathique cervical

1° Données anatomiques. — Le cordon et les ganglions qui constituent le grand sympathique cervical sont couchés au fond de la région carotidienne, en arrière et un peu en dedans des vaisseaux. On peut aborder cette région en deux endroits, en avant du sterno-cléido-mastoïdien ou sur le bord postérieur de ce muscle. La première de ces deux voies, utilisée pour atteindre la carotide est peu pratique, la seconde, au contraire, conduit plus directement sur la partie postérieure du paquet vasculo-nerveux. C'est celle qu'on doit employer. Le palper détermine le bord postérieur du sterno-cléido-mastoïdien que l'œil suffit du reste souvent à apprécier. Le doigt sent, de même, tout en haut du muscle, le bord postérieur de l'apophyse mastoïde. C'est le long du bord du muscle, à partir de l'apophyse osseuse que sera faite l'incision.

2° Attitude du sujet, des aides, du chirurgien. — Le malade est dans le décubitus dorsal, la tête inclinée et tournée du côté opposé à celui où l'on opère. Le chirurgien se place droit devant le champ opératoire, l'aide en face de lui. L'aide, qui fait l'anesthésie, maintient la tête dans la position indiquée. Un vif éclairage est nécessaire pour bien voir à la profondeur considérable où l'on opère.

3° Opération. — Cette opération, un peu minutieuse, comprend quatre temps :

a. *Premier temps : incision de la peau.* — Elle commence au bord postérieur de la mastoïde et se continue sur une longueur de 7 à 8 centimètres sur le bord postérieur du muscle, un peu en arrière de celui-ci (fig. 40, *ab*). On doit ne couper que la peau.

b. Deuxième temps : incision des plans superficiels. — On coupe alors au bistouri le peaucier et les plans celluleux. Quelques veinules sans importance sont sectionnées. La jugulaire externe n'est pas dans les limites de cette incision.

c. Troisième temps : division des couches profondes. — Le

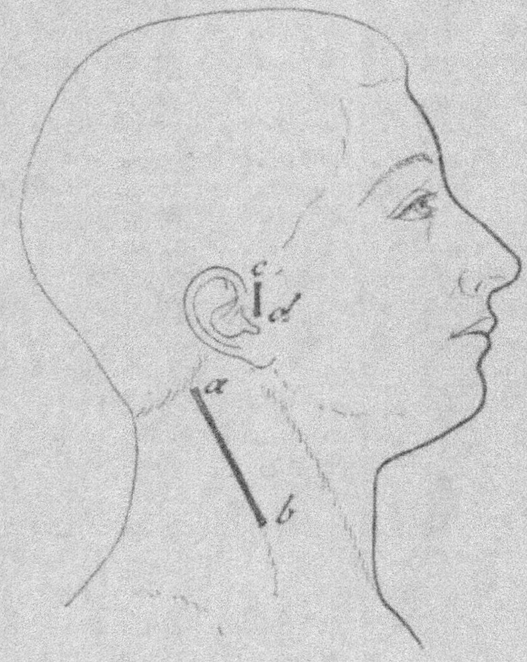

Fig. 40.
Névrotomie du grand sympathique cervical.

chirurgien repère de nouveau le bord postérieur du sterno-mastoïdien et, pour éviter la section des branches supérieures du plexus cervical superficiel, il coupe l'aponévrose un peu en arrière de ce relief musculaire. Le bistouri divise quelques fibres du trapèze et le tissu conjonctivo-fibreux qui ferme la pointe supérieure du triangle sus-claviculaire, unissant les deux muscles. On exécutera avec grande attention ce temps opératoire car il faut s'efforcer de ne pas couper la branche externe du spinal. Une fois qu'on a séparé le trapèze du sterno-mastoïdien, c'est-à-dire quand on a pénétré dans la loge carotidienne, il faut laisser le bistouri et ne plus avancer qu'à l'aide de la sonde cannelée ou mieux encore du doigt. L'index droit plonge dans la plaie et va reconnaître les apophyses transverses des vertèbres cervicales. Se portant sur leur face antérieure, il travaille à isoler la face antérieure des muscles prévertébraux et l'aponévrose qui les recouvre. Assez rapidement, le paquet vasculo-nerveux est rejeté en avant et l'index sent la carotide et le cordon de la jugulaire. A ce moment, quand ces vaisseaux ont leur face postérieure bien séparée du lit sur lequel ils reposent, le chirurgien retire son index et place un grand écarteur qui maintenu par l'aide va récliner en avant les deux vaisseaux.

d. *Quatrième temps : découverte et isolement du nerf.* — L'opérateur fait placer la tête du malade de façon à ce que le jour éclaire largement la profonde plaie qui vient d'être faite. Il ne distingue à l'œil aucun cordon. Il détermine par le palper la situation de la carotide et va chercher, juste en arrière d'elle, le nerf qu'il veut découvrir. Celui-ci peut être dans deux endroits. La plupart du temps, il a été entraîné avec la carotide, quelquefois, mais plus rarement, il est resté appliqué sur la berge vertébrale de la plaie.

L'écarteur est placé de façon à ne pas saisir la carotide, la sonde cannelée maniée avec prudence, tout en haut de la plaie, déchire le tissu cellulaire qui recouvre le vaisseau. Bientôt, à la partie postérieure et interne de celui-ci, on voit apparaître un organe fusiforme légèrement grisâtre, c'est le ganglion supérieur du sympathique. Sa forme est tout à fait caractéristique et le différencie nettement du cordon régulier du pneumogastrique. Si le ganglion n'apparaît pas tout contre la carotide, il faut le chercher sur l'aponévrose prévertébrale en passant plus en arrière le bec de la sonde cannelée.

Le sympathique ainsi découvert on l'isole sur une étendue qui varie suivant le but que l'on se propose. Une fine pince à griffes saisit le ganglion et l'attire en dehors pendant que travaille le bec de la sonde cannelée. La dénudation achevée, le chirurgien prend les ciseaux et sectionne ou réséque le nerf.

Cette résection peut comprendre tout le ganglion supérieur ou une partie de celui-ci. Dans certains cas on suit plus bas le cordon pour enlever aussi le ganglion moyen. On a même proposé de faire l'ablation totale du sympathique cervical et de ces trois ganglions. Dans tous les cas, il faut attirer le nerf en dehors avec la pince et sectionner aux ciseaux les branches efférentes et afférentes à mesure qu'elles se présentent.

TROISIÈME PARTIE

AMPUTATION DES MEMBRES

On distingue, dans les amputations des membres, les amputations proprement dites et les désarticulations.

L'amputation proprement dite, ou amputation dans la continuité, est caractérisée par la section du squelette. Exemple : amputation de la cuisse en son milieu ; le fémur est scié.

La désarticulation, ou amputation dans la contiguïté, consiste à détacher un membre ou segment de membre en passant à travers une articulation. Exemple : la désarticulation du genou.

Il existe des opérations mixtes de désarticulation et d'amputation, qu'on pourrait appeler amputations par désarticulation. On fait suivre une désarticulation d'une section portant sur l'extrémité de l'os ou des os du moignon. Par exemple, après une désarticulation du genou, on scie l'extrémité inférieure du fémur. En définitive, c'est une amputation ; mais, au point de vue du manuel opératoire, c'est d'abord une désarticulation, dont la section osseuse figure un temps complémentaire ; aussi ces opérations seront-elles décrites dans le chapitre des *désarticulations*.

Nous traiterons successivement :

1º Des *amputations dans la continuité ou la contiguïté en général* ;

2º Des *désarticulations en particulier* ;

3º Des *amputations proprement dites en particulier*.

Notre chapitre premier sera consacré à l'étude de la taille des lambeaux ; nous nous y arrêterons un peu longuement,

car lorsque l'élève a bien saisi la manière de recouvrir la
plaie opératoire, il est à même d'exécuter toujours et conve-
nablement une quelconque des désarticulations ou amputations.

CHAPITRE PREMIER

DES AMPUTATIONS EN GÉNÉRAL

Nous diviserons cette étude en deux articles : le premier
consacré à l'étude théorique des méthodes d'amputation, le
deuxième consacré aux notions générales relatives à la pratique.

ARTICLE PREMIER

ÉTUDE THÉORIQUE DES MÉTHODES D'AMPUTATION

Dans l'exécution d'une amputation, l'acte de la désarticulation ou de la section osseuse est de moindre importance que
la coupe des parties molles. On doit faire en sorte que les
saillies osseuses soient recouvertes par les parties molles
sans tiraillements et qu'après cicatrisation le moignon soit utili-
sable. Un bon moignon, voilà pour le chirurgien le résultat
avant tout cherché.

Les distinctions en méthodes, modes, procédés sont établies
d'après la façon de tailler les parties molles. Ces expressions,
méthodes, modes, procédés, sont employées indistinctement, ou
bien méthode a un sens plus général.

Nous étudierons successivement les méthodes d'amputation
à deux points de vue différents : 1° relativement à la forme de
l'incision des parties molles destinées à recouvrir les surfaces
cruentées déterminées par l'incision cutanée ; 2° relativement
à la participation des parties molles sous-cutanées, muscles,

périoste, tissus fibreux ou synoviaux, c'est-à-dire à l'épaisseur
de la couverture.

§ 1. — MÉTHODES ENVISAGÉES RELATIVEMENT
À LA FORME DE LA COUPE

La peau est l'élément essentiel de la couverture d'une plaie
d'amputation; elle est l'étoffe principale, seule indispensable;
le reste est une doublure plus ou moins utile. De là l'importance du mode de division de la peau, de la *coupe*, expression employée en médecine opératoire comme dans l'art du
tailleur.

Deux questions se posent: 1° Où prendre l'étoffe destinée à
couvrir la plaie d'amputation? 2° Quelle forme donner à la
coupe?

On prendra l'étoffe : ou 1° sur les deux faces du membre
d'une façon symétrique ; ou 2° sur une seule face du membre;
ou 3° sur les deux faces, mais d'une façon inégale. D'où trois
groupes de méthodes, suivant que l'on ferme la plaie comme
une fenêtre avec deux volets égaux, avec un seul volet, ou avec
deux volets inégaux.

Des subdivisions sont établies suivant la forme de l'incision.
Mais les méthodes ou procédés, compris dans chacun de ces
trois groupes, ont des indications communes en rapport avec
la situation de la cicatrice et avec la longueur des téguments à
conserver à partir du niveau de l'amputation.

A) MÉTHODES DU PREMIER GROUPE

*Les éléments de la couverture sont empruntés d'une façon
symétrique aux deux faces ou demi-circonférences du membre.*
Les deux portions symétriques vont à la rencontre l'une de
l'autre, chacune faisant la moitié du chemin, et se réunissent
dans un plan médian, d'où le nom de méthode à réunion
médiane ou opposite donné par MALGAIGNE à l'ensemble des procédés de ce premier groupe, qui sont au nombre de quatre :

1° méthode circulaire; 2° procédé en **T**, ou circulaire à fente; 3° méthode ovalaire, modifiée en raquette; 4° méthode à deux lambeaux égaux.

1° Méthode circulaire. — Elle est caractérisée par une section circulaire de la peau et des parties molles dans un plan perpendiculaire à l'axe du membre (fig. 41 *aa'*). Parfois, la peau étant plus rétractile sur une des faces, on fait descendre l'incision un peu plus bas de ce côté, de sorte qu'elle est en réalité oblique et elliptique (fig. 41 *bb'*). Il ne faut pas confondre cette incision *légèrement* oblique avec l'incision de la méthode dite elliptique. Après rétraction, l'obliquité disparaît et la limite inférieure du moignon est dans un plan perpendiculaire à l'axe du membre.

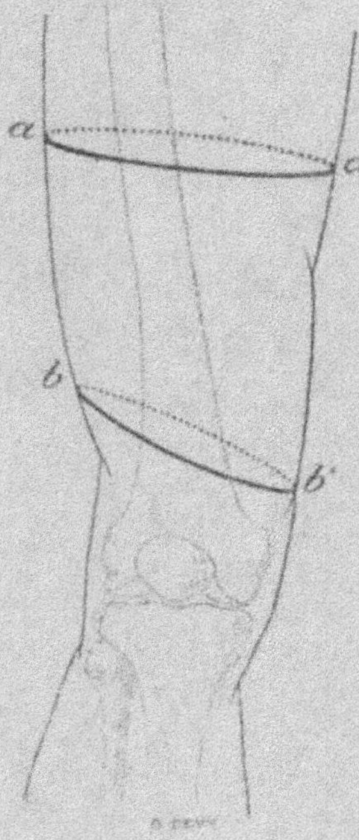

Fig. 41.
Méthode circulaire.

2° Procédé en T. — Il consiste en une incision circulaire (fig. 42, *bcd*, index), sur laquelle vient tomber une incision parallèle à l'axe du membre; cette incision longitudinale (fig. 42, *ab*, index) commence en haut au niveau de l'interligne articulaire ou de la future section osseuse. On peut considérer ce procédé comme une modification de la méthode circulaire, dont elle rend l'application plus aisée dans certaines régions où il serait difficile de scier ou désarticuler au fond d'un entonnoir de parties molles.

3° Méthode ovalaire. — Elle diffère de la précédente en ce que l'incision latérale, au lieu d'être linéaire, a la forme d'un

V ou d'un Y renversés, dont les deux branches viennent
tomber sur l'incision circulaire ; ordinairement on arrondit
les branches du V et de l'Y à leur jonction avec l'incision circulaire. Au lieu d'une fente comme dans le procédé en T, on
a une véritable perte de substance
qui donne plus de jour encore.

Dans sa forme primitive, régu-
larisée et prônée par SCOUTETTEN
(fig. 42) l'incision se composait
de deux parties : l'une, le V renversé (fig. 42, *abc*, annulaire),
représentait après rétraction la
petite extrémité d'un ovale, dont
la grosse extrémité était figurée
par une seconde incision demi-
circulaire (fig. 42, *bc*, annulaire)
embrassant le membre sur la
face opposée, d'où le nom de
méthode ovalaire. L'incision, ainsi
conduite, donne beaucoup de
jour, mais supprime trop de parties molles.

MALGAIGNE a proposé de trans-
former l'ovale en raquette en
substituant au V un Y : le pro-

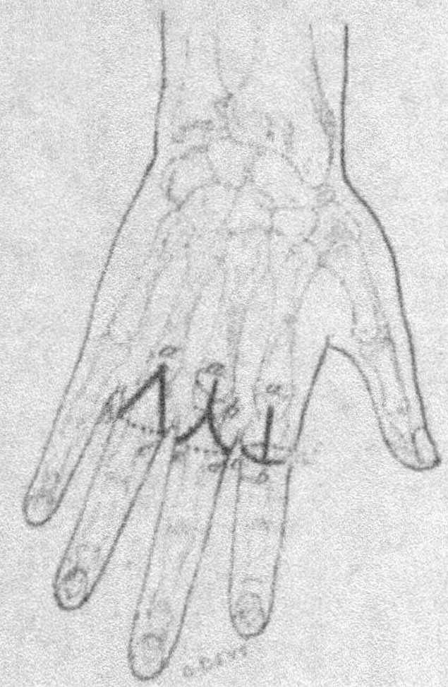

Fig. 42.
Procédé en T, index.
Méthode ovalaire.
a, V de Scoutetten (annulaire) ;
b, raquette (médius).

cédé en raquette est généralement utilisé aujourd'hui, à l'ex-
clusion du procédé primitif (fig. 42, *abcd*, médius).

4° Méthode à deux lambeaux égaux. — Elle diffère de
la méthode circulaire par l'adjonction de deux incisions latérales
descendant du niveau de la ligne d'amputation sur l'incision
circulaire (fig. 43). Ordinairement, dans la pratique, on ne fait
pas tomber ces incisions perpendiculairement sur l'incision circulaire, ce qui donne des lambeaux *carrés*. On arrondit les
angles au voisinage de l'incision circulaire, de façon à avoir
des lambeaux en *bec de canard*, plus élégants et plus faciles
à adapter l'un à l'autre (fig. 43, *abcd*).

Il est facile de saisir la parenté de ces quatre procédés. Partons du procédé circulaire pur, ajoutons une fente latérale, nous avons le procédé en T; une incision latérale en forme d'Y, la raquette; deux fentes latérales, le procédé à deux lambeaux. Dans les quatre procédés, l'incision mère est faite à la même distance de la ligne d'amputation, et, quand nous aurons à mesurer la longueur de l'étoffe, le même mode de mensuration conviendra à tous les quatre. Ainsi les quatre procédés exigent la même longueur de tégument. Tous donnnent une cicatrice terminale, c'est-à-dire une cicatrice située au bout du moignon.

B) Méthodes du deuxième groupe

Le lambeau est pris sur une seule face du membre ou n'empiète que médiocrement sur les autres faces. En se rabattant, il recouvre la plaie et vient par son contour s'adapter au contour du reste de la plaie sur la face opposée du membre. La ligne de réunion, la cicatrice, occupent une des faces du membre, d'où le nom de méthode à réunion latérale donné par Malgaigne aux procédés de ce deuxième groupe, qui sont au nombre de trois : 1° *procédé à un lambeau proprement dit* ; 2° *procédé elliptique* ; 3° *procédé losangique.*

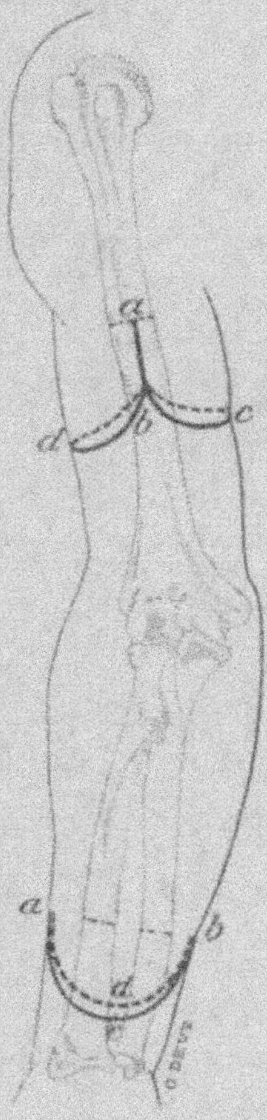

Fig. 43.
Méthode à 2 lambeaux égaux.

1° Procédé à lambeau unique « proprement dit. » — La ligne d'incision se décompose en deux incisions curvilignes faites dans deux plans réciproquement perpendiculaires (fig. 44). L'une circonscrit le lambeau dont le grand axe est parallèle à l'axe du membre ; elle a la forme d'un U, dont les extrémités, placées sur deux faces opposées du membre, répondent à la base du lambeau. L'autre est conduite dans un plan perpendiculaire à l'axe du membre, au niveau de la base du lam-

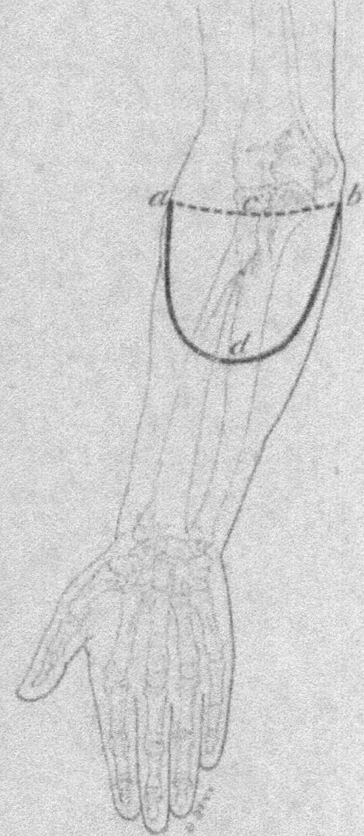

Fig. 44.

Procédé à lambeau unique proprement dit. Lambeau pris sur une face large.

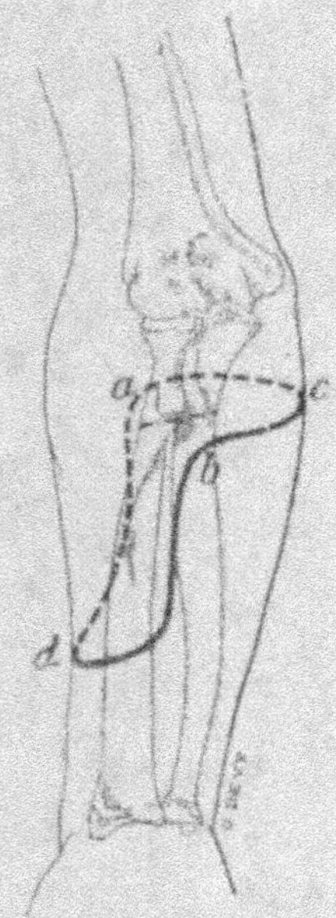

Fig. 45.

Procédé à lambeau unique proprement dit. Lambeau pris sur une face étroite.

beau. Telle est la raison pour laquelle on désigne parfois ce procédé de coupe, sous le nom de *coupe perpendiculaire*. Le lambeau peut être pris sur une face large (fig. 44, *abcd*) ou sur une face étroite (fig. 45, *abcd*).

Nous avons qualifié le procédé a un lambeau ci-dessus décrit de *proprement dit*, pour le distinguer du procédé suivant, qui comporte également un lambeau unique taillé en ellipse. Quand on dit procédé a lambeau unique sans spécifier, on veut indiquer le procédé a lambeau proprement dit, celui dans lequel la plaie d'amputation est constituée par deux surfaces réciproquement perpendiculaires.

2° Procédé elliptique. — La méthode elliptique, appliquée à la taille d'un lambeau unique, diffère de la méthode a lambeau proprement dit en ce que l'incision est conduite de telle façon que les deux parties de la plaie destinées l'une à recouvrir l'autre, sont symétriques (au lieu d'être inégales), et s'adaptent avec une grande perfection ; ce que l'on obtient en donnant à la section de la peau la forme d'une ellipse. On a deux demi-ellipses : le contour de l'une, quand on rabat le lambeau, correspond au contour de l'autre.

On distingue deux variétés de la méthode elliptique : 1° la coupe oblique droite ; 2° la coupe oblique coudée, suivant que les deux demi-ellipses sont taillées dans un même plan oblique par rapport a l'axe du membre, ou dans deux plans différents.

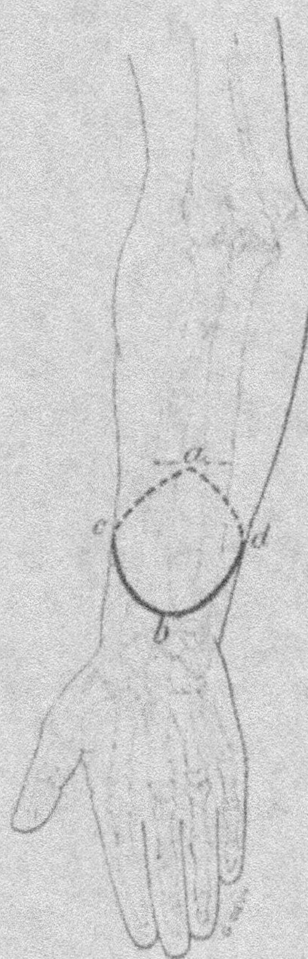

Fig. 46.
Procédé elliptique. Coupe
oblique droite.

a. *Coupe oblique droite* (fig. 46). — Ce qui la distingue, c'est que toute la surface de l'ellipse est dans un même plan

L'ellipse présente deux axes : l'un se rapproche de l'axe longitudinal du membre (il est légèrement oblique par rapport à lui) ; il présente un point culminant (fig. 46, *a*) pris sur le milieu d'une face du membre presque au niveau de la ligne d'amputation et un point déclive (fig. 46, *b*) qui répond à la pointe du lambeau et qui est pris sur le milieu de la face opposée. Elle présente un axe transversal (fig. 46, *cd*), dont les deux extrémités sont prises sur les deux autres faces du membre (ce dernier supposé de section quadrilatère) à égale distance des points culminant et déclive et au milieu des faces susdites : par construction, les quatre points sont dans un même plan, et il sera facile d'y faire rentrer tous les points de l'ellipse. Par construction aussi, l'axe qui va correspondre à la plicature, à la base du lambeau, est un des diamètres du membre, et par suite, cette base aura pour longueur la demi-circonférence du membre.

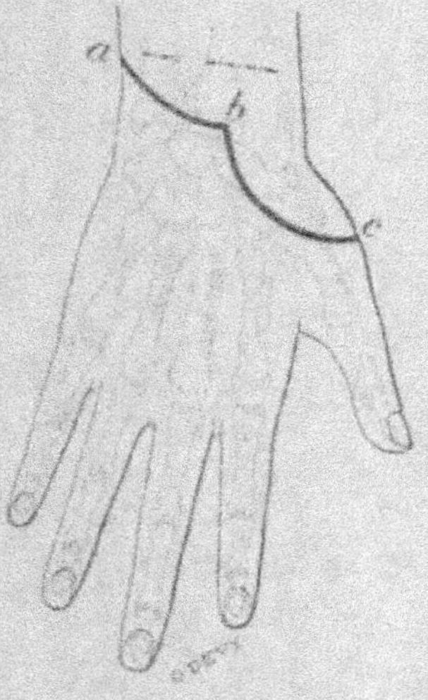

b. *Coupe oblique coudée* (fig. 47). — Les deux demi-ellipses sont dans des plans différents, font entre elles un angle dièdre obtus ouvert du côté de la plaie. Pour obtenir ce résultat, les deux extrémités du petit axe sont prises non sur le milieu des faces correspondantes du membre, mais plus près de la face à laquelle est emprunté le lambeau. Le petit axe n'est plus un des diamètres du membre, et la plicature, la base du lambeau est moindre qu'une demi-circonférence. C'est le résultat qu'on cherche à obtenir par la coupe oblique coudée ; et on le cherche, quand sur un segment de membre aplati, poignet, coude, on prend le lambeau sur une face étroite, sur une des faces latérales du membre.

En voici la raison : théoriquement, la base d'un lambeau

Fig. 47.
Procédé elliptique. Coupe
oblique coudée.

doit avoir pour largeur la longueur de l'axe du membre suivant lequel se fait sa plicature ; en pratique, on lui donnera davantage, mais sans exagération. Or, la base d'un lambeau taillé suivant la méthode elliptique correspond à la portion de la circonférence qui s'étend de l'une à l'autre extrémité du petit axe de l'ellipse.

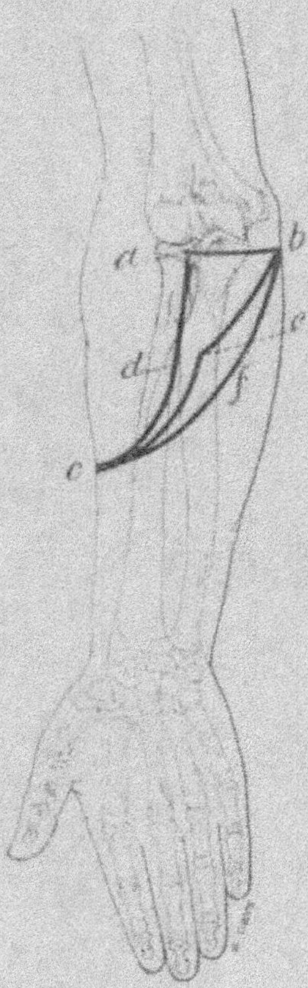

Prenons le poignet, par exemple, et appliquons-lui la méthode elliptique à lambeau antérieur (lambeau pris sur une face large) avec coupe oblique droite, dans laquelle, par construction, la base du lambeau est la demi-circonférence du membre. Cette demi-circonférence n'excède que peu l'axe transversal du poignet, suivant lequel se fait la plicature ; c'est bien. Mais, supposons que nous prenions un lambeau sur une face étroite du poignet (fig. 47), soit un lambeau externe taillé suivant la même coupe oblique droite ; par construction, la base du lambeau sera toute la demi-circonférence externe du membre, qui excède de beaucoup l'axe antéro-postérieur du poignet, suivant lequel se fait la plicature. Il y aura dans ce cas un excès de longueur de la base du lambeau, qui nuira à la perfection de la coupe. On remédiera à cet inconvénient, en substituant la coupe oblique coudée à la coupe oblique droite.

c. *Résumé.* — La figure 48, dans laquelle nous avons réuni les lignes d'incision des trois modes précédents, montre bien leur parenté et leur différence. Elles sont caractérisées par un

Fig. 48.

Méthode d'un seul lambeau. Cette figure permet de comparer les divers modes de cette méthode.

lambeau latéral, qui doit avoir dans tous les cas la même longueur, *de sorte qu'un même procédé de mensuration leur convient.* Les points culminant et déclive sont les mêmes, mais les incisions diffèrent et l'on voit successivement les deux parties de l'incision dans un même plan, dans deux plans faisant angle obtus, dans deux plans perpendiculaires, ce qui justifierait une autre classification, la suivante :

MÉTHODE A UN SEUL LAMBEAU

Trois modes : } Coupe perpendiculaire (abcd).
Coupe oblique coudée (boe).
Coupe oblique droite (bfc).

La même figure 48 montre bien que la coupe oblique droite conserve et exige le maximum de téguments, la coupe oblique coudée un peu moins, la coupe perpendiculaire moins encore.

3° Procédé losangique. — Il se rapproche beaucoup du mode elliptique, dont il ne diffère qu'en ce que les incisions, au lieu d'être curvilignes, sont rectilignes (fig. 49). Supposons que nous ayons marqué sur un membre les deux extrémités du grand axe (fig. 49 *ac*), et les deux extrémités du petit axe de l'ellipse (fig. 49 *bd*) qui convient à une amputation déterminée : réunissons ces quatre points par quatre lignes droites, et non par des courbes, nous aurons un losange

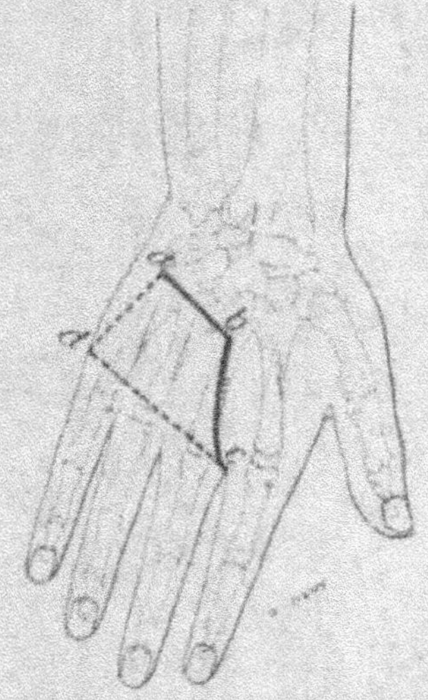

Fig. 49.
Procédé losangique.

au lieu d'une ellipse ; un lambeau à forme de triangle viendra s'adapter à une surface triangulaire égale par construction. Ce procédé n'a guère aujourd'hui qu'une indication, l'amputation ou désarticulation simultanée de certains métacarpiens ou métatarsiens (fig. 49). Dans ces régions, grâce à la faible élasticité de la peau, le lambeau et la perte de substance conservent leur aspect triangulaire. Mais, dans d'autres régions, une incision ainsi limitée (fig. 50 ABCD), par suite de la rétractilité, a une grande tendance à se rapprocher de la forme elliptique, on utilise alors l'incision losangique ou presque losangique dans le but d'obtenir la forme elliptique (fig. 50).

C) Méthode du troisième groupe

Dans ces méthodes l'étoffe est prise sur deux faces du membre, mais à une hauteur inégale sur l'une et l'autre face. Ces méthodes ont leur type dans le procédé à deux lambeaux inégaux ; on peut en rapprocher certaines applications plus rares du même principe, par exemple : 1° le procédé mixte ovalaire et à lambeau; 2° le procédé mixte circulaire et elliptique, deux procédés dans lesquels on emprunte aux deux faces du membre, d'une façon inégale.

1° Procédé à deux lambeaux inégaux. — Les deux lambeaux inégaux, comme les lambeaux égaux, sont taillés ou carrément, ou en U, ou en bec de canard (fig. 51, *bb'b''*).

Si l'on prend beaucoup sur une face et peu sur l'autre, le résultat différera à peine de ce que donne le procédé à un seul lambeau : la cicatrice sera latérale. On aura, au contraire, une cicatrice

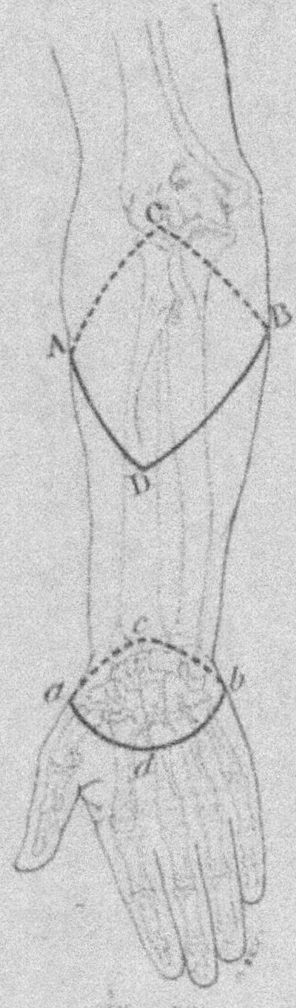

Fig. 50.
Procédé losangique tendant à devenir elliptique par suite de la rétractilité du lambeau.

terminale, comme dans le procédé à deux lambeaux égaux,
si le niveau des sections est peu différent sur l'une ou l'autre
face. Dans la généralité des cas,
c'est une cicatrice latérale qu'on
cherche et pour cela on donne au
grand lambeau une longueur au
moins double de la longueur du
petit lambeau.

Il est facile de comprendre que
la somme de la longueur du grand
lambeau et de la longueur du petit
lambeau doit être égale à la longueur du lambeau unique qui aurait
à recouvrir la même surface cruentée.

**2° Procédé mixte ovalaire et
à lambeau.** — On sait que dans le
procédé ovalaire ou son dérivé le
procédé en raquette, la réunion se
fait par le rapprochement de deux
moitiés exactement symétriques,
donnant une réunion strictement
opposite ; le niveau d'une des lèvres
de la raquette ne dépasse pas celui
de la lèvre du côté opposé ; on emprunte également aux deux faces
du membre qui vont se porter à
l'encontre l'une de l'autre. Il n'en
est plus de même dans le procédé
mixte. Une des moitiés de la boucle
de la raquette destinée à s'adapter
à l'autre moitié descendra ou s'avan-
cera davantage sur l'une des faces

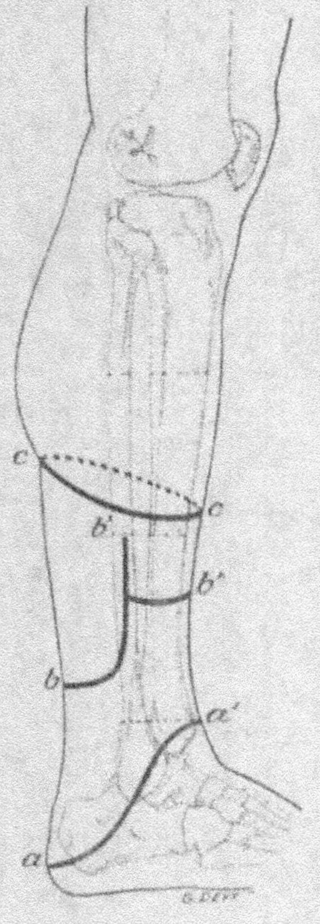

Fig. 54.
Procédé à deux lambeaux
inégaux.

du membre, et par suite l'étoffe prise sur la face correspondante fera lambeau.

Prenons, pour exemple, les amputations de l'arrière-pied

par raquette à queue externe : dans ces procédés, la partie
plantaire de la boucle est placée plus près de l'extrémité du
pied que la portion dorsale : la raquette n'est plus pure, il y a
lambeau plantaire : la cicatrice ne sera pas exactement terminale, mais plus ou moins dorsale.

3° Procédé mixte circulaire et elliptique. — (Procédé

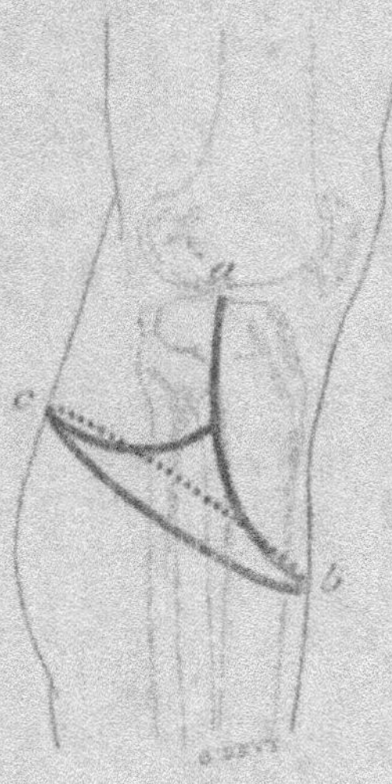

Fig. 52.
Procédé mixte circulaire
et elliptique.

elliptique peu oblique de Farabeuf).
Ce moignon appartient au mode circulaire vers sa base, au mode elliptique
à son extrémité. L'incision de la peau
est elliptique; mais le point culminant
de l'ellipse est pris à distance *au-dessous* de la ligne d'amputation, et au-
dessus de ce point, entre lui et la section osseuse, le moignon relève de la
méthode circulaire.

Ce procédé est au procédé à deux
lambeaux inégaux, ce que le procédé
elliptique proprement dit est au procédé à lambeau unique. Le point culminant de l'ellipse correspond au contour inférieur du petit lambeau, son
point déclive au contour inférieur du
grand lambeau utilisé pour la même
amputation. Les procédés de mensuration sont les mêmes (fig. 52).

La figure 52 est précisément destinée à montrer les rapports
qui existent au point de vue des limites inférieures des incisions cutanées et des mensurations entre le procédé à deux
lambeaux inégaux et le procédé elliptique peu oblique.

D) Comparaison des diverses méthodes d'amputation envisagées au point de vue de la longueur et de la forme de la couverture.

Les éléments d'appréciation de la valeur de l'une ou l'autre
méthode sont : 1° la vitalité du moignon; 2° la position de la

cicatrice ; 3° l'avantage qu'il y a à faire les amputations le plus près possible de l'extrémité des membres.

1° *La vitalité du moignon*. — Elle dépend de la richesse de la vascularisation et de l'innervation, souvent aussi de l'épaisseur de la peau, des parties molles.

2° *La position de la cicatrice*. — La situation de la cicatrice joue un rôle de premier ordre dans l'utilisation du moignon. Elles ne doivent pas être exposées aux pressions fortes et prolongées (agents extérieurs, appareil orthopédique). Par exemple, une cicatrice terminale est défectueuse quand le moignon porte par son extrémité.

On distingue les cicatrices par rapport à leur situation en : 1° terminale, occupant le bout du moignon ; 2° latérale, n'occupant que la face latérale d'un membre.

Les méthodes à réunion médiane ou opposite (premier groupe : procédés circulaire, en T, ovalaire, à deux lambeaux égaux) donnent une cicatrice terminale.

Le lambeau unique (deuxième groupe : coupe perpendiculaire, oblique, losangique) donne une cicatrice latérale.

La méthode à deux lambeaux inégaux (troisième groupe), suivant que les lambeaux sont très inégaux ou presque égaux, donne une cicatrice latérale ou terminale. Ordinairement on cherche une cicatrice latérale.

3° *L'avantage d'amputer le plus bas possible*. — Il n'est plus contesté. Or, suivant l'état des parties molles, telle ou telle méthode permettra d'amputer à un niveau plus ou moins élevé. Supposons une amputation dans le cas de destruction des téguments de la face dorsale du métacarpe. Une désarticulation sera possible avec un lambeau palmaire unique ; avec la méthode circulaire il faudrait amputer dans l'avant-bras.

On donne le nom de procédé de choix au procédé qui, pour une amputation à un niveau déterminé, donne la plaie la plus simple, assure le mieux la vitalité du moignon et donne le meilleur résultat orthopédique.

Le procédé de nécessité est celui qui, inférieur au procédé de choix pour une amputation donnée, est imposé par la lésion si l'on veut obéir au principe d'amputer le plus bas possible.

Ces principes, qui servent de guide dans l'appréciation, étant connus, à savoir qu'on doit de préférence chercher un moignon bien étoffé et bien nourri, qu'on doit de préférence placer la cicatrice au point le plus favorable à l'utilisation du moignon, et qu'on doit de préférence faire l'amputation le plus bas possible, nous allons étudier la valeur relative des diverses méthodes ci-dessus décrites.

Nous comparerons d'abord entre eux les trois groupes de méthodes (deux volets égaux, un seul volet, deux volets inégaux) ; puis nous comparerons dans chaque groupe les procédés qui lui appartiennent.

E) Comparaison des trois groupes de méthodes entre eux

J'indiquerai seulement leurs avantages et leurs inconvénients considérés à un point de vue très général. La question doit être revue à propos de chaque amputation en particulier : la réponse varie suivant les dispositions anatomiques de la région, la nature et l'étendue des lésions, et les nécessités de la prothèse.

L'avantage des procédés du premier groupe est que la limite inférieure de l'incision s'éloigne le moins possible de la ligne d'amputation, de sorte que le moignon est, si je puis m'exprimer ainsi, plus ramassé, et par suite, doué de plus de vitalité : la vascularisation et l'innervation sont mieux assurées. Mais la cicatrice est terminale, ce qui est parfois un grave inconvénient. On peut dire : quand les parties molles seront saines, à la distance voulue de la ligne d'amputation sur toute la circonférence du membre, on aura recours aux méthodes du premier groupe, à moins qu'il ne faille éviter une cicatrice terminale.

Les *procédés du deuxième groupe*, où un long lambeau est pris sur une face d'un membre, sont souvent des procédés de nécessité, par exemple quand les lésions existent sur une face d'un membre à une distance trop rapprochée de la ligne d'amputation pour qu'on puisse prendre des téguments de ce côté. Mais ils sont aussi des procédés de choix, lorsqu'il y a lieu de fuir une cicatrice terminale. On taille ordinairement le lambeau sur la face du membre où les téguments sont les mieux nourris, les plus épais, où l'étoffe est de meilleure qualité.

Les *procédés du troisième groupe* fournissent de précieuses ressources. Comme procédés de nécessité, ils permettent d'utiliser tout ce qu'il y a de bon au-dessous d'une ligne d'amputation, soit dans le sens d'une cicatrice latérale, soit dans le sens d'une cicatrice terminale. Comme procédés de choix, ils sont souvent employés lorsqu'il est indiqué d'avoir une cicatrice latérale ; ils remplissent le même but que le lambeau unique et atténuent quelques-uns de ses inconvénients, en diminuant la longueur de l'opercule principal. Le lambeau accessoire est souvent utile pour recouvrir des saillies osseuses que revêt insuffisamment le lambeau unique. Les méthodes du troisième groupe, et surtout le procédé à deux lambeaux inégaux, ont pris beaucoup d'extension dans la pratique des désarticulations.

a. *Comparaison des méthodes du premier groupe entre elles : circulaire, en T, ovalaire, à deux lambeaux égaux.* — Ces procédés donnent à peu près les mêmes résultats définitifs, exigent le même degré d'intégrité des parties molles, reportent la ligne d'incision à la même distance de l'interligne articulaire.

La méthode circulaire est celle qui donne le moins de cicatrice, le moins de surface traumatique. Par contre, elle donne peu de jour et elle rend parfois difficile ou impossible le temps de la désarticulation. J'insiste aussi sur ce point que le drainage est moins parfait, ce qui constitue dans certains cas une véritable contre-indication.

Le procédé en T augmente la plaie, ajoute une cicatrice, mais facilite ou rend possible le temps de la désarticulation.

La méthode ovalaire a aussi pour avantage de faciliter l'opération ; appliquée suivant le procédé primitif du triangle, remontant jusqu'à l'interligne, elle découvrait trop la surface articulaire laissée en place. Avec la modification en raquette dont on allonge à volonté la queue, elle diffère bien peu du procédé en **T**. Elle donne une forme plus élégante, une adaptation plus parfaite, en arrondissant les angles, en supprimant un peu des parties molles en excès dans certaines régions où la surface articulaire est une cavité et non une saillie osseuse (épaule), ou l'acte de la désarticulation constitue un désossement qui donne beaucoup d'étoffe (métacarpiens).

La méthode à deux lambeaux égaux rend l'opération plus facile encore en découvrant au maximum l'articulation, mais elle augmente la plaie et la ligne cicatricielle. Un de ses avantages (très précieux avant la période anesthésique), est de permettre des opérations très rapides et par la facilité de désarticuler et par la possibilité de tailler en quelques secondes les lambeaux par le procédé expéditif de la transfixion.

b. *Comparaison des méthodes du deuxième groupe entre elles : procédé à un lambeau proprement dit, procédé elliptique coudé ou droit, procédé losangique.* — Les avantages et les inconvénients respectifs du lambeau proprement dit et du procédé elliptique sont les suivants. Le procédé elliptique donne une adaptation plus parfaite, puisque les deux surfaces qui se recouvrent sont symétriques, protège mieux les têtes articulaires en ménageant de la peau à leur niveau, mais il est d'une exécution plus difficile parce qu'il découvre moins bien l'interligne ; il exige plus de téguments. Il est facile d'en tirer leurs indications respectives.

Entre les variantes du procédé elliptique, coupe oblique droite et coupe oblique coudée, nous avons dit en les décrivant que la coupe oblique droite convenait aux membres arrondis, ou aux membres aplatis, quand sur ces derniers le lambeau était emprunté à une des faces larges du membre. Au contraire, on préfère la coupe oblique coudée pour les membres aplatis, quand le lambeau est pris sur une des petites faces du membre, la coupe oblique droite donnant dans ce dernier cas une base trop large au lambeau. Ajoutons que la coupe oblique coudée, qui est un intermédiaire entre le procédé à lambeau proprement dit et la coupe oblique droite, exige un peu plus de peau que le premier et moins que la seconde.

Le procédé losangique n'est utilisé aujourd'hui que dans les amputations simultanées de plusieurs métacarpiens ou métatarsiens.

c. Comparaison des méthodes du troisième groupe, lambeaux inégaux, mode elliptique très oblique, mixte ovalaire et à lambeaux. — En jetant un coup d'œil sur la figure 51, on verra que la coupe oblique exige plus de peau, rend l'opération plus difficile puisqu'elle découvre beaucoup moins l'article ; en revanche, elle donne moins de surface traumatique et moins de cicatrice.

Quant au procédé mixte à raquette et à lambeaux, il a des indications tout à fait particulières et n'est guère utilisé que dans les amputations de l'arrière-pied.

§ 2. — MÉTHODES ENVISAGÉES AU POINT DE VUE DE LA PARTICIPATION DES PARTIES MOLLES SOUS-CUTANÉES A LA CONFECTION DES MOIGNONS

Elles sont au nombre de trois suivant que l'étoffe est empruntée seulement à la peau, ou qu'elle comprend en même temps les chairs, ou enfin que le périoste et la capsule articulaire sont eux-mêmes conservés. Ce sont donc : 1° la *méthode à manchette* ou *lambeaux purement cutanés*; 2° la *méthode à lambeaux* ou *manchon musculo-cutanés*; 3° la *méthode : a, périostée*, s'il s'agit d'une amputation proprement dite ; *b, sous-capsulo-périostée*, s'il s'agit d'une désarticulation.

A) MÉTHODE A MANCHETTE OU LAMBEAUX CUTANÉS

Elle consiste à ne prendre comme étoffe que la peau doublée du tissu cellulaire sous-cutané. La dissection de la manchette ou des lambeaux est faite ras l'aponévrose superficielle qui n'est pas comprise dans la couverture. Quant aux muscles ou tendons, ils sont coupés dans un plan perpendiculaire à l'axe du membre au niveau de la ligne d'amputation ou de l'inter-ligne articulaire.

Cette méthode s'est toujours imposée dans les régions où il n'y a que de la peau (doigts, orteils). Quelques auteurs, frappés des inconvénients d'un excès de chair musculaire dans les moignons avaient conseillé de mettre moins de muscles dans les lambeaux, et même Bauninghausen avait posé le précepte de ne conserver que la peau. Toutefois, c'est seulement dans ces dernières années que quelques chirurgiens, particulièrement Bruns, Richard, Volkmann et Léon Tripier, ont appliqué systématiquement cette méthode à toutes les amputations, sauf quelques exceptions. Pour eux, c'est la méthode de choix.

Les principales raisons qu'on donne en sa faveur sont les suivantes :

1° La plaie est plus simple, plus régulière. On ne voit plus cette surface traumatique irrégulière que donne la section oblique des muscles.

2° Le muscle est inutile. Après cicatrisation il est réduit à une lame de tissu fibreux. Puisqu'il est inutile, à quoi bon le conserver.

3° La conicité est moins à craindre. Les lambeaux n'étant plus contractiles ne se rétractent pas ou se rétractent moins.

4° L'hémostase est plus facile. Il est plus simple de saisir les vaisseaux sur la coupe des chairs dans un plan perpendiculaire à l'axe du membre qu'à la surface d'une section oblique, où les vaisseaux sont souvent taillés en bec de flûte.

5° Les nerfs sont coupés plus haut et moins exposés aux névromes et aux pressions douloureuses.

Toutes ces raisons me paraissent avoir peu ou pas de valeur. En ce qui concerne la régularité de la plaie, la meilleure coupe des vaisseaux et la ligature plus facile, elles ne sont vraies que si on compare la *nouvelle* méthode aux *vieilles* méthodes de transfixion. Si le muscle s'atrophie et se transforme en tissu fibreux, il ne nous déplaît pas d'avoir une couche de tissu fibreux interposé entre le squelette et le tégument, couche propre à matelasser et à éviter les inconvénients qui résultent des adhérences directes de la peau à l'os.

En ce qui concerne la conicité, on sait qu'elle est due plutôt à l'inflammation qu'à la contraction : je ne vois pas bien comment on l'évite en coupant le muscle plus court.

Quant à la saillie des extrémités nerveuses, on l'évitera dans les méthodes à lambeau musculaire dans les cas où elle est à craindre par l'excision d'un segment du cordon nerveux au moment où on fait la toilette du moignon.

A notre avis, les chirurgiens qui ont préconisé la méthode cutanée, s'appuyant sur des faits, ont seulement réussi à démontrer qu'elle donne de bons résultats : ils n'ont pas prouvé qu'elle donnât des résultats supérieurs.

En revanche, il est incontestable que les méthodes cutanées exposent à la gangrène des lambeaux ; on a observé soit des gangrènes étendues soit des sphacèles limités au contour des lambeaux. De plus elle donne des moignons peu matelassés, moins propres à supporter des pressions.

B) Méthode a manchette ou lambeaux musculo-cutanés

C'est la méthode la plus répandue, celle à laquelle se rapportent presque toutes les opérations d'amputations généralement décrites et pratiquées.

L'étoffe est constituée par la peau doublée d'une couche plus ou moins épaisse de tissu musculaire.

Au point de vue de l'exécution, on peut ramener les procédés de tailles aux sections circulaires qui donnent un manchon musculo-cutané et aux procédés à lambeaux. Dans l'application des procédés à lambeaux, il y a lieu d'établir une distinction entre le *modus faciendi* ancien et le *modus faciendi* nouveau.

Le *modus faciendi ancien* consiste à tailler les lambeaux rapidement, à grands coups, soit par transfixion de dedans en dehors, soit de dehors en dedans par entaille allant de la peau à la base du lambeau.

Il en résulte un lambeau très étoffé à sa base, s'amincissant de la base à la périphérie, dont la surface cruentée, taillée au hasard du tranchant, est fort irrégulière. Les loges musculaires sont irrégulièrement ouvertes : les vaisseaux sont sectionnés très obliquement : parfois le même vaisseau est l'objet de coupes successives. Ces procédés de coupe avaient leur raison d'être dans la nécessité d'aller vite pour diminuer la douleur : par routine, ils sont restés longtemps dans la pratique après la découverte de l'anesthésie.

Actuellement, on taille de préférence les lambeaux musculo-cutanés par des manœuvres qui se rapprochent de la dissection : peau et tissu cellulaire incisés, on attaque les muscles, ras la peau rétractée, et on rejoint promptement le squelette, non pas par une coupe dans un plan tout à fait perpendiculaire, mais par une coupe rejoignant obliquement le squelette, notablement au-dessous de la ligne d'amputation ; à partir de ce point, on suit le squelette dans la dissection jusqu'au niveau de la ligne d'amputation. L'opération a pour caractère d'être en partie parostale et de s'exécuter par un travail qui rappelle la dissection. On ne fait pas la séparation à grands coups, on l'exécute à petits coups : on ampute un membre un peu comme on extirpe une tumeur.

En ce qui concerne les procédés circulaires, les manœuvres anciennes des coupes successives n'ont pas à être modifiées : elles réalisent un cône creux qui constitue une bonne plaie. On pourrait se demander s'il n'y a pas lieu de rejoindre le squelette au-dessous de la ligne d'amputation pour raser l'os à partir d'un certain niveau : cela est utile dans certains cas ; mais en rejoignant trop tôt le squelette, on a pour quelques amputations un excès de muscles qui gênent l'adaptation.

C) Des méthodes sous-périostées et capsulo-périostées

Nous distinguerons : 1° les *amputations sous-périostées* ; 2° les *désarticulations sous-capsulo-périostées*.

1° Des amputations sous-périostées. — On étudie sous ce titre deux variétés d'opérations, l'une et l'autre concernant la conservation du périoste dans la pratique des amputations proprement dites, mais faites dans un esprit et un but bien différents.

Tantôt on conserve sous forme de lambeau ou de manchette la quantité de périoste suffisante et nécessaire pour recouvrir la surface de section osseuse. On a pour but de fermer la plaie osseuse par la membrane périostique.

Tantôt on conserve la gaine périostique sur toute la longueur de l'os correspondant au moignon ; par exemple, dans l'amputation de la moitié inférieure d'un métacarpien, on décortique cette moitié inférieure de son périoste qui reste adhérent aux parties molles sous forme de gaine. On vise la formation d'un noyau fibreux ou ostéo-fibreux faisant fonction du squelette, et aussi une bonne méthode de diérèse.

a. *Amputation à lambeau ou manchette périostique destinée à recouvrir la section osseuse.* — Il s'agit de conserver dans le moignon une longueur de périoste suffisante sous forme de manchette ou de lambeau. Or, le périoste ayant une grande rétractilité, la longueur de membrane périostique doit avoir une longueur *double* du diamètre de l'os. S'il s'agit d'une manchette, sa longueur sera donc celle du diamètre de l'os.

La conservation du périoste s'allie à toutes les méthodes d'amputation : circulaire, à lambeaux.

On laisse le périoste adhérent aux parties molles qui l'entourent : il faut éviter de tailler les parties molles jusqu'au niveau de la future section osseuse et décoller ensuite le périoste sous forme d'une membrane libre par ses deux faces.

Le but est : 1° de mettre la surface osseuse de section avec un tissu frère ou ami, plus apte à l'adhésion et à la réunion par première intention ; 2° d'obturer le canal médullaire. On a conçu aussi l'espoir d'obtenir une forme plus arrondie de l'extrémité osseuse, forme favorable à la prothèse et permettant des pressions sur l'extrémité du moignon.

Depuis qu'on est assuré d'obtenir la réunion par première intention et d'éviter les suppurations intramédullaires et l'exfoliation du bout de l'os, il n'y a aucun intérêt à chercher l'accolement à l'os d'un tissu théoriquement plus apte à la réunion et l'oblitération du canal médullaire. Quant à la production osseuse au bout de l'os sectionné, elle est plus à craindre qu'à chercher, la clinique ayant appris que, dans les cas où elle se fait, elle se montre parfois sous forme de stalactites irrégulières plutôt gênantes.

En somme, les avantages de la méthode sont purement théoriques. Elle présente en revanche un inconvénient réel, en dehors des irrégularités possibles des néoformations osseuses ; c'est la longueur de l'opération, dont la durée est notablement augmentée si, par exemple, on veut relever sur la hauteur voulue une manchette soigneusement décollée et ne pas se contenter d'un de ces décollements rapides et imparfaits à la rugine, qui donnent l'illusion des méthodes sous-périostées.

En résumé, la conservation d'un manchon ou de lambeaux périostiques dans les amputations est une manœuvre peu recommandable. Et l'on fera bien de se comporter vis-à-vis du périoste de la façon suivante : le sectionner circulairement au niveau du point où passera le trait de scie.

On pourra, toutefois, si, la taille des parties molles achevée, on s'aperçoit qu'il est préférable de reporter un peu plus haut la section de l'os, se servir de la rugine pour relever les chairs en décollant le périoste jusqu'au niveau convenable. En dehors de cette circonstance particulière, on ne cherchera pas systématiquement à refouler le périoste sur une certaine étendue, comme le font quelques opérateurs.

b. *Amputation avec conservation de la gaine périostique sur la longueur de l'os qu'on veut sacrifier.* — Dans quelques amputations qui sont des désossements, on utilisera avec avantage la gaine périostique sur toute la longueur du moignon.

En le faisant : 1° on simplifie le manuel opératoire et on ménage plus sûrement les tissus périphériques ; 2° on a une plaie périostique plus régulière ; 3° dans certaines conditions d'âge et de lésions on obtient une masse osseuse ou fibreuse dans le moignon, qui est plus épais et plus résistant.

Cette méthode est surtout employée dans les amputations portant sur les métacarpiens ou les métatarsiens.

Elle trouve une bonne application dans le désossement du lambeau talonnier par décortication du calcanéum dans l'amputation totale du pied (OLLIER).

2° Des désarticulations par la méthode sous-capsulo-périostée. — Cette méthode de désarticulation, proposée au siècle dernier par RAVATON et dans notre siècle par LARGHI, n'est entrée dans la pratique que depuis les travaux de M. OLLIER qui a consacré à cette question un important Mémoire[1], dans lequel il étudie les principes généraux de la méthode et ses applications, mémoire auquel nous avons fait de nombreux emprunts.

Dans les désarticulations par les méthodes anciennes on relève les chairs jusqu'à l'interligne et on sectionne la capsule à son niveau. Dans la méthode sous-capsulo-périostée, on conserve non seulement toute la capsule articulaire, mais encore la gaine périostique de l'os ou des os sur une certaine hauteur du moignon. Ce dernier est par conséquent étoffé au maximum. Mais ce n'est pas seulement ce qui caractérise la méthode ; elle présente d'autres particularités relatives au manuel opératoire à la constitution de la plaie, et aux phénomènes consécutifs. Nous étudierons d'abord ce qui concerne le manuel opératoire :

Il comporte trois modes ou variétés d'opération : 1° on suit, dans les premiers temps de l'opération, les coupes usitées, dans les autres méthodes de désarticulation ; 2° on pratique au préalable une amputation dans la continuité, qu'on fait suivre de l'extirpation de l'os du moignon ; 3° on commence l'opération comme si on voulait pratiquer la résection de l'articulation correspondante. Ce dernier procédé est le plus spécial à la méthode ; c'est généralement quand on y a recours que la méthode comporte son maximum d'utilité et d'originalité.

a. *Première variété : procédé dans lequel on suit, pour la coupe des téguments, les incisions des autres méthodes.* — La peau et le tissu cellulaire sont incisés suivant les principes des modes circulaire, ovalaire, à lambeaux, etc. Pour la coupe des parties molles profondes, on rejoint promptement le sque-

---

[1] OLLIER. *Des désarticulations sous-périostées et des amputations à lambeau ou manchette périostiques.* Revue de Chirurgie, 1882.

lette comme dans la méthode parostale. A ce moment, on
incise le périoste qu'on décolle avec la rugine et on détache
les insertions ligamenteuses et capsulaires jusqu'à la cavité
articulaire.

Quand on a le choix, les modes circulaires, en T, à raquette
sont préférables aux procédés à lambeaux, car ils ménagent
mieux la gaine périostique.

b. *Deuxième variété : procédé consistant à faire suivre une
amputation dans la continuité du désossement du moignon.* —
On pratique d'abord une amputation dans la continuité en
se servant de l'incision cutanée qui convient à la désarticulation. Bien entendu, on fait la section de l'os plus bas que ne
l'exigerait une amputation devant rester amputation proprement dite. Cette amputation est faite après l'application de la
bande d'Esmarch ; la bande enlevée et l'hémostase terminée,
on désosse le moignon, en s'aidant au besoin d'une incision
latérale remontant jusqu'à l'interligne, pratiquée sur le côté
qui permet le mieux l'accès du squelette.

Ce procédé peut être utilisé en dehors de la méthode sous-
périostée : par exemple, on effectuera le désossement par la
méthode parostale.

c. *Troisième variété : désarticulation sous-périostée dans
laquelle on imite le procédé opératoire des résections.* — Les premiers temps de l'opération sont identiques ou analogues aux
temps des résections articulaires. On pénètre dans l'article par
une incision de résection, on ouvre et désinsère la capsule, on
luxe la tête et on dépérioste l'os, comme si on voulait réséquer
la tête et une certaine longueur de la diaphyse. Arrivé au
niveau où doit porter la section des parties molles, au lieu de
scier l'os comme dans une résection, on sectionne les parties
molles de façon à détacher le membre ou le segment de
membre. L'opération commencée comme une résection, se
termine par amputation.

CHASSAIGNAC a donné à ce procédé le nom expressif, mais
impropre, de *désarticulation par résection.* C'est une désarticulation par désossement préalable.

3° Avantages de la méthode sous-capsulo-périostée. — Les avantages de la méthode sous-capsulo-périostée doivent être envisagés au point de vue de l'acte opératoire et de la clinique. Les avantages opératoires sont relatifs à la simplification de l'opération et de l'hémostase.

a. *Simplification de l'opération.* — Une incision des parties molles rejoignant promptement le squelette ; une rugination de l'os conduisant fatalement à la cavité articulaire, voilà toute l'opération. On l'exécute presque sans connaissances anatomiques ; on évite sûrement la blessure des nerfs, vaisseaux ou autres organes, pourvu qu'on sache ruginer un os. C'est, il est vrai, plus long, moins brillant que les procédés habituels.

b. *Simplification de l'hémostase.* — Le seul fait de suivre la face interne du périoste par décollement au lieu de couper dans les parties molles restreint singulièrement l'hémorragie, même dans les cas où on suit la marche générale des autres méthodes.

Si l'on utilise le procédé imité des résections, l'avantage est très marqué pour la hanche, l'épaule où l'application de la bande d'Esmarck est inapplicable dans les conditions ordinaires. L'opération commencée comme une résection donne peu de sang dans le premier temps, puisque les premières incisions sont calculées comme celles des résections articulaires, de manière à éviter les vaisseaux, puisqu'il n'y a pas d'hémorragie notable pendant la dénudation capsulo-périostique ; quant à la seconde partie de l'opération, la section des parties molles, elle s'exécute sans écoulement de sang abondant si on a soin de faire la section des parties molles à petits coups en liant au fur et à mesure les vaisseaux. Ou bien on a la ressource, une fois la désarticulation proprement dite exécutée, de terminer rapidement la section des parties molles et de faire une prompte hémostase sans être gêné par le squelette.

Mais on arrive, pour ces deux articulations, au minimum de la perte de sang en utilisant le procédé de l'amputation suivie de désossement. Son application a modifié complètement le pronostic de la désarticulation de la hanche. Cette opération, qui offrait une mortalité effrayante et tuait par hémorragie, donne actuellement une perte de sang qui ne dépasse guère celle de l'amputation de cuisse, et, dans les cas où on a pu refouler, dans la circulation générale, par la constriction élastique du membre inférieur, tout le sang qui y est renfermé, il est permis d'affirmer sans paradoxe que l'opération joue plutôt le rôle d'une transfusion.

c. *Avantages cliniques*. — Ils consistent dans : 1° la simplification de la plaie opératoire ; 2° la bonne constitution du moignon ; 3° l'avantage de l'exploration préliminaire ; 4° la possibilité d'une régénération osseuse par le périoste.

La plaie opératoire est plus simple : la surface traumatique a le minimum d'étendue et le maximum de régularité. Constituée par la cavité articulaire intacte, par la gaine périostique très apte aux phénomènes réparateurs, elle présente une surface cruentée de médiocre étendue, relativement aux autres méthodes.

J'ai indiqué qu'on pouvait dans certains cas fermer, d'emblée, la cavité synoviale en suturant l'un à l'autre les bords du manchon synovial ou les parois opposées de la gaine périostique ; il en résulte une diminution plus marquée encore de la surface traumatique, toute la cavité articulaire cessant d'en faire partie.

Cette méthode donne le moignon le plus épais et le mieux nourri ; on conserve sur une longueur donnée le maximum de parties molles. Or, quoi qu'on en ait dit, il est à croire que c'est en conservant le plus de tissus dans un moignon qu'on assurera le mieux sa vitalité et sa résistance à l'atrophie consécutive (OLLIER).

Enfin si chez les adultes, dans les cas traumatiques, on n'a pas à espérer la régénération osseuse, il n'en est pas de même chez les jeunes enfants. On peut, dans certains cas, obtenir une régénération osseuse favorable à la prothèse ou au résultat orthopédique.

Entre les divers modes de la méthode, celui qui consiste à commencer l'opération comme une résection présente des avantages particuliers, en dehors de celui que nous avons signalé plus haut et qui est relatif à l'hémostase. Il convient aux cas où il est utile de faire une exploration avant de se décider à une intervention radicale. Cette indication se présente surtout dans les cas traumatiques et les blessures par armes à feu : suivant la lésion constatée par l'incision exploratrice, on se décidera pour une ablation d'esquilles, une résection, ou une désarticulation. S'il s'agit d'un segment de membre à deux os, on pourra parfois (Ollier) se contenter de l'ablation d'un seul os, l'autre restant dans le moignon et fournissant un point d'appui aux appareils de prothèse : c'est une opération mixte de désarticulation et d'amputation.

La méthode sous-périostée est formellement contre-indiquée lorsqu'on opère pour néoplasmes susceptibles de récidiver par le périoste. On lui préférera une autre méthode, s'il est indiqué d'aller vite, la manœuvre de rugination étant longue et minutieuse, si on veut l'exécuter dans sa perfection.

D) Conclusions relatives au choix entre les trois méthodes cutanée, musculo-cutanée et capsulo-périostique.

Nous nous sommes expliqués sur la valeur de la méthode cutanée. Nous estimons les moignons qu'elle fournit moins étoffés, plus exposés au sphacèle, moins aptes à supporter les pressions ; aussi, loin de l'adopter comme méthode générale, nous la réservons aux cas où elle est seule applicable, soit à cause des conditions anatomiques de la région, soit à cause des conditions pathologiques des tissus sous-cutanés ; nous la croyons bonne encore dans certaines régions comme le poignet et l'extrémité inférieure de l'avant-bras où la peau est doublée seulement de tendons, où elle est bien nourrie et où on peut se contenter de lambeaux très courts ou d'une manchette plus courte encore. Nous nous déclarons partisans des moignons bien étoffés, bien nourris, épais, gardant tout ce qui peut être conservé.

Il nous reste à choisir entre les méthodes musculo-cutanées et les méthodes périostiques ou capsulo-périostiques.

En ce qui concerne les amputations dans la continuité, nous

estimons que les manchettes ou lambeaux périostiques sont
une complication opératoire et qu'il est préférable de s'en
tenir à la méthode musculo-cutanée. Lorsqu'il y a intérêt à
conserver du périoste dans le moignon, comme dans les amputations des métacarpiens, des métatarsiens, l'amputation du
pied avec décortication du calcanéum, on aura recours à l'application de la variété correspondante de la méthode.

En ce qui concerne les désarticulations, voici comment
nous comprenons la question de la valeur réciproque des
méthodes ordinaires ou musculo-cutanées d'une part et de la
méthode sous-capsulo-périostée de l'autre. Nous laissons, bien
entendu, de côté les cas où la conservation du périoste et de
la capsule est contre-indiquée par des lésions pathologiques,
par exemple, des néoplasmes des os. Exception faite de ces
cas, il est une série de désarticulations où la méthode est pour
ainsi dire, indifférente : on pourra conserver les méthodes
anciennes plus rapides. Admettons aussi que ces dernières
s'imposent lorsqu'il est spécialement indiqué d'aller très vite.

Mais pour certaines désarticulations, soit que la décortication mette à l'abri de la blessure des nerfs, vaisseaux, gaines
tendineuses (désarticulations de l'arrière-pied et du pied), soit
que la méthode favorise l'hémostase (hanche, épaule), soit
qu'elle donne plus d'épaisseur à l'étoffe (genou), soit qu'il y
ait utilité à conserver du périoste dans le moignon (métatarsien, métacarpien, désarticulation à lambeau talonnier,
hanche), il y a avantage à conserver la capsule ou à la fois la
capsule et le périoste dans une certaine étendue. La méthode
a une valeur incontestable ; elle est trop peu employée ; elle
mérite d'être expérimentée et de se vulgariser.

L'occlusion du sac synovial, que nous avons conseillée comme
temps complémentaire des désarticulations sous-capsulaires,
simplifie beaucoup la plaie opératoire. Mais elle exige une
antisepsie parfaite : si on ne peut la réaliser, mieux vaut
n'avoir pas recours à ce complément d'opération. Mieux vaut
laisser ouvert et drainer que renfermer le loup dans la bergerie.

D'autre part, l'occlusion est nécessairement contre-indiquée
dans les cas où on doit sacrifier la capsule articulaire, comme

dans certains ostéo-sarcomes des membres où les tissus fibreux
articulaires peuvent être le siège de la récidive, aussi bien
qu'ils sont parfois envahis par le néoplasme.

ARTICLE II

PRATIQUE DES AMPUTATIONS EN GÉNÉRAL

Sous ce titre nous exposerons : 1° les procédés de mensuration de l'étoffe à utiliser pour recouvrir le moignon ; 2° la
manière de dessiner le moignon ; 3° les préceptes généraux
relatifs aux préliminaires de l'opération ; 4° les détails de
l'opération proprement dite.

§ 1. — MENSURATION DE L'ÉTOFFE

La longueur de l'étoffe à prendre au-dessous de la ligne
d'amputation varie suivant qu'on a recours aux méthodes à
un volet, deux volets égaux, deux volets inégaux. Toutefois,
dans les trois cas, on établit les mensurations d'après le principe suivant : *l'étoffe doit avoir comme longueur une fois et
demie la longueur de la surface à recouvrir.* Théoriquement la
couverture devrait avoir les dimensions de la surface à recouvrir : en pratique, il faut tenir compte de la rétraction des
parties molles après section et dissection, et il est bon d'avoir
plutôt trop que pas assez.

1° Mensuration dans les méthodes à un volet. — Méthode à lambeau unique ; méthode elliptique, coupe droite ou
coudée ; méthode losangique. — Nous avons dit que, dans ces
trois modes, le point déclive de l'incision se trouvait à la même
distance de l'interligne distance qu'il faut déterminer. Comment exécute-t-on cette mensuration ? Différemment, suivant
qu'il s'agit d'un segment de membre arrondi ou aplati.

a. *Le segment du membre est aplati :* (soit le poignet, dont
on voudrait recouvrir l'épaisseur dans le sens antéro-posté-

rieur). — On fait la mensuration *à la sonde cannelée* (fig. 53 et
54). Pour déterminer l'épaisseur d'un membre, on la vise
avec une sonde cannelée ; la pointe de la sonde amenée sur
la tangente à une des faces, l'ongle du pouce descend sur la
sonde jusqu'à un point situé sur la tangente à la face opposé

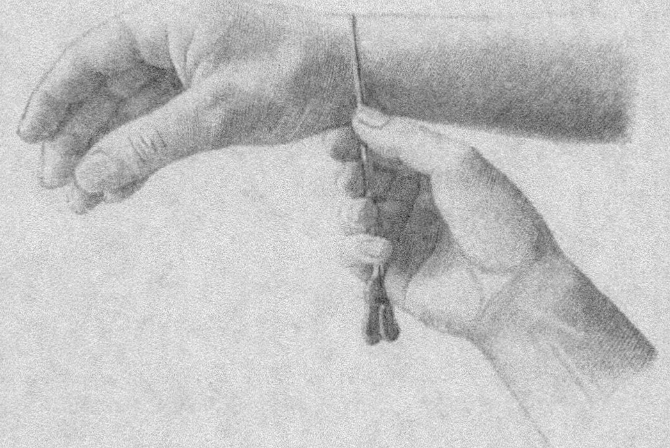

Fig. 53.
Mesure du lambeau à la sonde cannelée : premier temps.

(fig. 54). On a ainsi l'épaisseur du membre ; à vue d'œil, on
apprécie la moitié de cette longueur et on recule l'ongle du
pouce de cette demi-longueur sur la sonde. On a ainsi la longueur cherchée, une fois et demie la surface à recouvrir ; on
la reporte sur la face du membre où est emprunté le lambeau
à partir de l'interligne articulaire (fig. 54).

b. *Le segment du membre est cylindrique ou à peu près cylindrique* (Ex. : jambe). Dans ce cas, on mesure à la ficelle. La
surface à recouvrir est alors le diamètre du membre, ou deux
rayons ; la longueur du lambeau sera donc d'un diamètre et
demi ou *trois rayons*, ou, ce qui est la même chose, la demi-
circonférence du membre. Rappelons-nous, en effet, la loi de

géométrie : C = 3 D = 6 R, d'où découle 1/2 C = 3 R·
Trois rayons égalent la demi-circonférence.

Or, rien de facile comme d'obtenir la longueur de la demi-circonférence. On prend une ficelle, avec laquelle on mesure la circonférence du membre au niveau de l'interligne ; on plie

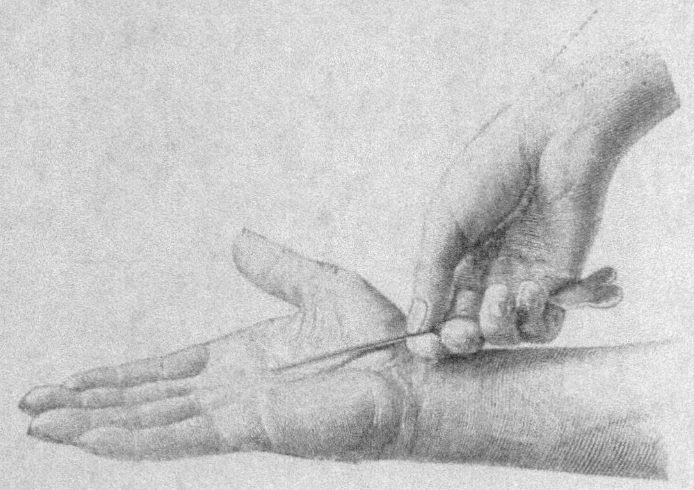

Fig. 54.
Mesure du lambeau à la sonde cannelée ; deuxième temps.

cette ficelle en deux et on a la demi-circonférence, c'est-à-dire la longueur à donner au lambeau unique.

2° Mensuration dans les méthodes à deux volets égaux. — Méthode circulaire, en **T**, ovalaire, à deux lambeaux. — Nous avons dit que, dans ces divers modes, le point déclive de l'incision se trouvait à la même distance de l'interligne (voir p. 132).

Nous prendrons pour point de départ de notre démonstration la méthode à deux lambeaux égaux. On peut évidemment lui assimiler, au point de vue de la mensuration, la méthode circulaire qui est la méthode à deux lambeaux moins les fentes latérales, la méthode en **T** qui ne diffère que par l'absence d'une fente latérale, et la méthode ovalaire qui est une circulaire à fente évasée. Il est évident, d'autre part, que dans la méthode à deux lambeaux égaux, chaque lambeau sera moitié de ce qu'il serait dans la méthode à lambeau unique ; on mesure donc comme un lambeau, puis on prend la moitié de la longueur obtenue, et on a soit la longueur de chacun des lambeaux, soit la distance de l'interligne à laquelle devra être faite l'incision circulaire. On s'aide, au besoin, du ruban métrique.

a. *Membre aplati.* — On apprécie à la sonde cannelée une longueur égale à une fois et demie l'épaisseur du membre. On divise par deux, et on a la longueur cherchée qu'on porte à partir de l'interligne. Si on a quelque difficulté à effectuer ces mensurations à vue de nez, on aura recours au ruban métrique.

b. *Membre cylindrique.* — On mesure la circonférence *à la ficelle.* Puis, au lieu de plier la ficelle en deux, comme dans la mensuration des méthodes à un lambeau, on la plie en quatre. C'est la longueur demandée.

3° Mensuration dans les méthodes à deux volets inégaux. — Méthode à lambeaux inégaux, méthode elliptique peu oblique. — En jetant un regard sur la figure 51 on verra que les mensurations sont analogues dans ces deux modes, en ce sens que l'extrémité inférieure du petit lambeau et l'extrémité inférieure du grand lambeau dans la méthode à deux lambeaux correspondent l'une au point culminant, la seconde au point déclive de l'ellipse dans la méthode elliptique.

Cherchons donc à déterminer la longueur à donner aux deux lambeaux dans le premier mode. Leur longueur respective varie suivant les cas ; mais, dans tous les cas, *la somme des longueurs des deux lambeaux inégaux doit égaler la longueur totale du lambeau unique suffisant pour recouvrir la surface d'amputation.*

On effectuera donc la mensuration, comme s'il s'agissait d'une méthode à lambeau unique (voir plus haut) et, la longueur voulue étant connue, on la partagera en deux longueurs inégales (variables). Soit une surface d'amputation demandant

un lambeau unique de 15 centimètres, si le grand lambeau
doit avoir 10, on donnera 5 au petit lambeau; si le grand lambeau doit avoir 9, on donnera 6 au petit lambeau.

§ 2. — DESSIN DU MOIGNON

Le dessin du moignon, qui suit la mensuration, s'exécute soit
avec la teinture d'iode, soit avec le crayon dermographique.

Les détails dans lesquels nous sommes entrés sur la forme
de l'incision cutanée dans les diverses méthodes, les figures
intercalées dans le texte, la nécessité où nous serons de revenir sur cette question à propos de l'application de telle ou
telle méthode ou de telle amputation en particulier, nous dis-
pensent de nous perdre, à ce sujet, dans les généralités.

Avant de dessiner le contour de la coupe, on aura soin de
marquer sur la peau du membre les deux points suivants par
un trait transversal : 1° le point qui répond à la ligne d'amputation, interligne ou section osseuse; 2° le point, déterminé
par la mensuration, qui répond à la limite inférieure de l'étoffe
du moignon.

§ 3. — PRÉCEPTES GÉNÉRAUX
RELATIFS AUX PRÉLIMINAIRES DE L'OPÉRATION

Vous êtes à l'amphithéâtre, pour des exercices pratiques,
pour un examen. On vous indique une amputation à exécuter.
Pénétrez-vous de l'énoncé de la question, qui comporte ordinairement deux termes : l'amputation et le procédé. Si le procédé n'est pas spécifié, ayez recours à celui ou à un de ceux
qui vous ont été indiqués dans le cours comme procédés de
choix.

1° **Instruments**. — Disposez à proximité dans un plateau
tous les instruments qui pourront vous être utiles :

a. *Un couteau :* un couteau de 8 à 10 centimètres de lame
convient à toutes les amputations, quand vous n'employez pas
les méthodes qui demandent des transfixions, de grandes
sections circulaires faites d'une seule tenue. Dans ce dernier

cas, choisissez une lame dont la longueur excède d'un tiers le
plus grand diamètre du membre au niveau de la ligne d'amputation.

b. *Une rugine* : si vous devez opérer à la rugine, préparez-en
deux, l'une convexe, l'autre concave (fig. 55).

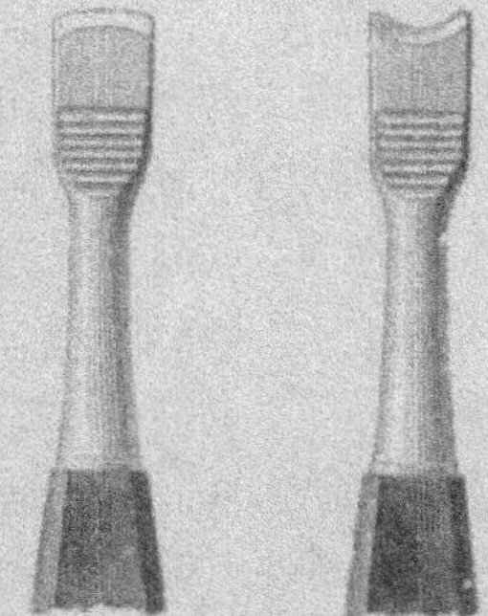

Fig. 55.
Rugines convexes et
concaves.

c. *Des écarteurs* : ils sont quelquefois utiles pour faciliter les manœuvres de l'aide.

d. *Une scie à amputation* (fig. 56) *ou cisailles de Liston* (fig. 57). On aura à sa disposition la scie à arbre (fig. 54) et des cisailles de Liston de diverses grandeurs (fig. 57).

e. *Une sonde cannelée*, un *ruban métrique* et de la *ficelle*, pour exécuter les mensurations.

f. *Un crayon dermographique* ou de la *teinture d'iode* pour le dessin de l'incision.

2° Aides. — Les instruments prêts, réclamez
des aides. Dans vos exercices d'amphithéâtre, n'opérez jamais
seul. Groupez-vous au moins par deux. Ne cherchez pas à
justifier le proverbe : « Aide-toi et le ciel t'aidera. » Aidez-vous
les uns les autres.

3° Attitude du sujet. — Occupez-vous maintenant du
cadavre. Donnez au membre la position convenable : mettez-le
en bonne lumière. Avant de prendre le couteau, mobilisez les
jointures : vous pouvez avoir à vaincre la rigidité cadavérique,
à corriger les raideurs articulaires, à vérifier les ankyloses.
L'opération est plus facile sur un membre assoupli par cette
mobilisation préalable.

4° Attitude de l'opérateur. — Prenez ensuite la bonne position ; elle est rarement à changer dans le cours d'une amputation. Évitez de tourner autour du sujet, de la table ; c'est par des mouvements des mains, du membre supérieur, qu'on vient

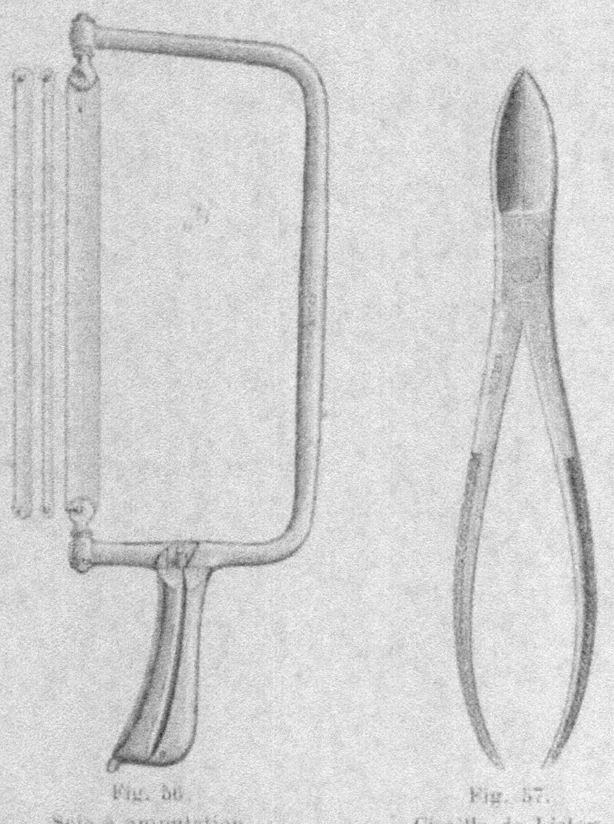

Fig. 56.
Scie à amputation.

Fig. 57.
Cisaille de Liston.

à bout de difficultés. Prenez l'habitude d'opérer debout ; pour être bien en équilibre, mettez le pied gauche en avant ; pour que le tronc ne gêne pas l'évolution du bras droit, effacez l'épaule droite.

5° Dessin de l'incision. — Ne commencez pas l'opération sans avoir dessiné l'incision de la peau. Vous avez déterminé le siége de la ligne d'amputation ; en suivant les préceptes de mensuration, vous avez fixé l'étendue des incisions. Dessinez au crayon dermographique le contour de la section cutanée.

6° Tenue du couteau. — Vous prenez le couteau. Laissez de côté (ce n'est pas toujours sans peine) la tenue à laquelle vous ont habitué les exercices de dissection, la tenue *en plume à écrire*, et adoptez la tenue en *couteau de table*, qui convient aux exercices de médecine opératoire. Avec la première, vous avez plus de précision, avec la seconde plus de force, plus de fermeté. Toutefois, pour les sections circulaires, on tient le couteau en serpette. Rappelez-vous que (les sections circulaires exceptées) vous devez agir de la pointe, à petits coups, en procédant toujours de votre gauche à votre droite.

Est-il besoin d'ajouter que vous devez connaître l'anatomie de la région, et la façon dont vous exécuterez les divers temps.

Ne craignez pas, dans les exercices d'amphithéâtre, de dire à haute voix, en opérant, ce que vous faites, en formules brèves rapidement énoncées, promptes comme l'action, interrompues si la main a été plus rapide que la parole. Rien ne fixe mieux les choses dans la mémoire que leur expression par le langage.

§ 4. — DÉTAILS DE L'OPÉRATION PROPREMENT DITE

Nous les étudierons d'abord et plus longuement dans leur application aux méthodes ordinaires musculo-cutanées. Nous indiquerons ensuite les particularités relatives à l'application de la méthode cutanée et de la méthode sous-périostée ou sous-capsulo-périostée.

A) MÉTHODES ORDINAIRES OU MUSCULO-CUTANÉES

Certaines règles sont communes à tous les procédés ; d'autres sont particulières à l'application des méthodes circulaires, à lambeaux, elliptique, ovalaire.

1° Règles communes aux divers procédés des méthodes à lambeaux ou manchette musculo-cutanée. — Exécutez systématiquement les quatre temps ci-dessous décrits, sans que l'un empiète sur l'autre, au moins au début de vos exercices, période à laquelle vous devez vous attacher à décomposer le mouvement. Que la peau soit coupée sur toute l'étendue de l'incision, avant que vous passiez à la section du tissu cellulaire, que les muscles ne soient pas entamés d'un côté alors que l'aponévrose n'est pas encore affranchie du côté opposé.

Ces quatre temps sont : 1° la section de la peau ; 2° la division du tissu cellulaire sous-cutané ; 3° la division des muscles et tendons ; 4° la désarticulation ou la section osseuse, suivant qu'il s'agit d'une amputation dans la contiguïté ou dans la continuité.

a. *Premier temps : section de la peau.* — Suivant le dessin de l'incision, coupez la peau, toute la peau ; entamez le tissu cellulaire. Veillez également à ne pas vous arrêter dans le derme et à ne pas dépasser le tissu cellulaire sous-cutané, à ne pas intéresser l'aponévrose superficielle. Le tissu cellulaire sera entamé partout, dépassé nulle part.

La section doit être perpendiculaire ; évitez de couper en biseau.

Dans quel sens devez-vous inciser ? Toujours de votre gauche à votre droite.

b. *Deuxième temps : section du tissu cellulaire.* — Cette section dont il importe de faire un temps spécial, libère la peau et régularise l'incision. Ras la peau on passe le couteau dans le tissu cellulaire et on pénètre jusqu'à l'aponévrose ou jusqu'aux tissus fibreux sous-jacents. L'exécution de ce temps affranchit la peau, fait qu'elle se rétracte régulièrement sur toute l'étendue de l'incision. Quand on n'est pas très habile, il est nécessaire de repasser plusieurs fois le couteau pour arriver à la profondeur convenable ; mieux vaut donner plusieurs coups successifs que d'entamer les tissus sous-jacents. En résumé, le deuxième temps a pour but la section complète et régulière de la peau et du tissu cellulaire sous-cutané, l'aponévrose ou les tissus sous-jacents restant intacts.

Quand on commence l'exécution du deuxième temps, le tissu cellulaire a été déjà entamé dans le premier temps et il y a un certain écartement de la peau, comme deux lèvres : c'est du côté de la lèvre supérieure de l'incision et à son niveau même, et non au-dessous, qu'il faut porter le tranchant du couteau pour achever la section du tissu cellulaire.

Après la section régulière et complète du tissu cellulaire sous-cutané, il se fait une certaine rétraction de la peau et un écartement des lèvres. Cet écartement n'est pas toujours régulier, à cause de l'existence de brides celluleuses en certains points. Parfois on cherche à l'augmenter.

On l'augmente par simple glissement ou par dissection.

La rétraction par simple glissement (Chassaignac) s'obtient en attirant le plus possible les téguments vers la racine du membre : cette traction est exercée soit par la main gauche du chirurgien, soit par les mains d'un aide.

Quand l'écartement spontané ou provoqué des lèvres de l'incision cellulo-cutanée ne se fait pas régulièrement à cause de l'existence de brides, on porte le tranchant du couteau sur ces brides en ayant soin de diriger ce tranchant vers les parties profondes et non du côté de la peau et de l'appliquer ras la lèvre supérieure de la section et non pas à une certaine distance au-dessous de cette section.

Dans les procédés à lambeaux ou manchettes cutanés, la dissection des lambeaux ou manchettes fait partie de ce deuxième temps.

c. *Troisième temps : section des muscles et des tendons, taille des lambeaux musculaires.* — Les muscles sont coupés à des niveaux différents, suivant qu'ils doivent ou non entrer dans la constitution des lambeaux.

Dans les méthodes à lambeaux cutanés, ils sont coupés dans un plan perpendiculaire à l'axe du membre un peu au-dessous de l'interligne, de façon qu'après leur rétraction ils correspondent à la ligne de désarticulation.

Dans les méthodes circulaires, ils sont coupés en cône : on obtient le cône en faisant deux coupes successives, de façon que les muscles profonds soient coupés plus haut que les muscles superficiels. Dans les méthodes à lambeaux, ils sont coupés plus ou moins obliquement de la base à la pointe du lambeau.

Quant aux tendons, s'ils n'entrent pas dans la constitution des lambeaux, on les coupe un peu au-dessous de la ligne d'amputation, de façon à ce qu'après rétraction leur section corresponde à la surface de la plaie d'amputation.

d. *Quatrième temps.* — Il comprend ou la désarticulation ou la section de l'os.

α) *Désarticulation.* — On ne cherche pas à engager le couteau dans l'interligne, comme si on voulait le traverser ; on ne désarticule pas à l'amphithéâtre comme on découpe une cuisse ou une aile de volaille. Les ligaments articulaires étant à découvert, on coupe de sa gauche à sa droite les ligaments sur la face par laquelle on aborde la jointure. L'articulation étant entre-bâillée, on écarte les surfaces articulaires, et on ne place le tranchant dans la jointure que pour aller couper les ligaments situés sur la face opposée plus commodément qu'on ne le ferait en exécutant cette section de dehors en dedans comme on l'a fait sur l'autre face.

β) *Section des os.* — Le périoste a été simplement incisé circulairement au niveau de la future section osseuse (pratique recommandée), ou ruginé sur une certaine hauteur jusqu'à ce niveau. Il n'est pas aisé de faire suivre à la scie très exactement la section périostique, et on est très exposé soit à scier le périoste sur quelque point si on s'est contenté de l'incision circulaire, soit à garder dans le moignon une partie d'os dénudé si on fait une rugination. Mais l'une ou l'autre imperfection a peu d'importance.

Il importe surtout de protéger les chairs contre l'action de la scie. La classique compresse fendue peut être employée (fig. 58). On obtient une protection suffisante : 1° en élevant le membre de façon que les chairs retombent par leur propre poids ; 2° en faisant rétracter par un aide les parties molles du moignon (amputations circulaires) ; 3° en faisant maintenir les lambeaux renversés ; 4° en plaçant des écarteurs. Un bon moyen dans certains cas d'obtenir l'écartement des parties molles est de pincer avec des pinces à forcipressure quelque point de

la surface de la plaie, et de confier ces pinces à un aide qui
s'en sert pour éverser et rétracter : cela est préférable à l'emploi des doigts d'un aide qu'on peut blesser et qui, si on opère
sur le vivant, exposent davantage aux infections qu'un instrument métallique.

Le chirurgien applique l'ongle du pouce gauche sur le point
où doit commencer la section et l'y maintient jusqu'à ce qu'il
ait tracé la voie. Il saisit la scie de la main droite et la tient
solidement. Il la porte perpendiculairement sur l'os et imprime
d'abord de petits mouvements pour tracer la voie sans faire

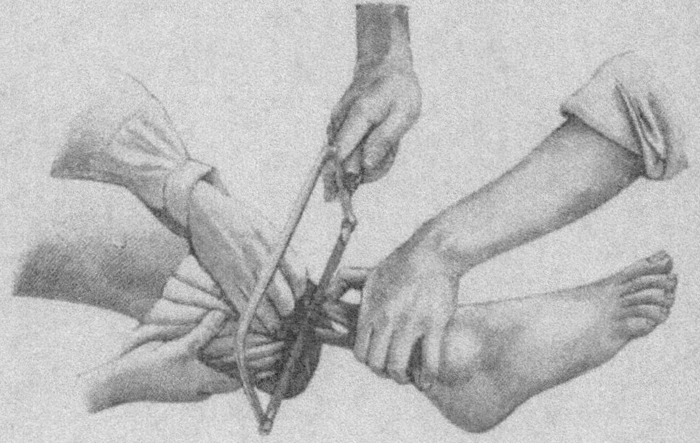

Fig. 58.
Section de l'os.

d'échappée. Puis il va plus vite et fait exécuter à la scie des
mouvements d'excursion comprenant presque toute sa longueur.
Il ralentit le mouvement au moment où s'achève la section.

L'aide, qui soutient le segment inférieur, ne doit ni le relever, ce qui pincerait la scie, ni l'abaisser, ce qui expose à fracturer l'os avant sa section complète. Il le maintient en le tirant
dans l'axe.

Il est de règle, si on scie un segment de membre à deux os,
de tracer la voie sur l'os le plus fixe, d'incliner la scie vers l'os

mobile, de le sectionner complètement, puis de terminer la
section de l'os fixe.

Il est d'une extrême importance, dans certaines variétés
d'amputations, de scier l'os ou les os en un point précis, voulu,
déterminé à l'avance. Or, il est difficile de le faire d'après les
règles données. On a marqué, en effet, le point où doit porter la
section osseuse par un trait cutané, lequel est mobilisé par
rétraction dans la section des parties molles. Souvent, à l'amphithéâtre, on fait l'amputation en un lieu trop élevé, surtout
quand elle a été indiquée comme devant être pratiquée sur
l'extrémité *inférieure* de l'avant-bras, du bras, de la jambe, de
la cuisse. Cette erreur, si elle était commise sur le vivant, pourrait ne pas être sans inconvénient.

Voici à quel procédé je conseille de recourir.

Le point *a* (fig. 58 *bis*), au niveau duquel se fera la section

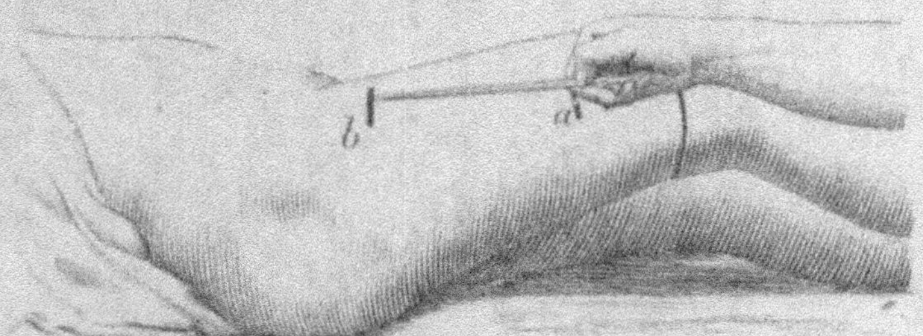

Fig. 58 *bis*.

osseuse est marqué ; mais il cessera d'être utile après la section
et la rétraction des parties molles. Marquons donc, du côté de
la racine du membre, un autre point *b* (fig. 58 *bis*), assez éloigné
pour ne subir aucun changement de position. Ce point *b* sera pris
à une longueur déterminée du point *a*, par exemple, à la longueur d'une sonde cannelée, ou d'une partie de sonde cannelée.

Au moment de pratiquer la section osseuse, nous reporterons
la sonde cannelée à partir du point *b*, et nous déterminerons le
point du squelette qui doit être intéressé.

2° Règles particulières à la méthode circulaire. — La

méthode circulaire est celle dans l'application de laquelle on a
le plus conservé les pratiques de la chirurgie ancienne, de la
chirurgie préanesthésique.

Nous ne décrirons pas les variantes par lesquelles a passé
cette méthode, qui, au début, consistait à couper d'un seul
coup les parties molles jusqu'à l'os, puis à scier l'os. Quelque
soin que l'on prit de rétracter les parties molles avant et après
leur section, l'os était difficile à recouvrir. Pour remédier à cet
inconvénient, on a eu recours à des coupes successives et éta-
gées des parties molles de façon à obtenir un entonnoir assez
profond. Actuellement on divise en des temps séparés la peau,
le tissu cellulaire, les muscles ; et généralement on divise les
muscles en deux temps, ce qui fait quatre temps pour la section
des parties molles.

A. Mesure, dessin de l'incision. — On marque sur la peau du
membre, d'un petit trait transversal, le point qui correspond à
l'interligne articulaire ou à la future section osseuse.

S'il s'agit d'un membre cylindrique, ou à peu près cylindrique, avec une ficelle on mesure à ce niveau la circonférence
du membre. On plie deux fois la ficelle, c'est-à-dire qu'on la
plie en quatre. On obtient ainsi le quart de la circonférence du
membre.

On reporte cette longueur (quart de la circonférence) à partir
du point marqué, du côté de l'extrémité du membre, et on
détermine ainsi un second point qu'on marque au crayon. C'est
le niveau de la section de la peau. On sait, en effet, qu'au point
de vue de la mensuration, une amputation circulaire est assi-
milable à une amputation à deux lambeaux égaux, et que la
somme de deux segments de chair destinés à recouvrir cette
surface doit avoir une fois et demie la longueur de cette surface, c'est-à-dire le diamètre plus un rayon, c'est-à-dire trois
rayons. Or, notre ficelle mesure la circonférence, six rayons ; le
quart mesure un rayon et demi, et deux fois le quart (il y a deux
lambeaux) de la ficelle donne trois rayons.

S'il s'agit d'un membre aplati, on mesure à la sonde cannelée (fig. 53 et 54) l'épaisseur du membre à recouvrir ; on l'aug-

mente d'un tiers et on prend la moitié de la longueur augmentée du tiers. On fait cette division à *vue de nez*, ou après avoir mesuré au ruban métrique.

Au niveau du point marqué pour l'incision de la peau, on trace autour du membre au crayon dermographique une circonférence dans un plan perpendiculaire à l'axe du membre. Dans quelques amputations, on ne trace pas la ligne d'incision dans un plan perpendiculaire, mais suivant une ellipse descendant plus ou moins du côté de tel ou tel point de la circonférence du membre ; c'est que l'expérience a appris que de ce côté les parties molles se rétractent davantage, de sorte qu'après libération de la peau et section des parties molles, la section se trouve dans un plan perpendiculaire à l'axe.

B. Attitude du sujet, des aides, du chirurgien. — Le sujet est couché : le membre est placé le plus possible en dehors du lit ou de la table d'opération.

Deux aides sont généralement nécessaires : l'un tient le membre du côté de sa racine, l'autre du côté de son extrémité. Quelquefois un seul suffit.

Où se place l'opérateur ? On n'est pas d'accord sur ce point (sauf pour les extrémités, pour lesquelles on se place au bout du membre). Pour telle amputation, les uns disent en dehors, les autres en dedans.

J'adopte le principe suivant : *L'opérateur se place de façon que sa main gauche réponde à la racine du membre.* La main gauche rend plus de service du côté du moignon que du côté sacrifié. Si on trouve que cette position rend la section des os difficile, si on l'applique à l'amputation de la jambe droite, en raison de la position de la scie, je ne vois pas d'inconvénient à ce qu'on change de place pour scier les os, et à ce qu'on se porte de dehors en dedans.

Il est bien entendu que dans les cas où le principe ci-dessus conduirait à se placer en dedans du membre, mais où il serait difficile d'écarter, par suite d'une circonstance pathologique, le bras du tronc, un membre inférieur de l'autre, on n'hésiterait pas à y faire infraction et à se placer en dehors, plutôt que d'opérer par-dessus le tronc ou le membre du côté opposé.

Comment se tient l'opérateur ? La jambe gauche, dit CHASSAIGNAC, doit être placée en avant et la droite en arrière dans un degré d'écartement tel que, si l'opérateur s'agenouille, son genou droit vienne tomber en arrière et un peu à la partie interne du genou gauche. Le corps doit s'effacer et s'incliner légèrement en arrière et à gauche, de telle sorte que la totalité du bras droit puisse se mouvoir sur le côté et à la partie antérieure du tronc, sans rencontrer aucun obstacle dans ses mouvements.

Le chirurgien embrasse de la main gauche le membre, tend la peau et fixe les chairs. S'il est placé du côté de l'extrémité du membre, c'est un aide qui remplit ces fonctions.

C. OPÉRATION PROPREMENT DITE. — On la pratique en quatre temps :

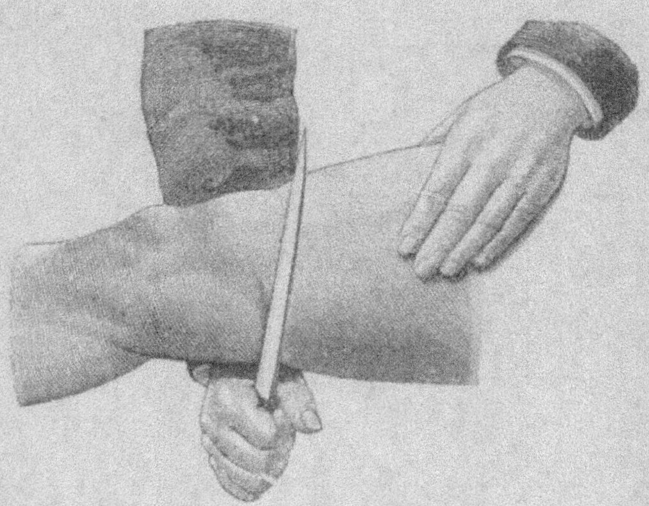

Fig. 59.
Méthode circulaire : Section de la peau (premier temps).

a. Premier temps : section de la peau. — Le chirurgien tient le couteau à pleine main, en serpette. La main, placée d'abord en supination, contourne le membre de façon à amener le tranchant de l'instrument sur sa face antérieure, qu'il attaque bien perpendiculairement, de façon à éviter les biseaux. On attaque par le talon et on promène l'instrument de sa base à sa pointe, dans toute sa longueur, en tirant plutôt qu'en pressant, et en faisant exécuter au couteau des mouvements de va-et-vient sur toute la longueur de la lame. Dans un premier temps on sectionne à peu près les trois quarts de la circonférence du

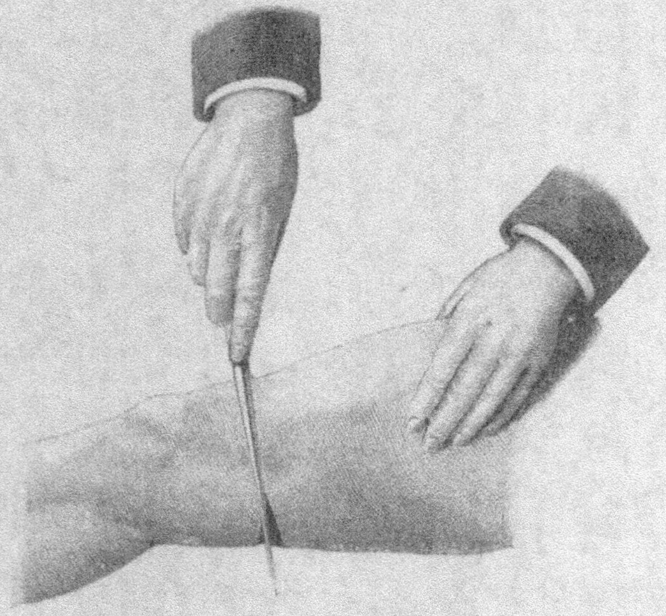

Fig. 60.

Méthode circulaire : Section de la peau, exécution de la reprise (deuxième temps).

membre (fig. 59). Puis on exécute une reprise (fig. 60), c'est-à-dire que, retirant le couteau et portant la main en pronation, on achève la section cutanée sur la face du membre qui correspond au côté où est placé l'opérateur. L'œil doit suivre le mouvement de la main ; pour cela il faut avancer la tête à mesure que le couteau progresse. En commençant l'incision plus bas, on arrive à exécuter le tour de GARENGEOT qui consiste à opérer toute la section circulaire d'un seul mouvement sans reprise.

b. *Deuxième temps : section du tissu cellulaire.* — Dans le premier temps, on a entamé le tissu cellulaire de la façon la plus régulière possible. Dans le deuxième temps, on en achève la section, en reportant le couteau sur les faces opposées du membre et en terminant par une reprise, en portant le tranchant au niveau de la lèvre supérieure de la peau légèrement rétractée. On pénètre jusqu'à l'aponévrose, mais l'idéal est de ne pas entamer l'aponévrose, à plus forte raison les chairs.

On fait suivre cette section de la libération de la peau par glissement, en rétractant les téguments de la main ou en les faisant rétracter par un aide du côté de la racine du membre. Pour faciliter ce glissement, on sectionne au besoin les brides celluleuses qui fixent la peau à l'aponévrose dans certains points.

c. *Troisième temps : section des muscles.* — Elle s'exécute généralement en deux temps, coupe et recoupe : les muscles profonds qui se rétractent moins sont coupés plus haut que les muscles superficiels.

Ordinairement la coupe et la recoupe s'exécutent de la façon suivante. Ras la peau rétractée, on sectionne toute l'épaisseur des chairs, muscles superficiels et muscles profonds jusqu'à l'os en agissant au point de vue de la tenue et de la marche du tranchant de la même façon que pour la section de la peau (section du côté opposé et reprise du côté où est placé l'opérateur).

Tous les muscles se rétractent, les superficiels plus que les profonds, de façon qu'il se produit un cône musculaire à base placée du côté de la racine du membre. Au voisinage de la base du cône on exécute une recoupe des muscles jusqu'à l'os.

Parfois, les muscles directement adhérents à l'os forment après ces deux sections une sorte de manchon musculaire mince, sur lesquels on fait encore une troisième coupe de préférence avec un fort bistouri avec lequel on a plus de précision qu'avec le couteau. On peut encore relever ces chairs profondes en les incisant circulairement en même temps que le périoste et en ruginant le périoste sur une petite étendue. Quelques chirurgiens exécutent systématiquement cette rugination périostique peu étendue qu'il ne faut pas confondre avec celle qu'on exécute lorsqu'on veut appliquer la vraie méthode sous-périostée.

d. *Quatrième temps : section des os*. — Elle n'a rien de particulier dans la méthode circulaire.

3° Règles particulières aux méthodes à lambeaux. — On distingue les méthodes à lambeaux égaux, à lambeaux inégaux, à un seul lambeau. Dans la méthode à un seul lambeau, on utilise la coupe perpendiculaire ou la coupe elliptique.

1° *Méthode à lambeaux égaux*.

1° Mesure et dessin des lambeaux. — Marquer au crayon le point qui correspond à l'interligne ou à la future section osseuse. Pour les mensurations, se comporter comme pour la méthode circulaire ; c'est-à-dire, s'il s'agit d'un membre cylindrique, mesurer à la ficelle la circonférence du membre et en prendre le quart ; s'il s'agit d'un membre aplati, mesurer à la sonde cannelée l'épaisseur du membre à recouvrir, ajouter un tiers de cette longueur, et prendre la moitié de la somme obtenue. Reporter la longueur du lambeau à partir du niveau de l'amputation et marquer d'un trait transversal le point qui va correspondre à la pointe des lambeaux.

On donne généralement aux deux lambeaux une base égale, c'est-à-dire une demi-circonférence : dans ce cas on mesure à la ficelle la circonférence ; on plie la ficelle en deux, et on l'applique ainsi pliée sur l'une des deux faces où doivent être pris les lambeaux.

On détermine ainsi les points de départ des deux U ; ces points sont pris au niveau de l'interligne ou de la future section osseuse, ou un peu au-dessous (à cause de la rétraction). A partir de ces deux points, on dessine sur l'une et l'autre face une sorte d'U descendant jusqu'au niveau déterminé par la mensuration.

Ces 1⁰ sont généralement dessinés en becs de canards, c'est-à-dire qu'ils ne s'arrondissent qu'au voisinage de leur partie convexe, par exemple à la jonction des deux tiers supérieurs avec le tiers inférieur de leur longueur. Ils ont donc une portion commune correspondant aux deux tiers environ de la longueur du lambeau. On évite ainsi les lambeaux en pointe.

Le lambeau à bec de canard à cause de l'élégance et de la meilleure adaptation, est préféré aux lambeaux carrés qui consisteraient à tracer une circulaire au niveau de l'extrémité libre des lambeaux et à faire tomber sur cette circulaire deux incisions suivant l'axe du membre descendant du niveau de la base des lambeaux.

2° Opération proprement dite. — On y distingue quatre temps :

a. Premier temps : section de la peau. — Le chirurgien tient le couteau comme un couteau de table (fig. 61). Il suit le contour de chaque lambeau d'une extrémité à l'autre et de gauche à droite. Il s'occupe d'abord du lambeau situé sur la face qui se présente naturellement à lui, puis faisant relever ou tomber le membre du lambeau de la face opposée, toujours de gauche à droite.

Il opère la section avec la pointe ou plutôt la partie du couteau voisine de la pointe en sciant pour ainsi dire à petits coups. On n'agit donc plus de la base à la pointe comme dans la méthode circulaire.

b. Deuxième temps : section du tissu cellulaire. — Sur la peau rétractée, dans le tissu cellulaire déjà entamé, de gauche à droite, successivement sur les deux faces, on repasse la pointe du bistouri, de façon à mettre à nu l'aponévrose. On cherche alors à obtenir par glissement un certain degré de rétraction de la peau ; si cette rétraction ne se fait pas régulièrement à cause des brides celluleuses, on les incise avec la pointe du couteau dirigé du côté de l'aponévrose ; après ce travail, le contour du lambeau devra décrire une courbe bien régulière.

c. Troisième temps : section des muscles. — On peut tailler les lambeaux musculaires de trois façons : 1° par entaille ; 2° par transfixion ; 3° par dissection.

Nous ne signalons le procédé par entaille que pour mémoire, il n'est plus employé. Il consiste à attaquer les chairs à plein tranchant au niveau de la pointe du lambeau qu'on relève avec les doigts et à achever la section de la pointe à la base à

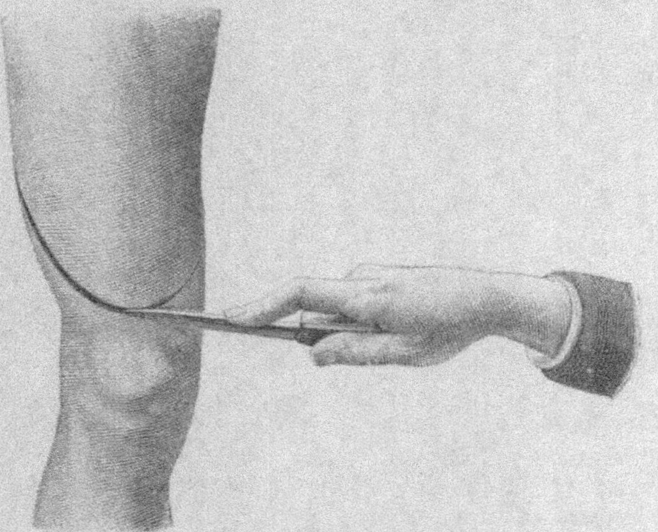

Fig. 61.
Méthode à lambeaux : section de la peau.

grands coups par une coupe oblique. On agit donc de dehors en dedans, de la pointe à la base. On crée ainsi une surface traumatique très irrégulière.

Le procédé par transfixion consiste à faire pénétrer la lame à la base du lambeau (fig. 62), le dos de l'instrument tourné vers la racine du membre : la pointe est dirigée vers le squelette, le touche, passe au-devant en le rasant, et ressort du côté opposé. Le tranchant est alors ramené d'arrière en avant et suit, à mesure qu'il progresse, le contour du lambeau. On taille d'abord le lambeau antérieur, puis le postérieur

Ce procédé est encore utilisé : il est préféré au précédent en raison de la facilité d'exécution. Il rend aisé la taille des lambeaux dans la constitution desquels entrent des tendons, lesquels sont difficiles à tailler de dehors en dedans.

Le procédé par dissection, plus moderne, digne d'être recommandé, consiste à couper les muscles de dehors en dedans,

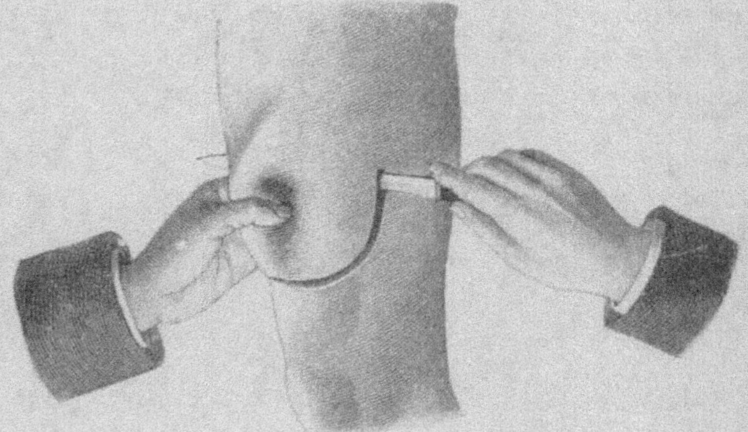

Fig. 62.
Méthode à lambeaux : section des muscles par transfixion.

ras la peau rétractée, de façon à rejoindre rapidement le squelette. Dès qu'on a atteint l'os, on rase avec la pointe du bistouri le squelette, et on opère, ras le périoste, une véritable dissection jusqu'au niveau de l'amputation. Ce procédé relève de la méthode parostale.

d. *Quatrième temps : section des os.* — Rien de particulier.

2° *Méthode à lambeaux inégaux*

Au point de vue de la mensuration, on se rappellera que la somme de la longueur des deux lambeaux doit égaler la longueur d'un lambeau unique.

Quant au dessin, il s'exécute suivant les mêmes principes

que dans la méthode à lambeaux égaux ; on préférera la forme
en bec de canard ; on utilisera les mêmes procédés de coupe
des parties molles.

3° Méthode à lambeau unique.

Cette méthode comprend deux procédés : procédé à lambeau unique proprement dit et procédé elliptique. Nous les
décrirons successivement avec leur *modus faciendi*.

1° Procédé à lambeau unique proprement dit. — a. *Mensuration et dessin*. — Marquer par un trait transversal le point
correspondant à la ligne d'amputation. A une demi-circonférence mesurée à la ficelle (membre arrondi) ou à une épaisseur
et demie mesurée à la sonde cannelée, marquer la pointe du
lambeau.

Donner à la base du lambeau une demi-circonférence ; marquer les deux points correspondants ; dessiner le lambeau en
bec de canard.

Sur la face opposée du membre, réunir les deux points de la
base du lambeau par une incision semi-circulaire dans un plan
perpendiculaire à l'axe du membre.

b. *Opération proprement dite*. — La taille d'un lambeau
unique s'exécute comme la taille d'un lambeau dans les méthodes à deux lambeaux.

Sur la demi-circonférence opposée les muscles sont coupés
jusqu'au squelette dans un plan perpendiculaire à l'axe du
membre.

2° Procédé elliptique. — L'application du procédé elliptique
ne diffère du précédent que par le dessin de l'incision.

Le procédé de mensuration est le même : une demi-circonférence ou une fois et demie l'épaisseur du membre à recouvrir.

Il s'agit de construire une ellipse et marquer quatre points
correspondant aux extrémités des deux axes, dont l'un, pouvant
être appelé vertical, correspond à la longueur du lambeau, et
l'autre transversal à la base du lambeau.

L'axe vertical a un point culminant correspondant au niveau de la ligne d'amputation, un point déclive correspondant à la pointe du lambeau.

Le point culminant est marqué au niveau de la ligne d'amputation sur le milieu de la face du membre opposée à celle où on prend le lambeau.

Le point déclive est marqué sur le milieu de la face du membre où est pris le lambeau en un point distant du niveau de l'amputation d'une longueur déterminée par la mensuration.

Les deux extrémités de l'axe transversal sont pris à égale distance des points culminant et déclive sur deux points diamétralement opposés. Ces quatre points déterminés on réunit chacun des points culminant et déclive aux deux autres points par une courbe elliptique.

La taille du lambeau elliptique s'exécute d'une façon analogue à la taille du lambeau unique proprement dit.

4° Méthode ovalaire (raquette).

La méthode ovalaire ou en raquette comprend quatre temps, savoir :

a. *Premier temps : incision de la peau.* — On la coupe successivement suivant : 1° la queue de la raquette et la portion de la boucle qui la continue à droite sur la face correspondante ; 2° la courbe de la boucle située sur la face opposée à la raquette, de gauche à droite ; 3° revenant sur l'autre face, on incise le reste de la boucle, de gauche à droite.

b. *Deuxième temps : incision du tissu cellulaire.* — On repasse dans la précédente incision dans le même ordre.

c. *Troisième temps : section des muscles.* — On incise les muscles obliquement jusqu'à l'os, dans le même ordre que la peau et le tissu cellulaire ; puis on relève les chairs par une dissection parostale jusqu'à la ligne d'amputation.

Quelquefois cependant (désarticulation de l'épaule) on incise les chairs seulement suivant la queue de la raquette et les portions obliques de la boucle sur la face correspondante ; on ne touche pas encore aux muscles de la face opposée. L'interligne

articulaire ayant été mis à découvert par l'incision de la queue
de la raquette, on ouvre l'article, on luxe l'os, et, passant le
tranchant du couteau derrière l'os luxé, on le suit pour en détacher les chairs dont on achève la section de dedans en dehors
en tournant le tranchant en arrière, quand on est arrivé au
niveau de la peau rétractée.

d. *Quatrième temps : section de l'os ou désarticulation.* — Rien
de particulier.

B) DE LA MÉTHODE CUTANÉE

L'application de la méthode à lambeau ou manchettes cutanées se concilie avec toutes les formes de coupe. Quelle que soit
la coupe adoptée l'opération comprend quatre temps :

a. *Premier temps : section de la peau.* — Rien de particulier
à la méthode.

b. *Deuxième temps : section du tissu cellulaire, dissection des
lambeaux ou manchettes cutanés.* — L'incision du tissu cellulaire est faite suivant le procédé habituel. On s'arrête à l'aponévrose du membre ou aux tissus fibreux sous-jacents, là où il
n'y a pas d'aponévrose.

Dans ce deuxième temps se place la manœuvre caractéristique de la méthode, à savoir la dissection des lambeaux ou de
la manchette. Cette dissection se fait ras l'aponévrose, à la surface externe de l'aponévrose. La modification conseillée par
Burns, qui consiste à comprendre l'aponévrose dans le lambeau
et à faire la dissection sous l'aponévrose, n'a pas été adoptée ;
la conservation de ce feuillet fibreux compromet plutôt qu'elle
ne favorise la vitalité de la couverture.

On a à disséquer et relever soit des lambeaux soit une manchette.

S'agit-il d'un lambeau ? On le saisit avec le pouce et l'index
de la main gauche à son extrémité et on le dissèque de sa
pointe à sa base en rasant exactement l'aponévrose et en le
relevant à mesure pour faciliter la dissection.

S'agit-il d'une manchette ? On obtient d'abord le maximum
de rétraction de la peau par glissement et rétraction des brides

fibreuses. Dans quelques régions le glissement suffit à obtenir
une rétraction suffisante (peau très mobile, membre peu épais).
Ordinairement, il est indispensable de faire un *retroussis*
(fig. 63). On saisit entre le pouce et l'index de la main gauche

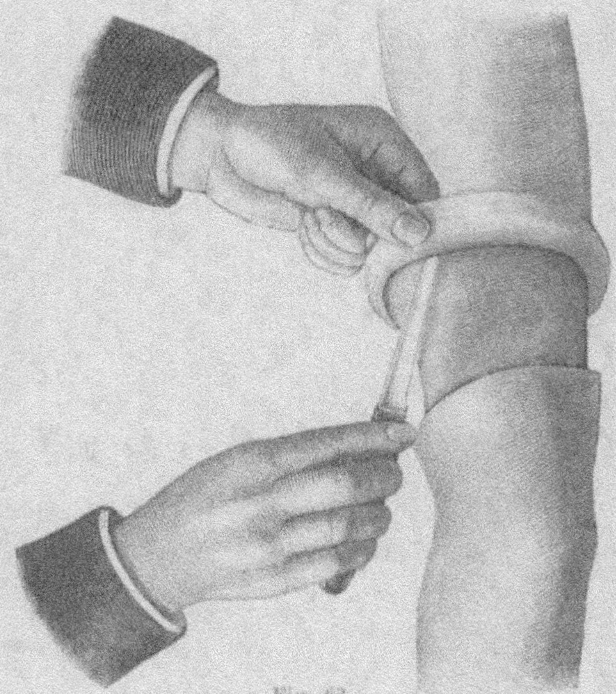

Fig. 63.
Méthode cutanée. On fait un retroussis.

la lèvre supérieure de la peau rétractée, on la renverse en
dehors comme on retrousse une manche et on fait une dissection consistant à porter la pointe du couteau ras l'aponévrose
pour sectionner les adhérences du tissu cellulaire sous-cutané
à l'aponévrose, ce qui favorise le renversement et permet de
faire le retroussis de plus en plus complet et élevé. On agit
avec la pointe de sa gauche à sa droite d'abord sur une face puis

sur la face opposée du membre. C'est, je crois, compliquer la difficulté que de se servir du talon du couteau : on utilisera la pointe en ayant soin de bien la diriger du côté de l'aponévrose et non du côté de la surface cutanée.

c. *Troisième temps : section des muscles.* — Quelle qu'ait été la forme de la coupe cutanée, circulaire ou à lambeaux, les muscles sont coupés circulairement un peu au-dessous de la ligne d'amputation, de dehors en dedans, suivant les procédés de la méthode circulaire ou de dedans en dehors par transfixion. On les coupe par transfixion dans les régions tendineuses, par exemple à l'avant-bras : on passe le couteau entre le squelette et les muscles, puis on retourne presque immédiatement son tranchant pour couper les chairs en faisant un lambeau si court que le résultat peut être considéré comme une coupe musculaire faite au niveau de la ligne d'amputation.

d. *Quatrième temps : section de l'os ou désarticulation.* — Rien de spécial à la méthode.

C) MÉTHODES PÉRIOSTÉES OU SOUS-CAPSULO-PÉRIOSTÉES

Nous avons à étudier la pratique : 1° des *amputations sous-périostées* ; 2° des *désarticulations sous-capsulo-périostées*. Etudions d'abord celle des amputations proprement dites sous-périostées.

1° *Pratique des amputations propement dites sous-périostées*

Nous avons dit qu'il y en avait deux variétés : ou bien on conserve le périoste des os enlevés sur toute la hauteur du moignon ; ou bien on en conserve seulement ce qui est nécessaire à recouvrir la surface de section des os.

1° Première variété. — On conserve le périoste sur toute la hauteur du moignon.

a. *Premier temps : section de la peau.* — Rien de particulier.

b. *Deuxième temps : section des couches sous-cutanées.* — Rien de particulier.

c. *Troisième temps : section des parties molles. Rugination de l'os.* — La section des parties molles est faite, comme dans la méthode parostale, de telle façon que l'on rejoigne promptement le squelette : c'est-à-dire que cette coupe est peu oblique.

Dès qu'on a rejoint le squelette, on incise le périoste dans le même sens que l'incision des parties molles, et abandonnant le bistouri pour la rugine, on dépérioste l'os ou les os du moignon jusqu'au niveau de la future section osseuse.

d. *Quatrième temps : section de l'os.* — Rien de particulier.

2° Deuxième variété. — On taille des lambeaux ou une manchette de périoste de longueur suffisante pour recouvrir la surface de section osseuse. L'opération s'allie aux diverses méthodes d'amputation.

On peut décoller le périoste : 1° sous forme de manchette avec ou sans fente ; 2° sous forme de lambeaux, unique ou multiples. Le périoste décollé de l'os doit par sa face externe rester adhérent aux parties molles : il faut donc se garder de relever les chairs jusqu'à la ligne d'amputation pour revenir tailler le lambeau ou la manchette périostique sous forme de membrane flottante. La section des chairs ne rejoindra donc pas le squelette plus haut que le point où sera commencée la dénudation périostique.

A. Longueur a donner a la manchette ou aux lambeaux. — On partira de ce principe que la rétractilité du périoste étant très grande, la longueur devra être égale à *deux fois* la surface à recouvrir. Par exemple, si on taille une manchette, sa longueur sera précisément celle de la largeur du membre.

B. Opération proprement dite. — Elle ne présente quelque différence qu'au moment de l'exécution du troisième temps.

a. *Premier et deuxième temps : section de la peau, des couches sous-cutanées.* — Rien de particulier.

b. *Troisième temps : section des parties molles et décollement périostique.* — La section des parties molles ou leur dissection du squelette sera conduite au niveau du point où devra commencer la dénudation périostique.

Le périoste sera incisé sous forme de lambeau ou circulairement suivant le procédé employé. Il sera ruginé avec soin sous forme de membrane continue jusqu'au niveau de la section osseuse.

Le relèvement et décollement d'une manchette cylindrique n'est pas sans difficulté ; aussi a-t-on conseillé de fendre le périoste longitudinalement en deux points, de façon à relever deux lambeaux carrés. Pour cela, on fait les deux fentes périostiques en insinuant le bistouri dans les chairs et en incisant le périoste et un peu du tissu musculaire voisin sur une hauteur correspondant à celle de la manchette.

e. Quatrième temps : section de l'os. — Rien de particulier.

2° Méthode sous-capsulo-périostée.

L'opération est différente suivant qu'on exécute l'une des trois variétés de la méthode, savoir : 1° avec les procédés de coupe habituelle des parties molles ; 2° après amputation préalable ; 3° par le procédé imité des résections.

1° Premier procédé : avec coupe habituelle des parties molles. — Lorsqu'on emploie les procédés de coupe habituelle des parties molles, l'opération se rapproche beaucoup de l'exécution des méthodes non périostées, et on peut lui décrire quatre temps ; le quatrième seul diffère de ceux que nous avons décrits plus haut.

a. Premier temps : section de la peau. — Elle est conduite suivant le tracé de l'incision qui dessine la forme du lambeau choisi.

b. Deuxième temps : section du tissu cellulaire. — Elle s'exécute comme d'ordinaire.

c. Troisième temps : section des muscles et des tendons. Incision du périoste. — On coupe les parties molles profondes de façon à rejoindre le squelette par une section légèrement oblique. Avec le couteau, on incise le périoste au niveau des parties molles rétractées.

d. Quatrième temps : dénudation périostique et désinsertion des ligaments et de la capsule. — Avec la rugine, on détache de bas en haut le périoste ; on est ainsi conduit aux insertions ligamenteuses et capsulaires, qui doivent conserver leur continuité avec la gaine périostique. Le segment de membre se détache.

Ce travail exige une grande attention et du temps. La rugine doit mordre l'os et ne pas faire d'échappée, si l'on veut avoir une opération parfaite. Il est rare que la méthode soit exécutée dans sa pureté. Souvent on rompt sur quelque point la continuité de la gaine périostique ; l'opération est sous-périostique par-ci, parostale par-là. Cette imperfection n'a pas de conséquence fâcheuse, si on ne cherche pas la reproduction osseuse. Ce n'en n'est pas moins une faute de manuel opératoire.

2° Deuxième procédé : désarticulation sous-périostée après amputation dans la continuité. — On pratique l'amputation suivant le mode habituel, avec cette différence qu'on fait la section de l'os beaucoup plus bas. On pratique ensuite à la rugine le désossement du moignon de bas en haut : il est bon de fixer l'os dans les mors d'un davier.

On peut s'aider d'une incision remontant jusqu'à l'interligne, comprenant la gaine périostique ; la dénudation est alors beaucoup plus facile.

3° Troisième procédé : désarticulation sous-périostée par un manuel imité de celui des résections. — Les divers temps sont ceux de la résection de l'articulation correspondante, sauf le dernier qui comporte la section des parties molles au lieu de la section de l'os. Ces temps sont au nombre de quatre.

a. *Premier temps : incision de la peau et des parties molles.* — Suivant le tracé de l'incision de résection.

b. *Deuxième temps : incision de la capsule articulaire et du périoste.* — Suivant la même ligne. Dès qu'on est décidé à la désarticulation on prolonge les incisions des parties molles et du périoste jusqu'au-dessous du niveau de la section des parties molles.

c. *Troisième temps : désinsertion de la capsule et dénudation de la gaine périostique.* — On poursuit la dénudation de haut en bas jusqu'au niveau de la future section des parties molles.

d. Quatrième temps : section des parties molles suivant le tracé de la limite du moignon. — Cette section se fait généralement à petits coups, au bistouri.

CHAPITRE II

DÉSARTICULATIONS OU AMPUTATIONS
DANS LA CONTIGUITÉ

Ce chapitre sera divisé en deux articles : dans le premier nous étudierons les désarticulations du membre supérieur et dans le second, les désarticulations du membre inférieur.

ARTICLE PREMIER

DÉSARTICULATIONS DU MEMBRE SUPÉRIEUR

On passera successivement en revue les désarticulations que l'on peut pratiquer sur la main, le poignet, le coude, et l'épaule. Dans l'étude des désarticulations de la main, nous distinguerons les désarticulations des phalanges, des doigts et des métacarpiens.

§ 1. — DÉSARTICULATION DES PHALANGETTES ET DES PHALANGINES

On désarticule par les mêmes procédés les petites phalanges (phalanges unguéales, troisièmes phalanges, phalangettes) et les moyennes phalanges (deuxièmes phalanges, phalangines) des quatre derniers doigts. Les données linéaires diffèrent toutefois pour les petites d'une part et les moyennes de l'autre. Quant au pouce, on désarticule la phalange unguéale comme celle des autres doigts ; les données linéaires sont aussi les mêmes.

1° Données anatomiques. — Du côté de la phalange supérieure (celle qu'on laisse en place), tête aplatie d'avant en arrière, présentant une poulie et deux condyles latéraux. Du côté de la phalange inférieure (celle qu'on enlève), extrémité articulaire présentant une crête antéro-postérieure et deux cavités glénoïdes latérales ; sur la face dorsale de cette phalange, immédiatement au-dessus de l'interligne, petite tubérosité pyramidale pour l'insertion des extenseurs, tangible à travers la peau, *premier point de repère*.

Les condyles de la phalange inférieure débordent latéralement les condyles de la phalange supérieure, d'où deux saillies latérales, au-dessus desquelles est l'interligne, *deuxième point de repère*.

Les moyens d'union sont un ligament antérieur ou glénoïdien, deux ligaments latéraux. Comptons comme ligaments dorsaux les tendons extenseurs.

La flexion fait bâiller l'article, détermine un écartement très appréciable au toucher (*troisième point de repère*), et une saillie angulaire. Les débutants commettent souvent l'erreur de croire que le sommet de cette saillie angulaire correspond à l'interligne. Il est notablement au-dessous, 3 millimètres au-dessous pour la phalange unguéale, 6 millimètres au-dessous pour la moyenne phalange.

Les plis cutanés dorsaux sont très variables. Les plis palmaires sont au niveau de l'interligne pour les phalanges moyennes, à 3 millimètres au-dessus pour les phalanges unguéales.

2° Choix du procédé. — Les bouts des doigts étant exposés aux chocs, aux pressions, évitons les cicatrices terminales, et par suite les procédés circulaires, à deux lambeaux. Choisissons les procédés à lambeau palmaire ; le lambeau palmaire est bien nourri et donne une cicatrice dorsale peu exposée. Le lambeau palmaire, taillé suivant la méthode elliptique, est préférable au lambeau palmaire proprement dit, parce que les saillies latérales sont mieux recouvertes, parce que le lambeau est mieux nourri, parce que l'adaptation est plus parfaite.

Un autre procédé excellent, qui donne également une cicatrice dorsale, est le procédé à deux lambeaux inégaux, avec grand lambeau palmaire et petit lambeau dorsal. Il exige moins de longueur de tégument du côté de la face palmaire.

Nous décrirons comme procédés de choix le procédé elliptique à lambeau palmaire et le procédé à lambeaux inégaux avec petit lambeau dorsal.

Nous indiquerons aussi le procédé à lambeau palmaire proprement dit pour bien faire saisir la différence qui existe entre ce procédé et le procédé elliptique, et nous décrirons une variante de l'opération qui donne le maximum de rapidité, et qui peut être utilisée dans le cas où on opérerait sans anesthésie.

Quant au lambeau dorsal, qui donne une cicatrice palmaire exposée aux pressions, bien qu'il ait été conseillé pour dissimuler la cicatrice aux regards (lambeau des riches), il est inférieur et ne sera employé que par nécessité.

Le lambeau latéral serait aussi un lambeau de nécessité.

3° Attitude du sujet, des aides, du chirurgien. — La main du sujet est en pronation. Un aide saisit les doigts sains et les fléchit dans la paume de la main. Le chirurgien saisit de la main gauche la phalange à enlever, index du côté palmaire, pouce du côté dorsal.

A) Procédé elliptique à lambeau palmaire

Opération. — Elle s'exécute en quatre temps (fig. 64, index).

a. *Premier temps : section de la peau.* — Elle suit une ligne elliptique préalablement dessinée de la façon suivante : le point culminant de l'ellipse (fig. 64, a) est marqué sur la face dorsale à 1 millimètre au-dessous de l'interligne, son point déclive (fig. 64, b) sur la face palmaire à une distance de l'interligne égale à une fois et demie l'épaisseur antéro-postérieure du doigt. Les deux extrémités du petit diamètre de l'ellipse (fig. 64, cd) sont marquées sur le milieu des faces latérales, à égale distance des extrémités du grand diamètre. On réunit le point culminant et les deux points latéraux par une demi-ellipse dorsale ; le point déclive et les deux points latéraux par une demi-ellipse palmaire.

Le bistouri incise la peau à petits coups de gauche à droite, d'abord suivant la demi-ellipse dorsale. Changeant alors la position des doigts de la main gauche et mettant pouce à la face palmaire, index à la face dorsale, faisant relever la main de l'opéré de façon à voir la face palmaire, on incise la peau de gauche à droite suivant la demi-ellipse palmaire.

b. *Deuxième temps : section du tissu cellulaire et dissection du lambeau.* — Repassez le bistouri suivant la demi-ellipse dorsale en incisant toute l'épaisseur du tissu cellulaire. Faites tenir le bout du doigt par l'aide, repassez dans l'incision palmaire et, saisissant la pointe du lambeau entre le pouce et l'index, disséquez le lambeau de sa pointe à sa base.

c. *Troisième temps : section des tendons.* — Couper le tendon extenseur au niveau de l'interligne que l'on ouvre.

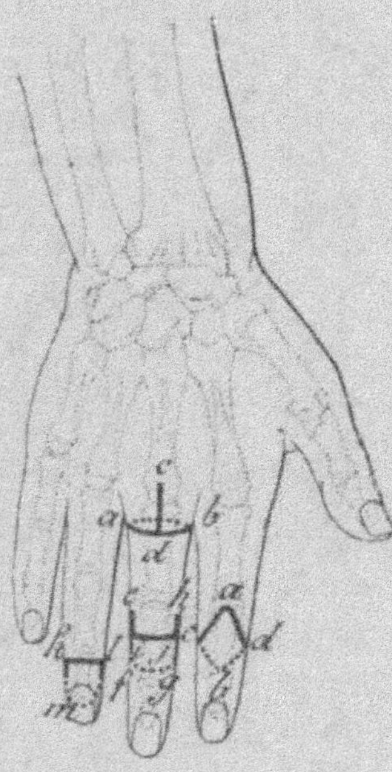
Fig. 64.
Désarticulation des phalanges
et des doigts.

d. *Quatrième temps : désarticulation.* — Couper successivement le ligament latéral à sa gauche, les débris fibreux sur la face dorsale, le ligament latéral à sa droite. Faire bâiller, fléchir et luxer du côté dorsal la phalange, qu'on sépare en coupant le tendon fléchisseur et en rasant sa face antérieure.

B) Procédé a deux lambeaux inégaux,
grand palmaire et petit dorsal

Ce procédé donne plus de jour que le procédé elliptique tout en laissant la cicatrice latérale et l'exécution de l'opération est rendue plus facile.

Opération. — Elle aussi se fait en quatre temps (fig. 64, médius).

a. *Premier temps : section de la peau*. — On dessine un lambeau palmaire (fig. 64, *efgh*), d'une longueur égale à l'épaisseur antéro-postérieure du doigt, ayant ses extrémités au niveau de l'interligne, un lambeau dorsal d'une longueur égale à la moitié du précédent (fig. 64, *ekij*). On incise d'abord la peau suivant la courbe dorsale ; le doigt relevé en extension par l'aide, on incise suivant la courbe palmaire.

b. *Deuxième temps : section du tissu cellulaire*. — On incise le tissu cellulaire, on dissèque de bas en haut le lambeau cutané correspondant, d'abord à la face dorsale, ensuite à la face palmaire.

c. *Troisième temps : section des tendons*. — On coupe le tendon extenseur au niveau de l'interligne.

d. *Quatrième temps : désarticulation*. — On coupe les ligaments de gauche à droite et on termine en luxant et en rasant la phalange ; le tendon fléchisseur est coupé en sortant.

C) Procédé a lambeau palmaire

On étudiera la ligne d'incision de ce procédé comparativement a la ligne d'incision elliptique pour bien saisir les différences qui existent entre le mode elliptique et le procédé à lambeau proprement dit.

1° **Opération**. — On exécutera d'abord le procédé avec les quatre temps classiques ; puis, on s'exercera au procédé rapide de la période préanesthésique qui peut avoir aux doigts son application.

a. *Premier temps : section de la peau*. — Tracé de l'incision (fig. 64, annulaire). Incision dorsale dans un plan perpendiculaire à l'axe du doigt, suivant la demi-circonférence dorsale a 1 millimètre au-dessous de l'interligne (fig. 64, *kl*). Incision palmaire délimitant un lambeau dont l'extrémité fig. 64, *m*) est a une distance de la base égale a une fois et demie l'épaisseur antéro-postérieure du doigt. On dessine cette incision en marchant parallèlement à l'axe du doigt dans les deux tiers supérieurs et en décrivant une courbe dans le tiers inférieur.

b. *Deuxième temps : section du tissu cellulaire et dissection du lambeau.* — On repasse dans le tissu cellulaire de l'incision dorsale. On dissèque de la pointe à la base le lambeau palmaire.

c. *Troisième temps : section des tendons.* — On coupe le tendon extenseur au niveau de l'interligne.

d. *Quatrième temps : des articulations.* — Rien de particulier.

2° Opération par le procédé rapide. — Le procédé rapide diffère surtout par la taille du lambeau. Il se fait en trois temps :

a. *Premier temps : section des parties molles dorsales.* — On a dessiné le lambeau. On incise peau et tissu cellulaire de gauche à droite suivant la demi-circonférence dorsale.

b. *Deuxième temps : section des ligaments latéraux, ouverture de l'article.* — On coupe successivement le ligament latéral à sa gauche, le tendon à la face dorsale, le ligament latéral à sa droite.

c. *Troisième temps : taille du lambeau palmaire.* — L'articulation largement ouverte, la phalange fléchie et luxée, on passe le bistouri à plein tranchant derrière la phalange, on le conduit en rasant l'os jusqu'au voisinage de la pointe du lambeau. A ce moment la phalange est ramenée de la flexion à l'extension, et maintenue entre le pouce et l'index de la main gauche placés l'un à la face palmaire, l'autre à la face dorsale de la phalange enlevée, au niveau de la base du lambeau, ces deux doigts tenus perpendiculairement au doigt malade. On fait alors marcher le bistouri en l'inclinant vers le sol au moment où il achève la pointe du lambeau.

§ 2. — DÉSARTICULATION

DE L'UN DES QUATRE DERNIERS DOIGTS

1° Données anatomique, physiologique, linéaire. — Métacarpien à tête convexe oblongue d'avant en arrière; phalange avec cavité glénoïde à direction transversale, avec deux saillies latérales débordant la tête métacarpienne. Le palper apprécie ces deux saillies au-dessus desquelles est l'interligne *(point de repère)*.

Ligament antérieur très fort, deux ligaments latéraux, tendons extenseurs et fléchisseurs.

La flexion détermine un angle saillant qui appartient à la tête métacarpienne. L'interligne est notablement au-dessous de cet angle, à 1 bon centimètre. La traction du doigt détermine entre les surfaces articulaires un écartement de 4 millimètres avec dépressions latérales indiquant la situation de l'interligne.

L'interligne est à 2 centimètres et demi au-dessus du pli digito-palmaire.

2° Choix d'un procédé. — Il faut éviter les cicatrices palmaires exposées aux pressions. Le meilleur procédé est le procédé circulaire avec fente dorsale, procédé dit en **T**. Sans la fente, la désarticulation est difficile. Les procédés ovalaires, en raquette, qui enlèvent de la peau à la face dorsale découvrent trop la tête métacarpienne.

Le procédé en **T** est bon pour tous les doigts. Pour les chefs de file, index et petit doigt, on emploie volontiers les procédés à lambeau externe (index), interne (petit doigt), qui reportent la cicatrice dans l'espace interdigital.

Nous indiquerons d'abord le procédé en **T**, puis le procédé à lambeau externe pour l'index, qui servira d'exercice pour la taille d'un lambeau latéral.

La désarticulation des doigts est très avantageusement pratiquée par la méthode sous-capsulo-périostée. Dans les cas où on ampute un des doigts du milieu, annulaire ou médius, on peut faire suivre avec avantage la désarticulation de la *section de la tête métacarpienne*. Les doigts voisins se rapprochent et la difformité est mieux dissimulée.

A) Procédé en T

1° Attitude. — Main du sujet en pronation. L'aide fixe la main, rétracte la peau et fléchit les autres doigts. L'opérateur saisit le doigt entre le pouce d'une part, l'index et le médius de l'autre, et fléchit également.

2° Opération. — Cette opération comporte quatre temps (fig. 64, médius).

a. *Premier temps : section de la peau*. — Le tracé de l'incision comprend une circulaire (fig. 64 *ab*) passant par le pli digito-palmaire, et une incision dorsale médiane dans l'axe du doigt descendant du sommet de la tête métacarpienne perpendiculairement sur la circulaire (fig. 64, *cd*).

Avec le bistouri, on incise successivement : 1° la demi-circonférence dorsale ; 2° la branche verticale du **T** ; 3° le doigt étant relevé, la demi-circonférence palmaire.

b. *Deuxième temps : section des couches sous-cutanées et dissection*. — On repasse le bistouri dans la même incision et dans le même ordre, intéressant toute la couche cellulo-adipeuse. Puis on dissèque à la face dorsale de chaque côté de la fente un lambeau angulaire, jusqu'au niveau de l'interligne ; on poursuit cette dissection sur les faces latérales. Pour l'exécution, on saisit entre le pouce et l'index gauche chacun des angles des lambeaux ; l'aide a de la main droite saisit et fixe le doigt.

c. *Troisième temps : section des tendons*. — L'opérateur reprend le doigt, le fléchit, et sectionne le tendon extenseur au niveau de l'interligne, dans lequel le couteau pénètre.

d. *Quatrième temps : désarticulation*. — On coupe successivement ligament à sa gauche, sur le dos, ligament à sa droite. On termine en luxant le doigt et en rasant la face antérieure de la phalange ; section des tendons fléchisseurs.

B) PROCÉDÉ A LAMBEAU LATÉRAL EXTERNE (*index*)

Opération. — Elle s'exécute en quatre temps (fig. 65, index).

a. *Premier temps : section de la peau*. — Tracé de l'incision. Elle se compose d'une incision circonscrivant le lambeau

externe, et d'une incision dans un plan perpendiculaire à la
précédente réunissant les deux extrémités de la première. L'incision circonscrivant le lambeau a sa base dorsale un peu en
dedans (2 millimètres) du milieu de la face dorsale de la phalange, à 2 millimètres au-dessous
de l'interligne, sa base palmaire
un peu en dedans du milieu de
la face palmaire au niveau du
pli digito-palmaire. Le point déclive du lambeau est marqué sur
le milieu de la face externe du
doigt à une distance de l'interligne égale à une fois et demie
l'épaisseur transversale du doigt.
On réunit ces trois points en suivant les principes de la méthode
a un lambeau, c'est-à-dire en
menant l'incision dans l'axe du
doigt (deux tiers supérieurs), puis
en l'arrondissant en bec de canard
(tiers inférieur).

La deuxième incision réunit les
deux extrémités de la base du
lambeau en suivant l'union de la
commissure et de l'index, puis le
pli digito-palmaire.

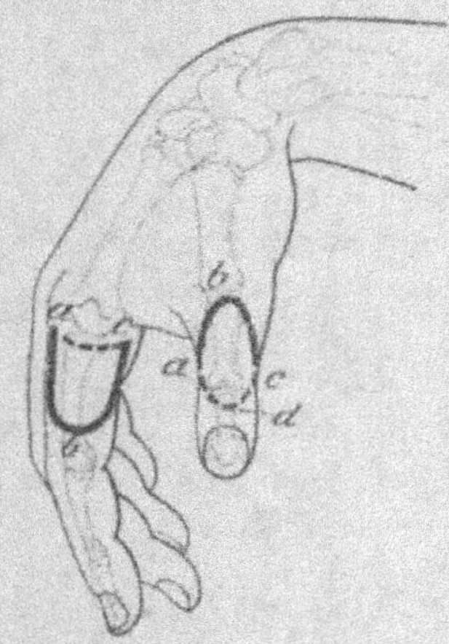

Fig. 65.

Désarticulation d'un doigt par
le procédé à lambeau latéral externe (index).
Désarticulation du pouce par
le procédé elliptique à lambeau palmaire.

L'incision dessinée, on sectionne la peau d'abord suivant
l'incision dessinant le lambeau, puis suivant l'incision transversale.

b. *Deuxième temps : section du tissu cellulaire sous-cutané et
dissection du lambeau.* — On repasse le bistouri en sectionnant
toute l'épaisseur du tissu cellulo-graisseux, on dissèque le lambeau de la pointe à la base.

c. *Troisième temps : section des tendons.* — On coupe successivement les extenseurs, les fléchisseurs. On ouvre l'interligne.

d. *Quatrième temps : désarticulation.* — On attaque l'interligne de gauche à droite par sa face dorsale ; on termine en luxant le doigt et en rasant la face palmaire.

§ 3. — DÉSARTICULATION DU POUCE

1° Donnée anatomique. — La tête du métacarpien est sphéroïdale et quadrilatère. Elle s'articule non seulement avec la phalange, mais aussi avec les os sésamoïdes compris dans l'épaisseur du ligament glénoïdien fibro-cartilagineux.

2° Donnée physiologique — La flexion détermine une forte dépression. L'interligne est alors à 6 millimètres au-dessous de l'angle saillant.

3° Donnée linéaire. — Il existe deux plis palmaires, l'un supérieur au niveau de l'interligne, l'autre inférieur, à distance variable du précédent.

4° Choix du procédé. — On emploiera de préférence le lambeau palmaire qui reporte la cicatrice à la face dorsale ; on le taillera suivant les règles de la méthode elliptique (elliptique à lambeau palmaire). A son défaut, on prendrait un lambeau latéral externe.

5° Attitude. — Un aide écarte les autres doigts. Le pouce est saisi entre le pouce et l'index et fléchi.

6° Opération. — Nous décrirons le procédé elliptique à lambeau palmaire (fig. 65).

a. *Premier temps : incision de la peau*. — On trace une ellipse ayant son point culminant (fig. 65, *b*) sur le milieu de la face dorsale à 2 millimètres au-dessous de l'interligne, son point déclive (fig. 65, *d*), au milieu de la face palmaire à une fois et demie l'épaisseur antéro-postérieure du doigt, les extrémités de son petit axe (fig. 65 *ac*) sur les faces latérales de la phalange à égale distance des faces dorsale et palmaire, des points culminant et déclive.

On incise d'abord suivant la demi-ellipse dorsale, puis, relevant le pouce, suivant la demi-ellipse palmaire.

b. *Deuxième temps : section des couches sous-cutanées et dissec-tion du lambeau.* — On repasse le bistouri dans l'incision, puis on dissèque le lambeau de sa pointe à sa base.

c. *Troisième temps : section des tendons.* — On coupe au niveau de l'interligne les tendons extenseurs et fléchisseurs et on ouvre l'interligne à la face dorsale.

d. *Quatrième temps : désarticulation.* — On incise à la face dorsale de gauche à droite ; on termine en luxant en arrière et en rasant la face antérieure de la phalange.

§ 4. — DÉSARTICULATION SIMULTANÉE
DE PLUSIEURS DOIGTS

1° Choix du procédé. — Quand l'état de la peau le permet, on fait par les procédés habituels la désarticulation isolée et successive de chaque doigt. Quand la peau des espaces interdigitaux est compro-mise, on peut enlever simultanément plusieurs doigts ; on emploiera de préférence le *procédé elliptique à lam-beau palmaire.* Nous décrivons ce procédé pour la désarticulation simul-tanée des quatre derniers doigts ; il sera facile d'appliquer un procédé analogue à deux ou trois doigts voi-sins.

2° Opération (fig. 66). — La dé-sarticulation simultanée des quatre derniers doigts, suivant le procédé elliptique à lambeau palmaire, se pratique en quatre temps :

a. *Premier temps : section de la peau.* — Le tracé est une ellipse à lambeau palmaire très court, à grand

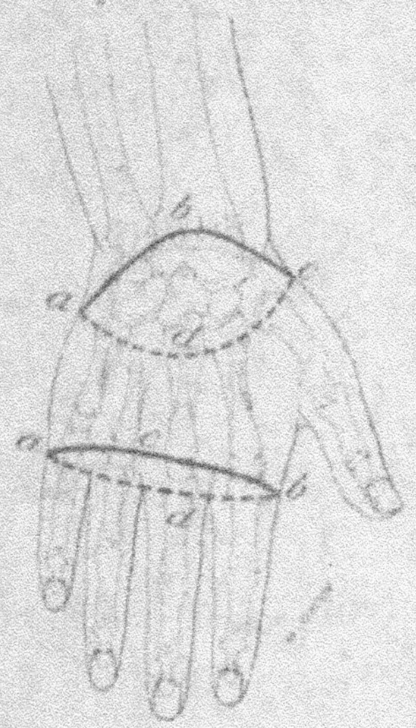

Fig. 66.

Désarticulation simulta-née des quatre derniers doigts.

axe transversal. La demi-ellipse dorsale a son point culminant (fig. 66 c), au milieu de la face dorsale, 3 millimètres au-dessus de l'interligne, ses extrémités sur les faces latérales du petit doigt et l'index au niveau des plis digito-palmaires (fig. 66, *ab*). La demi-ellipse palmaire (fig. 66, *abd*) réunit ces deux points en suivant les plis digito-palmaires.

Le pouce étant écarté par un aide, l'opérateur saisit les doigts, pouce en dessous, *sans les serrer, en les écartant*, les fléchit, et suit de la pointe de son bistouri la demi-ellipse dorsale.

Relevant les doigts, il suit la demi-ellipse palmaire ; pour bien inciser dans ce second temps, il faut tendre les palmes devant le bistouri, en écartant successivement le doigt qu'on a à sa gauche.

b. *Deuxième temps : section des tissus sous-cutanés.* — On libère la peau en incisant le tissu cellulaire jusqu'aux plans fibreux. On dissèque le lambeau.

c. *Troisième temps : section des tendons.* — On coupe successivement les tendons extenseurs, puis les fléchisseurs, en procédant de gauche à droite, au niveau de l'interligne.

d. *Quatrième temps : désarticulation.* — On désarticule successivement chaque doigt en procédant de gauche à droite.

§ 5. — Désarticulation des métacarpiens

1° **Données anatomique, physiologique, linéaire**. — L'interligne carpo-métacarpien dans son ensemble est à peu près transversal. Donnée précieuse, car les deux extrémités de l'interligne étant faciles à reconnaître, on trouvera très approximativement le niveau de chaque articulation métacarpienne en réunissant par une ligne droite ces deux extrémités. La situation des extrémités interne et externe est appréciable par le palper : de plus, elles se trouvent (donnée linéaire) l'interne à 3 centimètres au-dessous de la pointe du cubitus, l'externe à 2 centimètres et demie de la pointe du radius.

Les métacarpiens s'articulent par leur extrémité supérieure avec les os du carpe, trapèze, trapézoïde, grand os et os crochu. Ils s'articulent entre eux par des facettes latérales, à l'exception du premier métacarpien qui est indépendant de son voisin.

Ils présentent des ligaments dorsaux et palmaires qui les unissent aux os du carpe et à leurs voisins ; les quatre derniers présentent en outre des ligaments interosseux qui les unissent aux faces latérales des métacarpiens voisins.

Si dans sa direction générale, l'interligne est transversal, dans les détails il est très sinueux ; au point de vue opératoire, il faut étudier ces sinuosités du côté dorsal. Nous allons indiquer les particularités de chacune des cinq articulations métacarpiennes.

a. *Premier métacarpien*. — Il s'articule avec le seul trapèze. L'interligne du côté dorsal est en forme de **V** à pointe arrondie, dont l'ouverture est tournée du côté de l'extrémité digitale. On reconnaît sa situation par les trois indications suivantes : 1° il est à 2 centimètres et demi de la malléole radiale ; 2° il correspond à une dépression tangible à la face externe du poignet entre le trapèze et la tête métacarpienne ; 3° le métacarpien jouit d'une certaine mobilité, ce qui permet de reconnaître la situation de son extrémité supérieure.

L'artère radiale, en traversant le premier espace est très voisine (2 à 3 millimètres) de l'extrémité interne de cet interligne.

b. *Deuxième métacarpien*. — L'interligne a la forme d'un **M** à branche verticale externe très courte. Le métacarpien s'articule avec le trapèze, le trapézoïde et le métacarpien voisin. On reconnaît assez facilement la situation de l'interligne ; en suivant la face externe du métacarpien, dans l'espace interosseux, on arrive à une dépression située au-dessus d'une saillie qui est l'extrémité supérieure du métacarpien.

c. *Troisième métacarpien*. — Il est articulé avec le grand os. En dehors, il présente une saillie, l'apophyse styloïde, qui s'enfonce en coin dans le grand os et qui donne insertion au deuxième radial. En dedans, l'interligne est presque transversal, un peu oblique en bas et en dedans. On reconnaît sa situation en cherchant la saillie de l'apophyse styloïde et la saillie du deuxième radial appréciable dans la flexion. Se rappeler qu'il est à peu près au même niveau que l'interligne suivant.

d. *Quatrième métacarpien.* — Il s'articule avec le grand os et l'os crochu. L'interligne est presque transversal, ou, pour plus de précision, composé de deux parties se réunissant à angle obtus ouvert en bas. Ce métacarpien présente une mobilité remarquable qui permet de préciser la situation de l'interligne.

e. *Cinquième métacarpien.* — Il est articulé avec l'os crochu. Il présente sur le bord cubital une saillie qui déborde l'interligne de 3 millimètres. L'interligne très oblique en bas et en dehors irait couper le deuxième métacarpien à sa partie moyenne. On reconnaît sa situation : 1° à l'existence de la saillie susdite très appréciable et surmontée d'une dépression ; 2° à sa situation à 3 centimètres de la pointe du cubitus.

2 Opérations diverses. — Nous étudierons successivement :

1° *La désarticulation d'un métacarpien isolé ;*

2° *La désarticulation simultanée de deux métacarpiens voisins ;*

3° *La désarticulation simultanée des trois métacarpiens du milieu ;*

4° *La désarticulation simultanée de trois métacarpiens de côté ;*

5° *La désarticulation simultanée des quatre derniers métacarpiens ;*

6° *La désarticulation simultanée des cinq métacarpiens.*

A) Désarticulation isolée d'un métacarpien quelconque

Inutile de faire une description pour chaque métacarpien. Le temps de la désarticulation seul varie par quelques particularités que nous indiquerons à propos de ce temps.

1° Choix d'un procédé. — L'opération est un désossement. On donne à l'incision des parties molles la forme d'une raquette à queue très allongée. Quant au désossement et à la désarticulation, on peut les faire soit au bistouri, soit à la rugine ; on s'exercera à ces deux pratiques. La méthode sous-

périostée se présente là avec tous ses avantages, perfection dans
le désossement, facilité dans l'acte de désarticulation qu'on
peut exécuter même si on a oublié les particularités difficiles
à retenir de l'anatomie de ces articulations. Comme exercice
d'amphithéâtre, on ne négligera pas l'emploi du bistouri, pour
s'habituer aux difficultés et pour se remémorer les détails anatomiques.

2° **Attitude** — Main du sujet en pronation. L'aide fléchit et
écarte les autres doigts. De la gauche, l'opérateur saisit le doigt
à enlever et fléchit la première phalange.

3° **Opération au bistouri** (fig. 67, premier métacarpien). —
Elle s'exécute en quatre temps.

a. *Premier temps : section de la
peau.* — Incision longitudinale
(fig. 67, *ab*), sur le dos du métacarpien et dans l'axe du métacarpien, remontant à 1 centimètre
au-dessus de l'article, descendant
jusqu'à la tête du métacarpien.
De là, incision oblique à droite jusqu'au pli digito-palmaire (donner
une légère convexité à cette incision), puis incision transversale
(fig. 67, *cd*) suivant le pli digito-
palmaire en relevant le doigt ;
le doigt fléchi, incision oblique
à gauche rejoignant la queue de
la raquette (donner une légère
convexité à cette incision).

b. *Deuxième temps : section des
couches sous-cutanées.* — Sur la

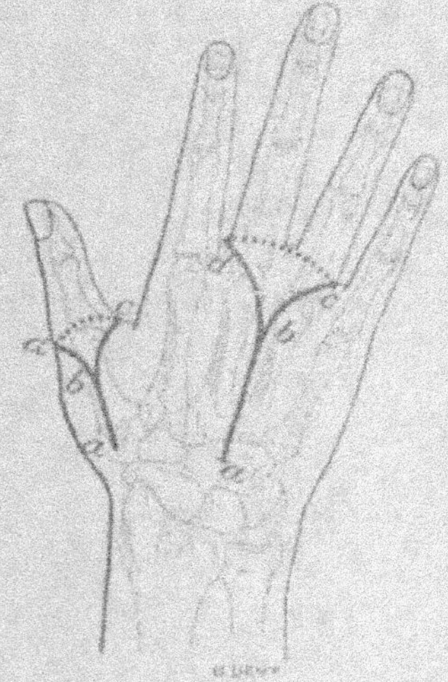

Fig. 67.
Désarticulation des méta-
carpiens.

face dorsale, libérer les lèvres de l'incision ; au niveau de la
boucle de la raquette, disséquer les téguments jusqu'au niveau
du col du métacarpien, en ayant soin de ne pas ouvrir l'articulation digitale.

c. *Troisième temps : section des muscles et des tendons*. — Couper le tendon extenseur à 2 millimètres au-dessous de l'interligne carpo-métacarpien. Désosser de haut en bas la face de l'os qui est à gauche ; arrivé au niveau de l'extrémité inférieure, couper les chairs et les tendons fléchisseurs au-dessus de la tête métacarpienne, en conduisant le tranchant d'emblée jusqu'à l'os comme si on voulait décapiter la tête métacarpienne ; puis désosser la face latérale du métacarpien à sa droite de bas en haut.

d. *Quatrième temps : désarticulation*. — Pour les métacarpiens articulés entre eux par des faces latérales, on commencera par les articulations inter-métacarpiennes ; on portera d'abord le bistouri sur l'interligne de haut en bas pour couper les ligaments dorsaux, on attaquera ensuite les ligaments interosseux avec la lame tournée tranchant en avant, insinuée à 45 degrés et relevée à angle droit. — On passe ensuite à l'articulation carpo-métacarpienne ; on coupe les ligaments dorsaux de gauche à droite ; on fait bâiller et on luxe l'extrémité supérieure du métacarpien ; on termine en rasant la face antérieure du métacarpien.

Remarque. — Dans la désarticulation du premier métacarpien, veiller à ne pas blesser l'artère radiale. Afin de l'éviter sûrement, on fera la désarticulation en attaquant l'interligne en dedans, du côté de l'espace intermétacarpien.

4° Procédé à la rugine. — L'opération par ce procédé s'exécute, comme la précédente, en quatre temps :

a et b. *Premier et deuxième temps*. — Les deux premiers temps comme dans le procédé au bistouri. L'emploi de la rugine commence dans le troisième temps.

c. *Troisième temps : section des muscles et des tendons. Désossement*. — On coupe le tendon extenseur. On incise au bistouri le périoste suivant l'incision longitudinale. On sectionne les chairs autour du col, en comprenant le périoste dans la section. On prend alors la rugine et on décolle le périoste de bas en haut d'abord à sa gauche, puis à sa droite, enfin à la face antérieure de l'os.

d. *Quatrième temps : désarticulation*. — On l'exécute très simplement en désinsérant les insertions ligamenteuses du métacarpien. Il suffit pour cela de raser l'os en continuant pour ainsi dire la dénudation périostique ; on sait en effet que ces ligaments sont en continuité avec le périoste.

II) DÉSARTICULATION SIMULTANÉE
DE DEUX MÉTACARPIENS VOISINS

1° Choix du procédé. — On a recours au procédé en raquette. L'opération est, sauf quelques modifications faciles à prévoir, la même que la désarticulation d'un seul métacarpien.

2° Opération (au bistouri) (fig. 67, médius et annulaire). — Cette opération comporte quatre temps :

a. *Premier temps : section de la peau*. — Incision longitudinale (fig. 67, *ab*) sur la face dorsale du métacarpe dans l'espace interosseux, remontant à 1 centimètre au-dessus des articulations, descendant jusqu'au niveau des têtes métacarpiennes ; à l'extrémité supérieure de cette incision, on fait une incision perpendiculaire de 3 centimètres, répondant par son milieu à cette extrémité supérieure (dans le but de faciliter le temps de la désarticulation). De l'extrémité inférieure de la queue de la raquette, incision oblique à droite jusqu'au pli digito-palmaire ; les deux doigts relevés, incision transversale (fig. 67, *cd*) des deux plis digito-palmaires ; les doigts fléchis, incision oblique à gauche rejoignant la queue de la raquette.

b. *Deuxième temps : section des couches sous-cutanées*. — Sur la face dorsale, disséquer les lèvres de la raquette ; en avant disséquer les téguments jusqu'au niveau des têtes métacarpiennes.

c. *Troisième temps : section des muscles et des tendons*. — Couper les tendons extenseurs à 2 millimètres au-dessous de l'interligne. Détacher les parties molles, à sa gauche sur la moitié du métacarpien correspondant ; disséquer les parties molles dans l'espace intermétacarpien en laissant en place les chairs de l'espace interosseux qui seront enlevées avec les métacarpiens ; dénuder le métacarpien à sa droite.

d. *Quatrième temps : désarticulation.* — Attaquer d'abord les articulations intermétacarpiennes, puis les articulations métacarpo-carpiennes de gauche à droite.

3° Opération par la méthode sous-périostée. — Si on employait la rugine, on dénuderait séparément les deux métacarpiens qu'on enlèverait en laissant en place les chairs de l'espace interrosseux.

C) Désarticulation simultanée des trois métacarpiens du milieu

(Pince de homard.)

1° Choix du procédé. — On emploie un procédé dit en **Y**. C'est une modification du procédé en raquette approprié à la région ; pour ne pas avoir excès de parties molles, on en supprime une partie par le moyen que nous allons décrire.

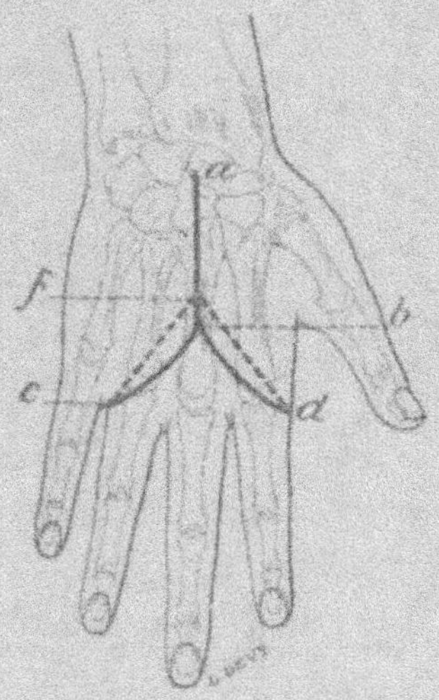

Fig. 68
Pince de homard.

2° Opération (fig. 68). — Voici la description de cette opération exécutée au bistouri.

a. *Premier temps : section de la peau.* — Le tracé donne un Y à la face dorsale, ou **V** à la face palmaire. Incision dorsale (fig. 68, *ab*) commençant à 1 centimètre au-dessous de l'articulation du poignet, descendant dans l'axe jusqu'au milieu du troisième métacarpien ; de là deux incisions obliques (fig. 68, *bc* et *bd*), l'une à gauche, l'autre à droite, aboutissant l'une au milieu de la commissure de l'annulaire et du petit doigt, l'autre au bord externe du pli digito-palmaire, enfin deux incisions obliques palmaires (fig. 68, *cf* et *df*) de l'extrémité des incisions précédentes au milieu du troisième métacarpien.

b. *Deuxième temps : section des couches sous-cutanées et dissection.* — On repasse dans l'incision, et on dissèque les téguments de la face dorsale jusqu'au niveau des os à dénuder.

c. *Troisième temps : section des tendons et des muscles.* — On coupe les extenseurs à 2 millimètres au dessous des interlignes. On dénude les faces latérales des métacarpiens extrêmes. A la face palmaire, on sectionne les parties suivant les branches du **V** jusqu'au squelette et au-dessus, on dissèque les parties molles le plus haut possible.

d. *Quatrième temps : désarticulation.* — On attaque d'abord l'articulation intermétacarpienne du quatrième et du cinquième métacarpiens ; puis les articulations carpo-métacarpiennes de gauche à droite.

D) DÉSARTICULATION SIMULTANÉE DE TROIS MÉTACARPIENS EXTRÊMES (1er, 2e et 3e, ou 3e, 4e et 5e)

1° **Choix du procédé**. — On emploie un procédé à lambeau palmaire triangulaire, qui, en raison de la forme de la plaie et du lambeau, prend le nom de *procédé losangique*. En effet, les deux incisions dorsales qui limitent la plaie et les deux incisions palmaires qui limitent le lambeau forment un losange.

2° **Opération**. — Nous la décrirons pour les troisième, quatrième et cinquième métacarpiens (fig. 69). Elle s'exécute en trois temps :

a. *Premier temps : section de la peau.* — Incision dorsale commençant à la partie supérieure du cinquième métacarpien (fig. 69, *a*) (4 millimètres au-dessous de l'interligne), dirigée obliquement vers le point de réunion du quart supérieur et des trois quarts inférieurs du troisième métacarpien (fig. 69, *b*). De ce point l'incision suit la face dorsale du troisième métacarpien jusqu'à sa tête, dans l'axe du métacarpien, puis devient oblique vers la commissure de l'index et du médius, rasant la face interne du médius jusqu'au pli digito-palmaire (fig. 69, *bc*.)

Incision palmaire circonscrivant un lambeau triangulaire

ayant pour extrémités les extrémités de l'incision dorsale...
et pour sommet ? Un point x à déterminer sur la face palmaire
et correspondant au quatrième angle du losange.

Le mieux pour trouver ce point est de dessiner le losange
sur la face dorsale : on détermine ainsi le quatrième angle ; en prenant un point symétrique sur la face palmaire, on aura le point x théorique ; mais, en pratique, il faut un lambeau plus long, et on devra rapprocher le point x de la face palmaire, sur le prolongement de la petite bissectrice du losange. On réunit le point ainsi trouvé (fig. 69, *d*) aux deux extrémités de l'incision dorsale par deux incisions palmaires (fig. 69, *da* et *dc*).

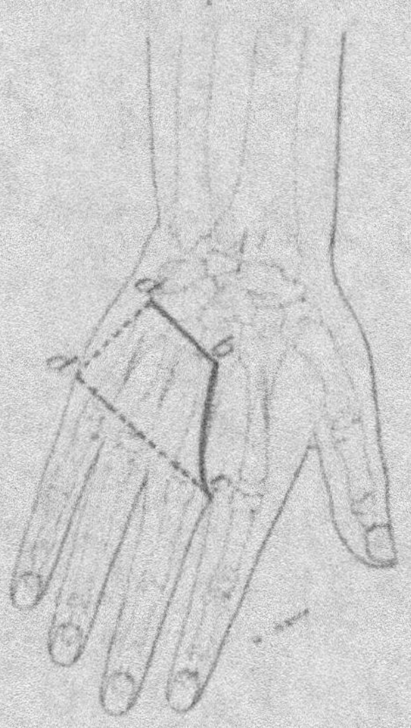

Fig. 69.
Désarticulation simultanée
de 3 métacarpiens externes.

b. Deuxième temps : section des couches sous-cutanées. — On repasse le bistouri dans le tissu cellulaire ; à la face palmaire on dissèque un lambeau cutané jusqu'au milieu du métacarpe.

c. Troisième temps : section des tendons et des muscles. — On coupe les tendons extenseurs ; on dénude la face externe du troisième métacarpien. A la face palmaire on coupe les tendons fléchisseurs et les muscles au-dessous de l'interligne.

d. Quatrième temps : désarticulation. — On attaque successivement l'articulation intermétacarpienne et les articulations carpo-métacarpiennes.

E) DÉSARTICULATION DES 2ᵉ, 3ᵉ, 4ᵉ et 5ᵉ MÉTACARPIENS

1° Choix du procédé. — On choisit le procédé à lambeau palmaire taillé suivant le mode elliptique.

2° Opération. — Elle se fait en quatre temps (voir fig. 66, p. 197).

a. *Premier temps : section de la peau*. — Incision dorsale (fig. 66, *abc*) convexe en haut, remontant à 5 millimètres au-dessous de l'interligne au niveau de l'espace interosseux des troisième et quatrième métacarpiens. Le point déclive (fig. 66, *d*) est à la face palmaire à une distance de l'interligne égale à une fois et demie l'épaisseur de la main. Les incisions dorsale et palmaire se rencontrent sur les côtés interne du cinquième métacarpien et externe du deuxième à égale distance des points culminant et déclive. On incise d'abord suivant la demi-ellipse dorsale, puis suivant la demi-ellipse palmaire.

b. *Deuxième temps : section des couches sous-cutanées*. — A la face palmaire on dissèque un lambeau cutané.

c. *Troisième temps : section des tendons et des muscles*. — On l'exécute successivement à la face dorsale et à la face palmaire, au niveau de l'interligne.

d. *Quatrième temps : désarticulation*. — De gauche à droite.

F) DÉSARTICULATION DES CINQ MÉTACARPIENS

On a recours au procédé elliptique à lambeau palmaire en suivant un manuel opératoire calqué sur l'opération ci-dessus indiquée pour les quatre derniers métacarpiens.

§ 6. — DÉSARTICULATION DU POIGNET

1° Donnée anatomique. — Du côté de l'avant-bras, apophyses styloïdes du radius et du cubitus; surface articulaire concave. Du côté du carpe, condyle brisé. L'interligne des deux rangées du carpe pourrait être confondu avec l'interligne radio-carpien, surtout en dedans, à cause du parallélisme de l'articulation du pyramidal et du crochu d'une part, et de l'articulation du poignet de l'autre. On s'expose à pénétrer dans cet interligne, si on attaque l'articulation par le côté interne.

Ligaments latéraux, dorsaux, palmaires. Ceinture de tendons.

2° Donnée physiologique. — Dans l'extension, les os de la première rangée disparaissent sous le bord postérieur des os de l'avant-bras. Dans la flexion, les os de la deuxième rangée font une saillie, qu'il faut se garder de confondre avec le condyle carpien.

3° Donnée linéaire. — L'apophyse styloïde du radius (au fond de la tabatière) est à 6 millimètres plus bas que celle du cubitus, laquelle est au niveau et en arrière du pisiforme. La convexité du condyle carpien remonte à 6 millimètres au-dessus de la ligne bistyloïdienne.

4° Choix d'un procédé. — Nous indiquerons deux procédés, le circulaire et l'elliptique à lambeau palmaire.

Le circulaire est bon : il place la cicatrice au bout du moignon non exposé aux pressions. La peau étant bien nourrie, on peut se contenter d'une manchette cutanée. Le procédé à lambeau palmaire convient aux cas où les téguments sont détruits à la face dorsale ; on le taille par la méthode elliptique en donnant à la demi-ellipse dorsale une forme ogivale.

A) Procédé circulaire

1° Attitude. — L'aide saisit l'avant-bras et présente successivement les faces dorsale et palmaire. L'opérateur se place debout devant l'opéré et prend dans sa main gauche la main du sujet.

2° Opération. — Elle comprend quatre temps.

a. *Premier : temps section des téguments*. — Incision circulaire au niveau de l'interligne carpo-métacarpien. On exécute cette incision en deux temps : face dorsale, puis face palmaire, de gauche à droite.

b. *Deuxième temps : section du tissu cellulaire et dissection de la manchette*. — On dissèque la manchette jusqu'au niveau de l'interligne ; *attention* au pisiforme.

c. *Troisième temps : section des tendons à la face dorsale*. — On les coupe au niveau de l'interligne que l'on ouvre dans ce temps opératoire.

4. *Quatrième temps : désarticulation.* — Pour une raison indi-quée plus haut, on désarticule toujours en commençant du côté radial ; par con-séquent, pour la main droite, on manque à la règle habituelle qui consiste à désar-ticuler de gauche à droite.

Pour désarticuler, on fléchit le poi-gnet, on place le pouce et l'indexe de la main gauche sur les apophyses sty-loïdes et on entre franchement le couteau dans l'interligne. En sortant à la face palmaire on coupe les tendons fléchisseurs.

B) Procédé elliptique
à lambeau palmaire

1° **Opération.** — Elle comporte quatre temps (fig. 70).

a. *Premier temps : section de la peau.* — Tracé de l'incision. Le point culmi-nant (fig. 70, *c*) de l'ellipse est marqué sur le dos du poignet à 5 millimètres au-dessous de l'interligne ; le point dé-clive (fig. 70, *d*), sur la face palmaire, à une distance de l'interligne égale à une fois et demie l'épaisseur antéro-postérieure du poignet. Extrémités du diamètre transversal de l'ellipse sur les faces latérales du poignet à égale dis-tance des points culminant et déclive (fig. 70, *ab*).

Dessiner la demi-ellipse supérieure, non pas en suivant une convexité régulière, mais en ogive, de façon à ce qu'une plus

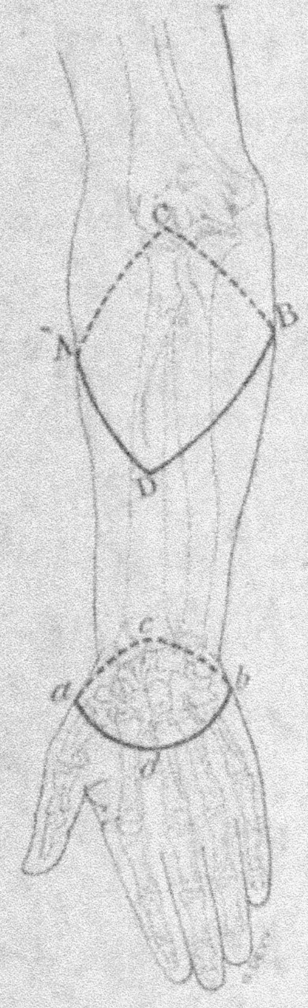

Fig. 70.
Désarticulation du poi-gnet suivant le pro-cédé elliptique à lam-beau palmaire.

grande quantité de peau soit respectée au niveau des saillies
styloïdiennes.

b. *Deuxième temps : section du tissu cellulaire*. — Disséquer
le lambeau de bas en haut en y comprenant d'abord seulement
la peau, puis en y comprenant un peu des masses musculaires
des éminences thénar et hypothénar (à moins qu'on ne soit
partisan des lambeaux purement cutanés).

c. *Troisième temps : section des tendons*. — On les coupe à la
la face dorsale au niveau de l'interligne, que l'on ouvre.

d. *Quatrième temps : désarticulation*. — Toujours en commençant par le côté radial. Section des tendons fléchisseurs.

§ 7. — DÉSARTICULATION DU COUDE

1° Donnée anatomique. — L'interligne occupe les deux
tiers externes de l'axe transversal de l'humérus, le tiers interne
correspondant à l'épitrochlée. L'interligne transversal en dehors
(articulation radio-humérale), est angulaire en Λ en dedans
(bec coronoïdien). Deux forts ligaments latéraux en éventail.
En avant, tendons du biceps et du brachial antérieur. Masses
musculaires interne et externe. En arrière, tendon du triceps
et cul-de-sac synovial.

2° Donnée physiologique. — Dans les mouvements de
pronation, on sent rouler la tête radiale. Par la flexion, la
saillie olécranienne s'abaisse à 3 centimètres au-dessous de la
ligne des tubérosités.

3° Donnée linéaire. — L'interligne est au-dessous de la
ligne des tubérosités à 3 centimètres de l'épitrochlée, 2 centimètres de l'épicondyle.

4° Choix du procédé. — Nous indiquerons deux procédés
comme les meilleurs, le procédé circulaire et le procédé elliptique à lambeau antérieur.

On a conseillé de scier systématiquement l'extrémité inférieure de l'humérus après désarticulation. On doit préférer
aujourd'hui la désarticulation pure et simple : on ne sciera

l'humérus que si on manque d'étoffe pour recouvrir ou si l'os
lui-même est malade.

La méthode sous-capsulo-périostée sera avantageusement
appliquée dans les lésions non néopla-
siques : on pourra utiliser les incisions
circulaire ou elliptique. Mais s'il est
indiqué de faire une exploration préliminaire dans le but de savoir si on
aura recours à une extraction d'os malades ou d'esquilles, à une résection, ou
à une désarticulation, on préférera le
mode imité des résections dont nous
donnons une description spéciale.

A) Procédé circulaire (au couteau).

1° **Attitude**. — L'aide tient le bras
écarté du tronc. Le chirurgien, placé
en avant et en dehors, saisit l'avant-
bras à la partie moyenne.

2° **Opération**. — Elle s'exécute en
quatre temps (fig. 71).

a. *Premier temps : section de la peau.*
— Au niveau de l'interligne, on prend
avec une ficelle le périmètre du membre;
on plie la ficelle en quatre, et on porte
cette longueur du côté de l'avant-bras,
à partir de l'interligne. A ce niveau,
on trace une circulaire (fig. 71, *ab*) à
laquelle on donne une légère obliquité.
Tandis qu'en dedans, la courbe est au
niveau du point ci-dessus indiqué, en
dehors elle descend un pouce plus bas
(à cause de la rétractilité plus grande
de la peau à la partie externe).

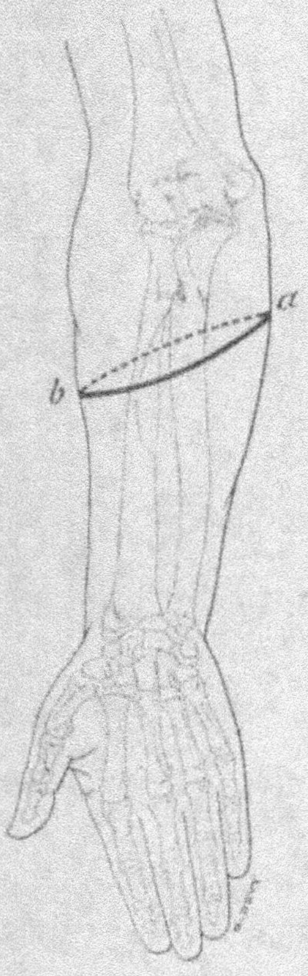

Fig. 71.

Désarticulation du cou-
de par le procédé cir-
culaire.

Suivant cette ligne, on coupe la peau d'abord à la face antérieure, puis à la face postérieure (pronation). A l'avant-bras,

on fait les sections circulaires en deux temps, en profitant des mouvements de pronation et de supination.

b. *Deuxième temps : dissection de la peau*. — On dissèque la peau sur une hauteur de 3 centimètres.

c. *Troisième temps ; section des muscles et tendons*. — On coupe en avant muscles et tendons jusqu'à l'os et on les dissèque jusqu'au niveau de l'interligne. (Le tendon postérieur n'est coupé qu'après désarticulation.)

d. *Quatrième temps ; désarticulation*. — Le membre en supination, pénétrer à plein tranchant dans l'articulation radio-humérale, le couteau tenu verticalement (pointe en bas, bras droit ; pointe en haut, bras gauche). Puis on contourne avec la pointe du couteau la saillie angulaire de l'apophyse coronoïde. On coupe le ligament latéral interne immédiatement sous l'épitrochlée, d'arrière en avant. On luxe alors le cubitus en avant, et le couteau étant placé transversalement dans l'interligne on termine en coupant le tendon du triceps en rasant l'olécrane.

Remarque. — Si la désarticulation doit être suivie de la section de l'extrémité humérale, l'opération diffère par les deux points suivants : les mensurations sont prises au niveau de la ligne des tubérosités, et la longueur du lambeau mesurée de ce niveau. Après désarticulation, on dégage les tubérosités avec la rugine et on scie immédiatement au-dessus de la surface cartilagineuse.

B) Procédé elliptique

Ici comme au poignet, pour recouvrir les tubérosités avec plus de perfection, on apportera au tracé de l'incision elliptique la modification dite ogivale.

Opération. — Voici les quatre temps qui la composent (fig. 72).

a. *Premier temps : incision de la peau*. — Point culminant (fig. 72, b), au sommet de l'olécrane ; point déclive à une demi-circonférence de l'interligne, non sur le milieu de la face antérieure de l'avant-bras, mais à la jonction du tiers externe et des deux tiers internes (fig. 72, d), à cause de la rétractilité de

la peau. Extrémités du petit diamètre de l'ellipse (fig. 72, *ac*)
sur les faces latérales de l'avant-bras à égale distance des points
culminant et déclive. Au lieu de dessi-
ner les incisions demi-elliptiques supérieure et inférieure en demi-ellipse, on
les dessine en ogive, c'est-à-dire que,
partant des points latéraux, elles aboutissent presque angulairement aux points
culminant et déclive. Grâce à l'extrême
rétractilité de la peau, ces incisions
s'arrondissent énormément dès qu'on
a pratiqué la section du tissu cellulaire
sous-cutané.

L'avant-bras en pronation, on suit
de gauche à droite la demi-ogive supérieure, le bras en supination, la demi-
ogive inférieure.

b. *Deuxième temps : section du tissu
cellulaire.* — On repasse le bistouri
dans le même ordre, de façon à affranchir le tissu cellulaire.

c. *Troisième temps : section des muscles.*
— Elle se fait par transfixion. L'avant-
bras fléchi et en supination, le couteau
est passé à la base du lambeau, ras le
squelette, tranchant en bas. L'avant-
bras étendu, le couteau est ramené en
bas et suit le contour du lambeau cutané.

d. *Quatrième temps : désarticulation.*
— Comme dans la méthode circulaire.

C) MÉTHODE SOUS-CAPSULO-PÉRIOSTÉE.
PROCÉDÉ CIRCULAIRE AVEC FENTE
DORSALE (OLLIER)

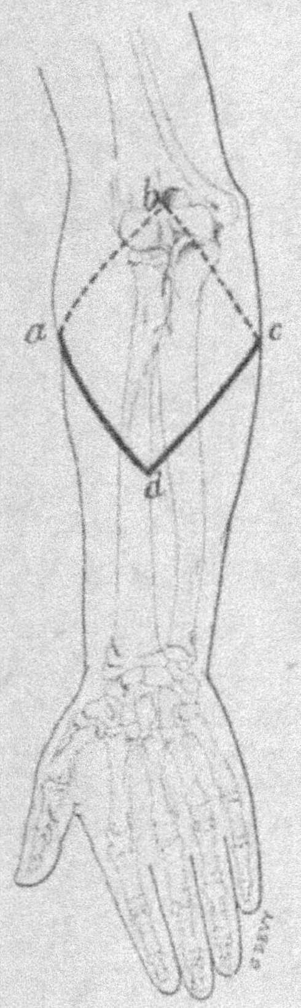

Fig. 72.
Désarticulation
du coude.
Procédé elliptique.

1° **Tracé de l'incision**. — Incision en **T**. La circulaire
est marquée à la distance déterminée par la mensuration.

L'incision verticale commence à 8 millimètres au-dessus de la pointe de l'olécrâne et descend le long de la crête du cubitus.

2° Opération. — On y distingue trois temps :

a. *Premier temps*. — Incision des parties molles et de la gaine périostique suivant la portion verticale du tracé de l'incision.

b. *Deuxième temps : dénudation périostique, ouverture de la capsule, luxation des deux os*. — On dénude d'abord l'olécrâne, l'extrémité supérieure du cubitus. On dénude ensuite par la même incision l'extrémité supérieure du radius. La capsule ouverte, on luxe les deux os en arrière ; on achève la dénudation des os jusqu'au niveau de la section des parties molles.

c. *Troisième temps : section des parties molles*. — On coupe circulairement la peau et les couches musculaires.

§ 8. — DÉSARTICULATION DE L'ÉPAULE

1° Donnée anatomique. — Rappelons seulement un détail anatomique utilisé dans l'opération rapide, dite de Lisfranc. L'articulation est coiffée de la voûte acromio-coracoïdienne, constituée en arrière et en haut par l'acromion et la portion externe de la clavicule, en avant et en bas par l'apophyse coracoïde. Entre l'acromion et la clavicule d'une part et la coracoïde de l'autre est un espace triangulaire occupé par le ligament acromio-coracoïdien, qui s'étend du sommet de l'acromion au bord postérieur de la coracoïde ; entre le bord postérieur de ce ligament est un petit espace rempli de tissu adipeux, espace déprimé, tangible, *défaut de la cuirasse*, que doit viser la pointe du couteau.

2° Donnée linéaire. — Entre la tête humérale d'une part, la partie antérieure de l'acromion ou l'apophyse coracoïde de l'autre, il y a 1 centimètre et demi. Le bras pendant, la partie articulaire de la tête déborde le bord externe de l'acromion de 5 millimètres.

3° Choix du procédé. — La circulaire simple serait d'une exécution presque impossible. La circulaire avec fente externe donne un accès facile. Mais, comme elle donne un superflu de parties molles, on emploie volontiers l'ovalaire modifiée, la raquette qui donne à l'épaule un très bon résultat.

La méthode sous-périostée offre à l'épaule de grands avantages au point de vue de l'exploration du squelette, de l'hémostase et du moignon. Nous donnerons là description du procédé, qui consiste à commencer l'opération par ouverture de la capsule, comme si l'on entreprenait une résection.

On pourrait aussi, croyons-nous, pratiquer l'opération par un procédé identique à celui qui est plus spécialement employé à la hanche ; à savoir, faire d'abord une amputation circulaire du bras au niveau des bords axillaires inférieurs, avec application de la bande hémostatique, et après hémostase, désosser le moignon en s'aidant d'une fente verticale externe.

Pour obéir à la tradition, nous décrirons aussi la brillante opération de Lisfranc, qui consiste en un procédé à deux lambeaux, l'un postéro-externe, l'autre antéro-interne. C'est une des merveilles de la chirurgie préanesthésique. Cette opération pourrait être exceptionnellement indiquée (?).

A) Procédé en raquette (Larrey)

1° Attitude. — Épaule au bord de la table, portant à faux. Aide du côté de la tête. Chirurgien en dehors du membre.

2° Opération. — Elle s'exécute en quatre temps (fig. 73).

a, Premier temps : section de la peau. — Tracé de l'incision. La queue de la raquette (fig. 73, *ab*) descend de la pointe de l'acromion, suivant l'axe du bras, de trois travers de doigt ; de là deux incisions obliques latérales (fig. 73, *bc, bd*) aboutissent aux points où les parois antérieure et postérieure de l'aisselle se terminent sur le bras. A la face interne, une incision demi-circulaire (fig. 73, *cd*), dans un plan transversal, ou plutôt légèrement convexe en bas, réunit les extrémités des deux incisions obliques.

On coupe successivement suivant la queue de la raquette,
l'oblique à sa gauche, l'oblique à sa droite, la demi-circulaire.

b. *Deuxième temps : section du tissu cellulaire.* — On repasse
dans les mêmes voies. A la face interne, attention aux vaisseaux.

c. *Troisième temps : section des muscles et des tendons.* — Ras

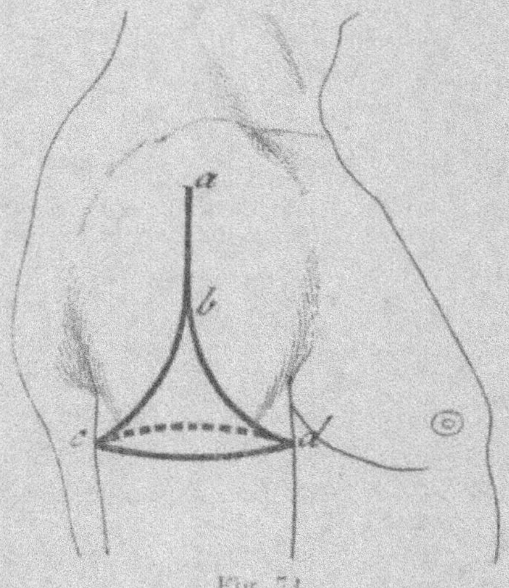

Fig. 71.

Désarticulation de l'épaule par le procédé en raquette.

la peau rétractée, on coupe de gauche à droite, en dehors le
deltoïde et le triceps jusqu'au squelette, en dedans le deltoïde,
le grand pectoral à son insertion, et on s'arrête au biceps et
au coraco-brachial pour éviter les vaisseaux. On délimite ainsi
un lambeau musculaire triangulaire deltoïdien par écartement
des lèvres de la raquette ; on le dissèque et on le rabat de haut
en bas pour se faire du jour.

d. *Quatrième temps : désarticulation.* — Les chairs rétractées,
on coupe la capsule au-dessus des tubérosités, à ses insertions
humérales, en portant le couteau, tranchant dirigé en bas et
en arrière, successivement à sa gauche, au milieu, à sa droite.

Pour faciliter cette section, on tend la partie qu'on attaque par des mouvements appropriés de rotation du membre (rotation en dedans pour tendre la partie externe de la capsule, et vice versâ). Puis on engage le couteau dans l'article, et le coude du sujet étant rapproché du tronc et poussé comme pour luxer la tête en avant, on coupe la capsule à sa partie postérieure. Cette dernière incisée, on passe l'instrument à plein tranchant derrière l'os, on le rase pour en séparer les parties molles de la face interne jusqu'au-dessous de la section cutanée. L'aide saisit entre le pouce et l'index les chairs de la partie interne pour comprimer les vaisseaux. L'opérateur, tournant alors le tranchant du côté de la peau, sectionne les parties molles au niveau de la peau rétractée, au-dessous des doigts de l'aide.

B) Méthode sous-capsulo-périostée
Procédé imité des résections (Ollier)

1° Tracé de l'incision (fig. 74). — Incision en **T**. La partie circulaire (fig. 74, *abd*) est tracée à la limite de l'aisselle et du bras, au niveau des bords inférieurs des muscles grand pectoral et grand dorsal. L'incision verticale (fig. 74, *cd*) est faite d'une façon différente suivant qu'on est décidé d'emblée à la désarticulation. Dans le second cas, l'incision descendante est faite à partir de l'apophyse coracoïde, à quelques millimètres en dehors de l'espace interdeltoïdo-pectoral. Dans le premier cas, on fait l'incision plus externe, descendant du bord interne de l'acromion. Cette dernière incision découvre mieux l'articulation, mais compromet l'innervation des fibres deltoïdiennes antérieures. Défectueuse pour une résection dans laquelle on veut ménager la contractilité de la totalité du deltoïde, elle est préférable pour l'amputation.

2° Opération. — On y distingue trois temps :

a. *Premier temps : incision des parties molles suivant la portion verticale de l'incision.* — Couper successivement peau, deltoïde, capsule et périoste.

b. *Deuxième temps : désinsertion de la capsule, dénudation*

périostique, luxation de la tête humérale. — Dès qu'on peut
luxer la tête, on le fait et on poursuit la dénudation périostique
jusqu'au niveau de la section des parties molles.

c. *Troisième temps : section des parties molles.* — On coupe

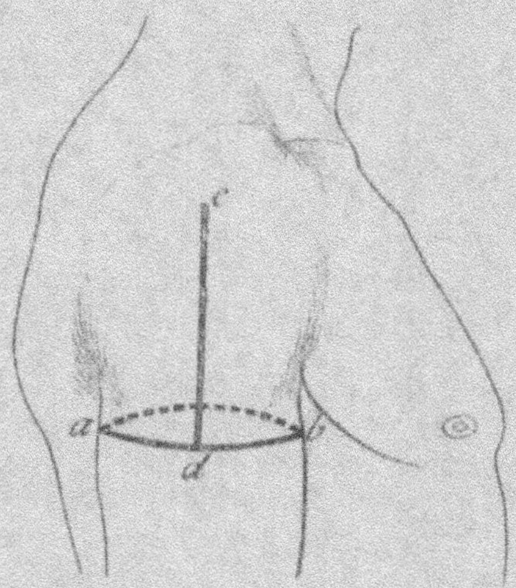

Fig. 74.
Désarticulation de l'épaule par la méthode sous-capsulo-périostée.

circulairement la peau, puis les muscles, par petits coups, en
arrière, en dehors. Avant de sectionner les parties molles
internes, on prie un aide de saisir le paquet vasculo-nerveux,
l'un des doigts étant introduit dans la gaine périostique, l'autre
sous la peau de l'aisselle.

C) Procédé a deux lambeaux
(Lisfranc de l'épaule)

1° Opération sur l'épaule gauche. — Avec couteau interosseux de 30 centimètres de lame. Trois temps :

a. *Premier temps : transfixion.* — Épaule élevée, portant à
faux. Bras un peu écarté et soutenu par un aide. Le chirurgien.

placé en dehors et en arrière, de la main gauche relève avec
le pouce le bord postérieur de l'aisselle, place l'index sur la
fossette coraco-claviculaire (voir *Donnée anatomique*); de la
droite, il plonge le couteau en avant du bord postérieur de
l'aisselle, à sa partie interne, rase la partie postérieure de la
tête humérale et incline la pointe du couteau en avant pour
l'affranchir de l'acromion et l'engager dans le petit triangle où
elle perce la peau.

b, *Deuxième temps : taille du lambeau postérieur*. — On taille
d'abord de dedans en dehors de façon à contourner la tête
et dégager la lame de la voûte ; cela fait, on coupe verticalement un lambeau de 9 centimètres, en rasant l'humérus.

c, *Troisième temps : taille du lambeau antérieur*. — Le lambeau
postérieur relevé, de la main gauche tenant le bras, on porte
la tête humérale en dehors. On entre à plein tranchant dans
l'articulation ; on contourne la tête et, arrivé à la partie interne,
on relève le bras, et on taille en rasant l'os, un lambeau interne
un peu moins long que le postérieur. Il est bon, au moment
où on taille la pointe du lambeau, qu'un aide rétracte la peau
de l'aisselle du côté de la poitrine ; on a ainsi un lambeau
arrondi à sa pointe, au lieu du lambeau concave obtenu si on
ne prend pas cette précaution.

2° Opération sur l'épaule droite. — La manœuvre est plus
difficile. On peut agir comme pour l'épaule gauche ; mais il
est plus aisé de faire le transfixion en sens inverse, c'est-à-dire
d'engager la pointe dans la fossette pour la faire sortir dans le
creux axillaire.

ARTICLE II

DÉSARTICULATION DU MEMBRE INFÉRIEUR

Nous étudierons successivement, dans le membre inférieur,
les désarticulations du pied, du genou et de la hanche. Nous

y joindrons un court aperçu sur la désarticulation interilio-abdominale.

§ 1. — Désarticulations de la phalangine et de la phalangette

Elles sont rarement pratiquées. La désarticulation de la deuxième phalange expose à l'extension de l'orteil, à la pression du moignon contre la chaussure et au chevauchement des orteils voisins (Lisfranc); aussi ce chirurgien lui préférait la désarticulation de la première phalange, c'est-à-dire l'ablation de l'orteil en totalité; il faisait une exception pour la deuxième phalange du gros orteil, qui du reste se rapproche davantage de la troisième phalange des autres orteils.

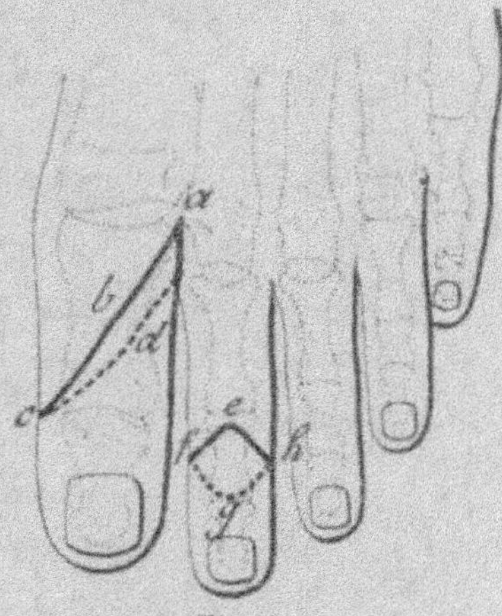

Fig. 75.
Désarticulations des phalanges des orteils et du gros orteil.

1° Données anatomique, physiologique et linéaire. — Ces données sont analogues à celles qui ont été exposées à propos des doigts. Ce sont des articulations bicondyliennes, dans lesquelles les condyles creux appartiennent au segment que l'on enlève; les condyles pleins correspondent à la phalange ou à la phalangine laissée en place.

Se rappeler que la troisième phalange des orteils n'a que 6 à 8 millimètres de longueur. La deuxième phalange du gros orteil a 2 centimètres de longueur et de largeur à sa base.

2° Choix d'un procédé — On taille un lambeau plantaire suivant le mode elliptique (fig. 75, *efgh*, deuxième orteil).

3° **Opération**. — Comme pour les phalanges des doigts.

§ 2. — DÉSARTICULATION DE L'UN DES QUATRE DERNIERS ORTEILS

1° **Donnée anatomique**. — Les articulations des orteils ressemblent beaucoup à celles des doigts. Toutefois le diamètre vertical des têtes métatarsiennes est plus étendu relativement au diamètre transverse. Parfois la première phalange, au lieu d'être dans l'axe du métatarsien, fait avec elle un angle qui peut aller jusqu'à l'angle droit. Par suite, il existe à la face dorsale un enfoncement qui correspond à l'articulation.

2° **Donnée physiologique**. — Dans les mouvements de flexion, on sent l'interligne ; on le découvre plus facilement en refoulant en haut la tête métacarpienne avec le pouce placé à la face palmaire.

3° **Donnée linéaire**. — L'interligne est à 2 centimètres et demi en arrière du pli digito-plantaire.

4° **Choix du procédé**. — Comme aux doigts, on emploie le procédé en **T**.

5° **Attitude**. — Le pied repose par le talon sur la table. L'aide écarte et fléchit les orteils sains. L'opérateur saisit la troisième phalange entre le pouce et les autres doigts et la fléchit.

6° **Tracé de l'incision**. — Un **T** dont la circulaire passe par le pli digito-plantaire et dont la branche verticale commence au niveau de l'interligne.

7° **Opération**. — Les quatre temps calqués sur les temps de la désarticulation des doigts. Il suffit de se reporter à la description que nous avons donnée de cette opération (p. 193).

§ 3. — DÉSARTICULATION DU GROS ORTEIL

1° **Donnée anatomique**. — Sur le type du pouce, mais le diamètre vertical des surfaces articulaires est prépondérant. Os sésamoïdes à la face plantaire.

2° Donnée physiologique. — La flexion détermine un écartement des surfaces articulaires, et du côté interne du pied une dépression très appréciable au toucher entre les têtes métatarsienne et phalangienne.

3° Donnée linéaire. — L'interligne est à 2 centimètres en arrière du pli digito-palmaire.

4° Choix du procédé. — Il y a deux bons procédés : le procédé en **T** qui s'exécute comme aux autres orteils et le procédé à lambeau interne, taillé suivant le mode elliptique. Ce dernier procédé, reportant la cicatrice du côté de l'espace interdigital, peut être considéré comme le procédé de choix.

5° Opération. — On la pratiquera en quatre temps (fig. 75) :

a. *Premier temps : incision de la peau. Tracé de l'incision*. — Le point culminant de l'ellipse [1] est pris dans l'espace interdigital (fig. 75, *a*) ; le point déclive (fig. 75, *c*) sur la face interne de la première phalange à une distance de l'interligne égale à une fois et demie la largeur du gros orteil (dans le sens transversal) au niveau de sa base. Les extrémités du petit axe de l'ellipse (fig. 75, *b* et *d*) sont prises sur les faces dorsale et plantaire, à égale distance des faces latérales et à égale distance des points culminant et déclive.

On incise successivement de sa gauche à sa droite, sur la face dorsale, sur la face plantaire.

b. *Deuxième temps : section du tissu cellulaire. Dissection du lambeau*. — La peau et le lambeau doivent être disséqués le plus en arrière possible de façon à faciliter la manœuvre de désarticulation, rendue difficile par cette circonstance que le point culminant de l'ellipse est assez en avant de l'articulation.

[1] Pratiquement pour faciliter le temps toujours délicat de la désarticulation on déplace un peu en dedans sur le milieu de la face dorsale de l'interligne ce point culminant.

c. Troisième temps : section des tendons. — On coupe successivement les extenseurs, les fléchisseurs.

d. Quatrième temps : désarticulation. — De gauche à droite.

§ 4. — DÉSARTICULATION SIMULTANÉE DE DEUX OU TROIS ORTEILS

1° Choix du procédé. — Si l'état des parties molles ne permet pas de désarticuler chaque orteil séparément, on a recours à une désarticulation simultanée, et, comme à la main, on emploie le procédé en **T** ; la circulaire embrasse la racine des deux ou trois orteils en passant par les plis digito-plantaires, et la branche verticale descend, sur la face dorsale, du niveau de l'interligne sur le milieu de l'incision circulaire.

On pourrait encore, surtout s'il y a trois orteils à enlever, employer le même procédé que pour la désarticulation simultanée de quatre orteils, c'est-à-dire un procédé elliptique à court lambeau plantaire.

2° Opération. — Comme aux doigts.

§ 5. — DÉSARTICULATION SIMULTANÉE DES QUATRE DERNIERS ORTEILS

1° Choix du procédé. — Si l'état des parties molles des commissures le permet, on désarticule séparément chaque orteil par le procédé habituel.

Dans le cas contraire, on fait une désarticulation simultanée, en employant le procédé elliptique à lambeau plantaire.

2° Tracé de l'incision. — Le point culminant est pris sur le dos du pied à 1 centimètre en avant de l'interligne et au milieu, le point déclive sur la ligne des plis digito-plantaires ; les points latéraux sur les côtés des cinquième et deuxième orteils, à égale distance des points culminant et déclive. Pour avoir un lambeau plantaire suffisant, il faut avoir soin de faire entrer dans sa constitution toute la partie inférieure de la

palmé interne digitale, ce qui donne au bord du lambeau un
aspect festonné.

3° Opération. — On exécute les divers temps comme à la
main.

§ 6. — Désarticulation simultanée
DES CINQ ORTEILS

Si l'état des parties molles le permet, il faut désarticuler séparément le gros orteil, auquel le procédé de désarticulation
simultanée convient moins bien qu'aux autres orteils, parce
qu'il faut beaucoup de peau pour recouvrir la tête métatarsienne.

Si cette désarticulation isolée n'est pas possible, on fera la
désarticulation simultanée des cinq orteils par le procédé
elliptique à lambeau plantaire, exécuté d'une façon analogue
à celle qui a été indiquée pour quatre orteils.

§ 7. — Désarticulation des métatarsiens

On a pratiqué la désarticulation d'un métatarsien ou la
désarticulation simultanée de deux métatarsiens, ou des trois
métatarsiens externes. Quant à la désarticulation simultanée
des trois métatarsiens internes, c'est une mauvaise opération,
et on lui préfère l'amputation totale de l'avant-pied.

Nous décrirons : 1° la *désarticulation d'un seul métatarsien* ;
2° la *désarticulation simultanée de deux métatarsiens*.

A) Désarticulation d'un seul métatarsien

1° Choix du procédé. — Elle s'exécute exactement comme
la désarticulation d'un métacarpien ; le procédé de choix est
la raquette à queue très allongée ; c'est un désossement. La
méthode sous-capsulo-périostée y est tout spécialement indiquée. Les données anatomiques relatives à chaque métatarsien
seront indiquées à propos de la désarticulation simultanée de
tous les métatarsiens ou opération de LISFRANC.

On aura presque exclusivement recours à la méthode sous-périostée.

2° Opération. — On l'exécute en quatre temps (fig. 76) :

a. *Premier temps : incision de la peau.* — Incision (fig. 76, *ab*) commençant sur le dos du pied à 1 centimètre au-dessus de l'interligne, tarso-métarsien suivant l'axe du métatarsien jusqu'au niveau de l'interligne métatarso-phalangien ; à partir de ce point deux incisions obliques (fig. 76, *bc et bd*) allant rejoindre le pli digito-plantaire ; incision suivant ce pli (fig. 76, *cd*).

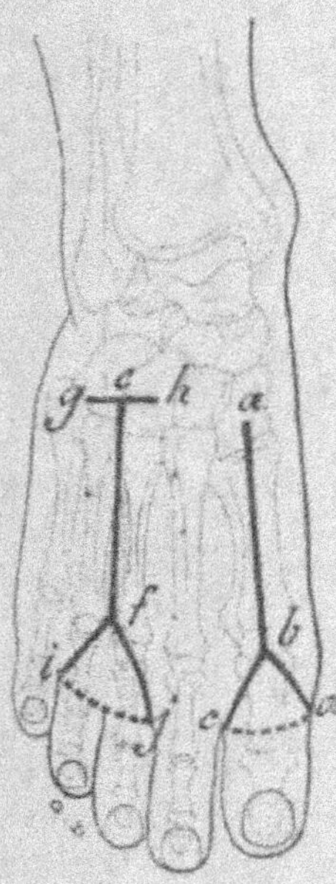

b. *Deuxième temps : incision du tissu cellulaire sous-cutané.* — On dissèque la peau au niveau de la boucle de la raquette jusqu'au dessus de la tête métatarsienne.

c. *Troisième temps : section des tendons et des muscles. Désossement.* — On coupe les extenseurs à 5 millimètres au-dessous de l'interligne tarso-métatarsien. On dissèque au bistouri les muscles en rasant les faces métatarsiennes. Ou mieux, on se sert de la rugine et on fait l'extirpation sous-périostée du métatarsien.

d. *Quatrième temps : désarticulation.* — Si on opère au bistouri, on coupe les ligaments dorsaux ou interosseux avant de pénétrer dans l'interligne ; l'interligne écarté, on coupe le ligament plantaire.

Fig. 76,

Désarticulation d'un seul métatarsien (1er métatarsien).
Désarticulation simultanée de 2 métatarsiens (3e et 4e métatarsien).

La désarticulation est beaucoup plus facile et s'exécute par le seul progrès de la marche de la rugine, si on a recours à la méthode sous-périostée.

Remarque. — Il est un point de détail sur lequel nous voulons insister : pour que la face latérale de l'orteil voisin de celui qu'on enlève ne soit pas dépouillée de téguments, une fois l'opération terminée, il est bon de donner aux deux incisions obliques *be* et *bd* une légère convexité en bas et en dedans.

B) Désarticulation simultanée
de deux métatarsiens

Choix du procédé. — Si les téguments dorsaux sont conservés, on se sert du procédé en raquette, en imitant l'incision conseillée pour un métatarsien. La boucle de la raquette (fig. 79, *fij*) embrasse deux métatarsiens au lieu d'un ; de plus, pour faciliter la désarticulation, on fait tomber sur l'extrémité postérieure de la queue de la raquette une incision perpendiculaire de 3 centimètres (fig. 76, *gh*).

Si les téguments n'existent qu'à la région plantaire et qu'il s'agisse de désarticuler deux métartasiens extrêmes, quatrième et cinquième, premier et deuxième, on a recours à un procédé à lambeau plantaire taillé suivant le mode losangique, exécuté comme pour les métacarpiens.

§ 8. — Désarticulation tarso-métatarsienne
(Lisfranc du pied)

Décrite et lancée dans la pratique par Lisfranc, qui fit une étude approfondie de l'interligne tarso-métatarsien, si compliqué. Souvent demandée dans les examens et les concours.

1° Choix du procédé. — Il est tout indiqué de choisir un lambeau plantaire bien nourri et évitant une cicatrice plantaire. Dans le procédé primitif, on avait recours au seul lambeau plantaire ; l'incision dorsale était faite au niveau ou peu en avant de l'interligne ; il fallait aller vite. Par cette manière de faire, les os restent à découvert sur la face dorsale, surtout le premier cunéiforme. Pour remédier à cet inconvénient, il est d'usage actuellement de tailler un court lambeau dorsal.

2° Donnée anatomique. — L'articulation comprend d'un

côté les extrémités postérieures des cinq métatarsiens, de l'autre les os de la rangée antérieure du tarse, au dedans les trois cunéiformes, en dehors le cuboïde. Le cuboïde s'articule avec deux métatarsiens.

Au point de vue de l'opération, on peut diviser l'interligne en trois portions : 1° *portion externe*, comprenant les articulations des trois derniers métatarsiens, quatrième et cinquième avec le cuboïde, troisième métatarsien avec le troisième cunéiforme. Ce qui caractérise cette portion de l'interligne, c'est sa grande obliquité d'arrière en avant et de dehors en dedans, obliquité de moins en moins marquée du cinquième au troisième métatarsien, si bien que le premier interligne (cinquième métatarsien) prolongé irait couper la tête du premier métatarsien, le deuxième interligne (quatrième métatarsien) irait couper la partie moyenne du premier métatarsien, le troisième interligne (troisième métatarsien) irait couper l'extrémité postérieure du premier métatarsien ; 2° la *portion interne*, constituée par l'articulation du premier métatarsien avec le premier cunéiforme, oblique en avant et en dehors de façon que son interligne prolongé irait couper le cinquième métatarsien à l'union de son tiers antérieur et de ses deux tiers postérieurs ; 3° *portion moyenne*, constituée par l'articulation du deuxième métatarsien avec la mortaise constituée par les trois cunéiformes, mortaise dont le fond (deuxième cunéiforme) a 15 millimètres, l'ouverture antérieure 20 millimètres, la paroi interne 10 millimètres, la paroi externe 5 millimètres (5, 10, 15, 20). On compte des ligaments dorsaux, des ligaments plantaires, des ligaments interosseux. Parmi ces derniers, l'un surtout mérite d'attirer l'attention, étant l'objet d'une manœuvre spéciale dans la mortaise, dont il occupe la paroi interne : il occupe en arrière l'espace compris entre les deux premiers cunéiformes et va s'attacher en avant sur les faces correspondantes des deux premiers métatarsiens.

Parmi les tendons, signalons le long péronier latéral qui a, à la face plantaire, une direction qui est presque celle de l'interligne articulaire, en arrière duquel il est situé, et qu'il croise par ses fibres d'insertion au premier métatarsien.

3° Donnée physiologique. — Mouvements obscurs sans utilité pour l'exploration.

4° Donnée linéaire. — Déterminons l'extrémité externe de l'interligne : elle répond à l'extrémité débordante du cinquième métatarsien, facile à sentir ; elle est située au milieu du bord externe du pied.

Déterminons l'extrémité interne de l'interligne : elle est située à 22 millimètres en avant de la ligne transversale menée par l'extrémité externe, c'est-à-dire qu'elle est plus rapprochée de la pointe du pied de 22 millimètres. Autre point de repère : elle est au milieu du bord *interne et inférieur* du pied, on sent en arrivant à l'interligne d'abord une tubérosité qui appartient au premier métatarsien, puis un enfoncement (l'interligne), enfin une seconde saillie osseuse, qui appartient au premier cunéiforme. On peut encore déterminer l'interligne en explorant d'arrière en avant : l'index part de la malléole interne et trouve sur le bord interne du pied le tubercule très saillant du scaphoïde à 3 centimètres en avant de la malléole interne ; l'interligne de Lisfranc est à 3 centimètres et demi en avant du tubercule du scaphoïde.

5° Attitude du sujet, des aides, du chirurgien. — Le pied déborde légèrement le bord du lit. L'aide fixe la jambe en rotation en dedans. On saisit l'avant-pied de la main gauche, pouce en dessus.

6° Opération. — Nous la décrirons avec les quelques légères modifications que nous avons apportées à la taille des lambeaux (fig. 77 et 78).

a. *Premier temps : section de la peau*. — L'incision *dorsale* limitant le petit lambeau dorsal, convexe en avant, commence en dehors à l'extrémité postérieure de la tubérosité du cinquième métatarsien (fig. 77, *a*) à l'interligne, marche d'abord parallèlement à l'axe du pied, sur une longueur de 2 centimètres ; en dedans (fig. 77, *b*), elle commence également au niveau de l'interligne et marche parallèlement au bord interne du pied sur une longueur de 3 centimètres ; dans l'intervalle elle suit une convexité légère ayant son point le plus antérieur au niveau du deuxième métatarsien. — L'*incision plantaire* (fig. 78, *a b*) a avec l'incision précédente deux portions communes, ce sont les portions postérieures axiales suivant les bords interne et externe du pied : à partir de 2 centimètres en dehors, 3 centimètres en dedans, elle suit une courbe convexe en avant. Jusqu'où doit s'avancer cette courbe ? On écrit souvent : *jusqu'aux plis digitoplantaires.* C'est trop quand on a taillé un petit lambeau dorsal ; on aura un meilleur résultat en passant à 1 centimètre en arrière de ces plis, parallèlement à leur direction.

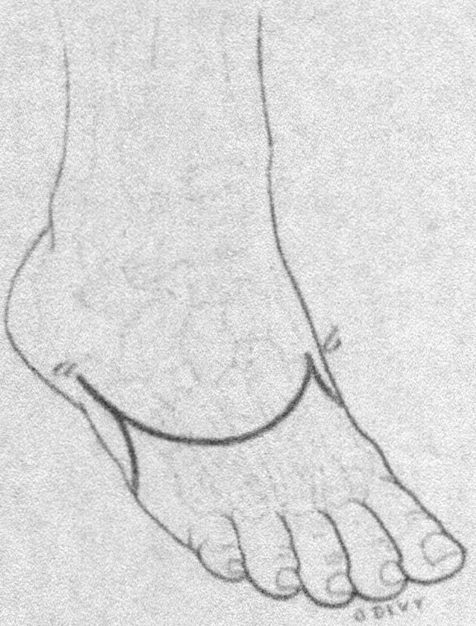

b. *Deuxième temps : section des couches sous-cutanées et dissection.* — On repasse dans l'incision. On dissèque le lambeau dorsal jusqu'à l'interligne. A la face plantaire, on dissèque un lambeau cutané jusqu'en arrière des têtes métatarsiennes.

c. *Troisième temps : section des tendons et des muscles.* — On coupe les tendons à la face dorsale, à 5 millimètres en avant de l'interligne. A la face plantaire, on sectionne obliquement les muscles pour gagner le squelette, que l'on rase ensuite jusqu'à l'interligne (tendon du long péronier).

d. *Quatrième temps : désarticulation.* — On attaque successivement :

Au *pied droit* : l'interligne des cinquième, quatrième et troisième métatarsiens dont on coupe les ligaments dorsaux en se rappelant l'obliquité décroissante de dehors en dedans ; puis, laissant de côté la mortaise, on attaque l'interligne du premier

Fig. 77.
Désarticulation de Lisfranc.
Incision dorsale.

métatarsien, dont on coupe les ligaments dorsaux de gauche à droite.

Au *pied gauche*, on commence, au contraire, par l'interligne du premier métatarsien, qu'on a sa gauche; puis, laissant de côté la mortaise, l'interligne des troisième, quatrième et cinquième métatarsiens. Il est logique d'aller de gauche à droite, c'est-à-dire du troisième au cinquième; mais l'interligne du cinquième étant plus facile à trouver, on commence avantageusement par lui et on procède de sa droite à sa gauche, de la pointe, grâce à un fort mouvement de pronation de la main qui tient le couteau.

Quand sur l'un ou l'autre pied on a ouvert les deux portions extrêmes de l'interligne, il faut s'occuper de la mortaise. On commence à sectionner le ligament interosseux, *clef* de l'articulation, qui correspond à la *face interne* de la mortaise, par un tour spécial qui consiste, le tranchant tourné *en haut*, à plonger le couteau entre les deux premiers métatarsiens et à l'insinuer entre le deuxième métatarsien et le cunéiforme aussi loin que possible. A ce moment on abaisse d'abord le manche pour couper la partie inférieure des ligaments, puis on le relève jusqu'à la verticale pour couper les fibres supérieures.

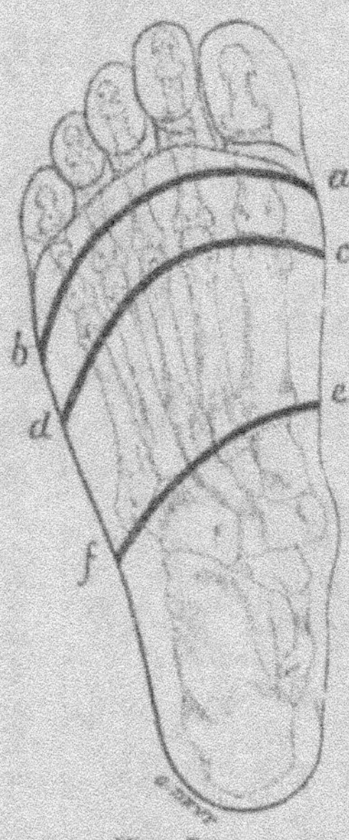

Fig. 78

Incision plantaire de Lisfranc (*ab*). Incision plantaire de Chopart (*cd*). Incision plantaire de la sous-astragalienne (*ef*).

Le couteau retiré, on coupe le ligament dorsal qui s'étend du deuxième cunéiforme au deuxième métatarsien; on coupe ensuite le ligament dorsal qui correspond au petit côté de la mortaise.

L'articulation, étant alors complètement ouverte, se laisse écarter. On y introduit la lame qui coupe les ligaments plantaires et rasant la face plantaire du métatarse divise les derniers liens qui retiennent l'avant-pied.

§ 9. — DÉSARTICULATION MÉDIO-TARSIENNE
(DITE DE CHOPART)

La désarticulation médio-tarsienne, dite *de Chopart*, porte sur l'interligne située en avant du calcanéum et de l'astragale.

1º Donnée anatomique. — Il y a deux articulations : l'une interne, l'astragalo-scaphoïdienne, est en même temps plus élevée; l'autre, la calcanéo-scaphoïdienne, est externe et inférieure. La première présente du côté de l'astragale une surface fortement convexe, une véritable tête. La seconde présente du côté du calcanéum une surface concave, au moins dans le sens transversal qui nous intéresse. Les ligaments dorsaux des deux articulations sont faibles, minces. Les ligaments plantaires sont forts, épais. Il existe aussi un ligament interosseux en **Y**, clef de l'articulation, qui s'insère à la partie supérieure et interne de la grande apophyse du calcanéum et se bifurque pour s'insérer d'une part au cuboïde, d'autre part au scaphoïde.

2º Donnée physiologique. — Mouvements peu marqués. Dans la flexion, les deux surfaces astragalienne et calcanéenne sont dans le même plan transversal ; dans l'extension, le calcanéum déborde en avant le scaphoïde de 7 millimètres.

3º Données linéaires. — L'interligne a la forme d'un **ω** couché transversalement à convexité interne ; chaque segment de l'interligne a une étendue transversale de 3 centimètres.

L'interligne est en dehors à 3 centimètres de la malléole externe, en dedans à 2 centimètres et demi de la malléole interne, à un demi-centimètre en arrière du tubercule du scaphoïde, dit tubercule de Richerand, si facile à sentir. La partie externe de l'interligne est en avant de la saillie appréciable de la grosse apophyse du calcanéum ; il est à 1 centimètre et demi en arrière de la tubérosité si saillante du cinquième métatarsien.

4° Attitude du sujet, des aides et du chirurgien. — Le pied déborde la table. L'aide maintient la jambe. Le chirurgien, placé en face du pied, saisit l'avant-pied de la main gauche, pouce en dessus.

5° Opération. — Voici comment nous en comprenons l'exécution : les quelques modifications que nous avons apportées au procédé classique ont pour but de faciliter le dernier temps de la désarticulation (fig. 78 et 79).

a. *Premier temps : incision de la peau*. — L'incision *dorsale*, (fig. 79, *ab*) commencée au bord externe du pied, au niveau de l'interligne, marche dans l'axe sur une étendue de 3 centimètres, décrit une courbe convexe en avant pour aboutir en dedans, non à l'interligne même, mais à 2 centimètres en avant de l'interligne, sur un point de la face interne du pied *correspondant au bord interne du tendon extenseur du gros orteil* ; cette courbe est arrondie surtout du côté externe.

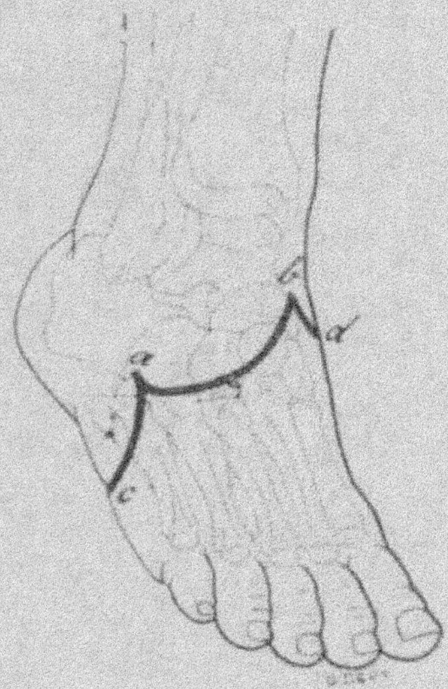

Fig. 79.
Désarticulation de Chopart.
Incision dorsale (*ab*).

L'incision *plantaire* (fig. 78, *cd*) convexe en avant, commence a l'extrémité interne du tracé dorsal pour aboutir en dehors au même tracé à 1 centimètre en avant de l'interligne. La convexité de cette courbe suit à la face plantaire une direction parallèle aux plis digito-plantaires, en arrière des saillies des têtes métatarsiennes.

Avec le couteau, on suit de gauche a droite, d'abord l'incision dorsale. A ce moment, on change la position de la main gauche, on place le pouce en dessous, on fléchit fortement le pied, et on incise suivant le tracé plantaire de gauche à droite, le couteau toujours bien perpendiculaire à la surface à sectionner.

b. *Deuxième temps : section des couches sous-cutanées et dissection.* — On repasse le couteau dans les mêmes incisions, suivant le même ordre. A la face dorsale, on dissèque la peau jusqu'à l'interligne.

c. *Troisième temps : section des muscles et des tendons.* — A la face dorsale, on coupe les tendons à 5 millimètres en avant de l'interligne. A la face plantaire, on coupe très obliquement les muscles jusqu'au squelette; alors, l'aide relevant le pied par en haut, on saisit le lambeau de la main gauche et on le dissèque jusqu'à l'interligne en rasant le squelette.

d. *Quatrième temps : désarticulation.* — On coupe successivement le ligament dorsal à sa gauche, le ligament interosseux, et le ligament dorsal à sa droite. L'articulation est ouverte largement, et il est facile de couper les ligaments plantaires et les derniers liens qui retiennent l'avant-pied.

§ 10. — DÉSARTICULATION SOUS-ASTRAGALIENNE

L'interligne attaqué est d'une part l'articulation de l'astragale avec le scaphoïde, d'autre part de l'astragale avec le calcanéum ; l'astragale seul des os du pied, reste en place. Nous décrirons : 1° la *désarticulation sous-astragalienne proprement dite* ; 2° la *désarticulation sous-astragalienne avec conservation d'un plateau calcanéen sous-astragalien.*

A) DÉSARTICULATION SOUS-ASTRAGALIENNE
PROPREMENT DITE

1° Donnée anatomique. — Nous connaissons l'articulation astragalo-scaphoïdienne. L'astragale repose sur le calcanéum par deux surfaces séparées par une rainure oblique ; la surface articulaire postéro-externe est convexe du côté du calcanéum

et incliné de haut en bas et d'arrière en avant ; la surface
antéro-interne est à peu près plane.

Un fort ligament interosseux est dans la rainure, abordable
par la face externe ; c'est la clef de l'articulation.

Des ligaments périphériques, appartenant à l'articulation
tibio-tarsienne, allant des os de la jambe au calcanéum, doivent
être sectionnés ou désinsérés ; ce sont le ligament latéral
externe et le ligament postérieur.

Il existe, en outre, à la partie antérieure et à la partie interne
des fibres propres aux articulations sous-astragaliennes.

2° Donnée physiologique. — Mouvements très obscurs.
L'adduction tend les faisceaux antérieurs du ligament interosseux : c'est la position la plus favorable pour couper ce ligament.

3° Données linéaires. — La partie antérieure de l'articulation postéro-externe est à 1 centimètre 1/2 en avant de la
pointe de la malléole externe, au niveau ou un peu au-dessous
de cette pointe. Elle se trouve également à 1 centimètre 1/2 de
la partie la plus saillante de la petite tubérosité du calcanéum
et à 8 ou 10 millimètres au-dessus de cette saillie.

4° Choix du procédé. — Nous donnerons comme procédé
de choix l'incision en raquette à queue externe. C'est après
avoir employé des lambeaux proprement dits pris à la face
dorsale, à la face interne, qu'on en est arrivé à faire un véritable
désossement du calcanéum, et à user de la méthode la plus
favorable aux désarticulations par désossement, à savoir la
méthode à raquette.

La queue de la raquette est placée au bord externe du pied ;
la boucle embrasse le bord interne du pied. Il y a une demi-
boucle dorsale et une demi-boucle plantaire. Mais tandis que
dans le procédé à raquette idéal et théorique, les deux demi-
boucles devraient être au même niveau aux deux faces plantaire et dorsale, de façon à donner par réunion opposite une
cicatrice externe et terminale, on décrit, au contraire, la
courbe plantaire plus en avant que la courbe dorsale de façon

qu'il y a un véritable lambeau plantaire qui donne une meilleure couverture à l'astragale et reporte la cicatrice du côté de la face dorsale du pied.

On arrive très bien à désosser la partie postérieure du calcanéum à la faveur d'une simple incision, queue de la raquette ; toutefois le travail est plus facile, si on fait l'excision d'un segment de peau à la partie externe du pied, ainsi que l'a proposé Farabeuf, et le moignon n'en est pas moins assez étoffé.

Nous décrirons le procédé à raquette à queue externe qui donne le maximum d'étoffe ; on se rappellera que, le cas échéant, on peut se passer d'une partie de la peau de la *face externe du pied*. D'autre part nous conduisons, dans le procédé de choix, l'incision plantaire jusqu'à l'interligne de Lisfranc ; on pourrait se contenter d'un peu moins de téguments plutôt que de priver le sujet des bénéfices d'une désarticulation sous-astragalienne.

Afin de ménager les vaisseaux à la partie interne, on aura soin de suivre le squelette. Le meilleur moyen d'y réussir est de pratiquer l'opération par la méthode sous capsulo-périostée, que Masson, dans une thèse faite sous l'inspiration de M. le professeur Ollier, a conseillé d'appliquer à la désarticulation sous-astragalienne ; il en a décrit le manuel opératoire. Nous indiquerons le procédé à la rugine comme procédé de choix et le procédé parostal au bistouri comme exercice d'amphithéâtre.

5° Attitude. — Pied dépassant le bord de la table. L'opérateur le saisit de la main gauche, l'étend et le fixe en dedans. L'aide fixe la jambe.

6° Opération. — Nous la ferons au bistouri comme à l'amphithéâtre (fig. 78 et 80).

a. *Premier temps : section de la peau.* — De la partie externe et postérieure du calcanéum, on mène une ligne (fig. 80, *ab*), suivant la face externe du calcanéum, passant à deux travers de doigt au-dessous de la malléole péronière et à un travers de doigt au-dessus de la tubérosité du cinquième métatarsien, pour se rendre en s'arrondissant de plus en plus sur le côté interne (fig. 80, *d*) du tendon de l'extenseur propre du gros orteil, à deux travers de doigt en avant de l'articulation médio-tarsienne (ce qui correspond à l'extrémité postérieure du deuxième métatarsien). Arrivé là, on cherchera sur la face plantaire, à l'union du tiers interne avec les deux tiers externes, un point situé à un travers du doigt plus avant que le point correspondant de la face dorsale ; c'est le point le plus antérieur de la courbe ; on prolonge jusqu'à lui l'incision dorsale, et de là, on passe en arrondissant (fig. 78, *ef*) sur le bord externe du pied, un peu en arrière du cinquième métatarsien, et on rejoint très obliquement l'incision externe au niveau de la malléole péronière.

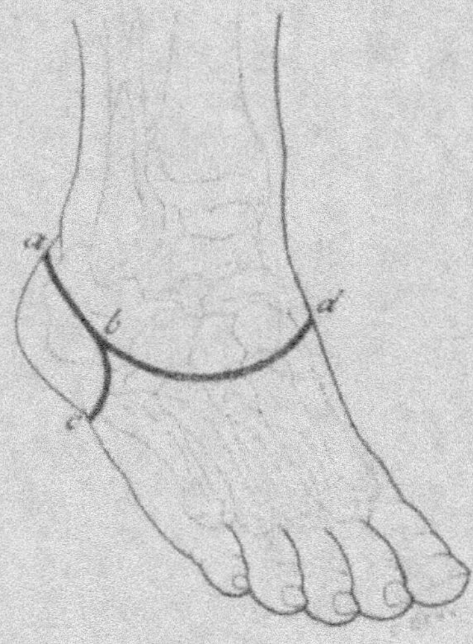

Fig. 80.

Désarticulation sous-astraga-lienne. Incision dorsale.

On aura ainsi beaucoup de téguments ; au besoin on se contenterait de moins et on se porterait un peu en arrière du tracé indiqué.

On suit avec le bistouri, de gauche à droite, successivement l'incision dorsale et l'incision plantaire.

b. Deuxième temps : incision du tissu cellulaire sous-cutané et dissection de la peau. — On dissèque la peau sur l'étendue de 1 centimètre sur face dorsale, en dedans et en dehors. On dissèque et rabat la languette de peau intermédiaire aux deux incisions de la face externe.

c. Troisième temps : section des tendons et des muscles. — On coupe muscles et tendons obliquement jusqu'au squelette sur la face dorsale et plantaire. On dissèque les parties molles jusqu'à l'articulation astragalo-scaphoïdienne. On détache les parties molles du calcanéum avec le bistouri en rasant l'os. On peut faire cette dissection sur tout le pourtour du calcanéum avant de désarticuler, ou désarticuler dès que la face externe et une portion de la face plantaire ont été dénudées, et achever après désarticulation.

d. *Quatrième temps : désarticulation*. — La face externe du pied placée horizontalement, on ouvre à sa face dorsale l'articulation astragalo-scaphoïdienne. On porte la pointe du bistouri dans l'excavation calcanéo-astragalienne et on coupe le ligament interosseux. Les articulations sous-astragaliennes se laissent alors écarter. On coupe ce qui reste à la partie postérieure et interne. On achève la dissection du lambeau, si elle n'a pas été complétée avant désarticulation.

7° Même opération par la méthode sous-capsulopériostée :

a. *Premier et deuxième temps*. — Les deux premiers temps comme ci-dessus.

b. *Troisième temps : section des tendons et des muscles*. — On coupe muscles et tendons obliquement jusqu'au squelette sur tout le contour de l'incision. On dissèque les parties molles jusqu'à l'articulation astragalo-scaphoïdienne.

c. *Quatrième temps : dénudation périostique et désarticulation*. — On procède au décollement du périoste de la face externe du calcanéum, on ouvre l'articulation scaphoïdo-astragalienne, et on désinsère le ligament interosseux. Les articulations étant disjointes, on passe au décollement périostisque de la face plantaire ; on attaque ensuite la face postérieure et on termine par la face interne.

B) Désarticulation sous-astragallienne avec conservation d'un plateau calcanéen sous-astragalien

Tripier a proposé (Th. de Duchamp, 1879), comme préférable à l'opération de Chopart, une opération intermédiaire entre la désarticulation médio-tarsienne et la sous-astragalienne ; c'est une désarticulation sous-astragalienne avec conservation de la portion du calcanéum qui supporte les surfaces articulaires supérieures.

Opération. — Elle comprend elle aussi quatre temps.

a et b. *Premier et deuxième temps*. — L'opération dans ces deux premiers temps est identique à l'opération ci-dessus décrite (procédé au bistouri).

L'incision de la peau est une incision à raquette à queue externe, on la fait suivre d'une légère dissection sur l'étendue de 1 centimètre.

c. *Troisième temps*. — Dans le troisième temps, au lieu de dépérioster tout le calcanéum, on ne dénude que la portion qui doit être enlevée, c'est-à-dire qu'on s'arrête dans la dénudation à la hauteur de la petite apophyse.

d. *Quatrième temps : désarticulation et section de l'os*. — On exécute la désarticulation comme dans l'opération de Chopart. Alors on saisit la partie postérieure du calcanéum, d'un côté à l'autre, avec un fort davier et on fléchit. Puis, cherchant la petite apophyse du calcanéum et faisant relever le lambeau, on porte la scie immédiatement au-dessus de cette saillie et sur le côté interne de l'os, et on détache horizontalement en sciant la partie inférieure du calcanéum. On termine en abattant par un trait de scie l'angle que forme la surface de section avec la face antérieure du calcanéum.

§ 11. — DE LA DÉSARTICULATION TIBIO-TARSIENNE
PROPREMENT DITE

Nous désignons sous le nom de désarticulation tibio-tarsienne proprement dite la désarticulation *totale* du pied, sans conservation d'une partie du calcanéum. Nous décrirons dans l'article suivant la désarticulation tibio-tarsienne avec conservation d'une partie du squelette calcanéen.

1° Donnée anatomique. — Du côté de la jambe, mortaise tibio-péronnière ; du côté du pied, astragale avec ses trois faces articulaires supérieure, interne et externe.

Ligament latéral externe avec trois faisceaux ; l'un antérieur péronéo-astragalien antérieur, l'autre moyen, péronéo-

calcanéen, le troisième postérieur, péronéo-astragalien postérieur.

Ligament latéral interne avec deux faisceaux superficiels en
éventail allant s'insérer au scaphoïde et au ligament calcanéo-
scaphoïdien, à l'astragale et à la petite apophyse du calcanéum,
et un faisceau profond très court, presque horizontal, allant
de la dépression du bord inférieur de la malléole à la face
interne de l'astragale.

Ceinture de tendons.

2° Donnée physiologique. — Dans la flexion, l'astragale
qui est plus étroit en arrière qu'en avant, laisse un certain
intervalle entre les malléoles et ses faces latérales.

3° Donnée linéaire. — La malléole externe descend 1 centimètre 1/2 plus bas que l'interne ; la première a 3 centimètres
1/2 de hauteur, la seconde 2 centimètres.

L'espace intermalléolaire est de 3 centimètres 1/2 en avant,
de 3 centimètres en arrière.

Lorsque le pied est fortement étendu, la portion de la face
supérieure de l'astragale qui dépasse le bord antérieur du tibia
est de 17 millimètres.

Le rebord postérieur de la mortaise descend à 7 millimètres
plus bas que l'antérieur.

4° Choix du procédé. — Le lambeau talonnier de SYME
donne un moignon bien nourri, un point d'appui de bonne
qualité, une cicatrice bien placée ; aussi, le procédé de SYME
est-il le procédé de choix. Son seul inconvénient est une difficulté relative d'exécution.

A ce dernier point de vue, on peut lui préférer le lambeau de
JULES ROUX, qui ne diffère guère que par une incision de dégagement à la partie externe, dans le procédé primitif de l'auteur.
On a fait subir de nombreuses modifications au procédé de
JULES ROUX. On a conservé la forme de l'incision en raquette à
queue externe, mais on a pris beaucoup plus de téguments en
dedans et à la face plantaire. Je donnerai le procédé modifié,

indiqué par Léon Tripier. C'est une bonne opération qui exige plus de peau que le procédé de Syme, mais qui est d'une exécution plus facile et permet la marche sur la peau de la face plantaire et non sur la peau du talon, car le mouvement de bascule n'est plus nécessaire pour fermer la plaie ; on porte le lambeau talonnier directement en haut. Beaucoup de chirurgiens considèrent le procédé de Jules Roux comme un procédé de choix.

Un procédé, parfois imposé par les lésions, est le procédé à lambeau antérieur. C'est l'ancien procédé de Baudens, repris par M. Poncet, qui a montré qu'il avait sa raison d'être comme procédé de nécessité[1]. Les amputations du pied l'emportent tellement, au point de vue orthopédique, sur les amputations de jambe à la partie inférieure, que je crois utile de décrire ce procédé, tombé en désuétude jusqu'aux récentes opérations de M. Poncet.

Quand on a recours à l'incision de Syme, le temps délicat de l'opération est la dissection de la partie postérieure du calcanéum au bistouri, qui expose à la blessure des vaisseaux plantaires internes ; on évitera le plus sûrement ce danger, en ayant recours à la méthode sous-capsulo-périostée par le procédé indiqué par M. Ollier. Même à l'époque où on ne donnait pas une grande extension dans les exercices de médecine opératoire à cette méthode, on la prescrivait d'une façon toute spéciale pour la décortication du calcanéum. Nous indiquerons donc quatre procédés :

1° Le procédé de Syme (lambeau talonnier, au bistouri).

2° Le procédé d'Ollier (conservation du périoste calcanéen à la rugine).

3° Le procédé de Jules Roux modifié.

4° Le procédé à lambeau antérieur (Baudens).

Dans les descriptions antérieures, on prescrit généralement la section des malléoles (Syme) ou du plateau tibio-péronéen, comme un complément nécessaire de la désarticulation du pied

---

[1] Frédéric Bruguerolle, *De l'amputation du pied à lambeau dorsal.* Thèse de Lyon, 1893.

Ce sacrifice n'est utile que si les téguments sont insuffisants ou si les portions du squelette sont malades.

A) Procédé a lambeau talonnier
(au bistouri. Syme)

1° Attitude. — Le pied déborde la table. Un aide saisit la jambe à deux mains. Le chirurgien prend le pied de la main gauche, pouce en dessus.

2° Opération. — Elle s'exécute en cinq temps :

a. *Premier temps : section de la peau.* (fig. 81 et 82). — Incision dorsale convexe (fig. 81, *ab*) partant en dehors à 1 centimètre en avant de la pointe du péroné et aboutissant en dedans à 5 millimètres en avant du bord antérieur de la malléole interne. Incision *plantaire*, en étrier, fig. 82, *ab* et fig. 81 *ac, bd*) réunissant les deux points précédents, dans un plan vertical et transversal. On suit successivement l'incision dorsale, l'incision plantaire.

b. *Deuxième temps : section des couches sous-cutanées.* — On dissèque un court lambeau cutané à la face dorsale (un centimètre).

c. *Troisième temps : section des muscles et des tendons.* — On coupe successivement les tendons à la face dorsale, les péroniers à la face externe, les muscles jusqu'à l'os à la face plantaire, les tendons et le paquet vasculo-nerveux à la face interne. On commence alors la dissection du lambeau dans les limites suivantes. A la face externe on rase le calcanéum le plus loin possible ; à la face plantaire, on dissèque les muscles sur une étendue de 2 centimètres ; en dedans, jusqu'à la petite apophyse du calcanéum.

d. *Quatrième temps : désarticulation et complément de dissection du lambeau.* — Le pied fortement fléchi, on coupe la capsule antérieure à 2 centimètres au-dessus du bord inférieur de la malléole interne. On coupe ensuite le ligament latéral externe, successivement faisceau antérieur, faisceau moyen, faisceau postérieur. On passe alors au ligament latéral interne qu'on attaque par l'intérieur de l'article : pour cela, mettre le pied en adduction forcée, insinuer le couteau tranchant en bas entre l'astragale et la malléole interne et sectionner.

Le pied peut se luxer ; on dénude en dedans la petite apo-

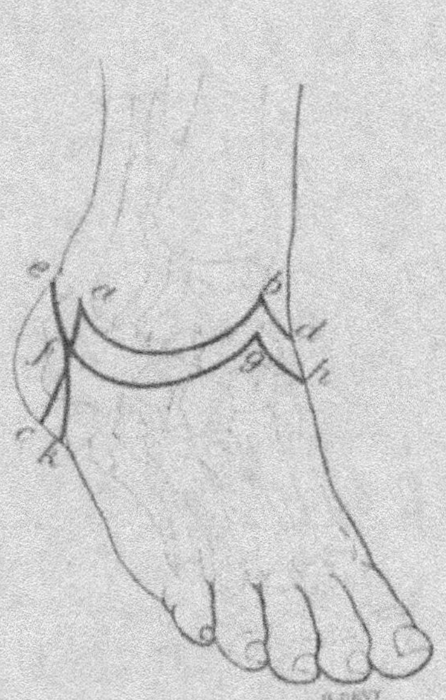

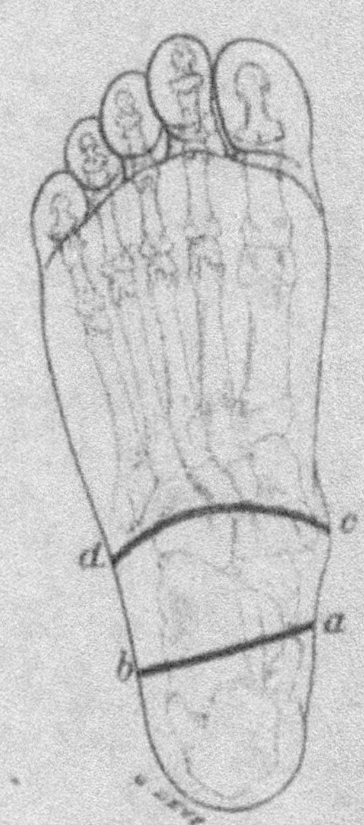

<table>
<tr><td>

Fig. 81.

Désarticulation tibio-tarsienne. Procédé de Syme : incision dorsale *cabd*. Procédé de Jules Roux : incision dorsale *efghk*.

</td><td>

Fig. 82.

Désarticulation tibio-tarsienne. Procédé de Syme : incision plantaire *ab*. Procédé de Jules Roux : incision plantaire *cd*.

</td></tr>
</table>

physe et sa face interne ; on attaque la partie postérieure de la capsule. On finit en portant alternativement le couteau à sa gauche, en arrière (où on coupe le tendon d'Achille), à sa droite, tendant toujours par des tractions et des mouvements imprimés au pied, la partie sur laquelle on porte le tranchant. On sépare en dernier lieu les parties molles de la partie postérieure et inférieure du calcanéum.

e. *Cinquième temps : temps supplémentaire non indispensable. Section des malléoles seules ou du plateau tibial.* — Si on sectionne seulement les malléoles, on commence par les dénuder avec le bistouri ; on fend sur leur bord postérieur les gaines des tendons et on relève ces derniers. On scie séparément chacune des malléoles.

Si on sectionne également le plateau, on dénude aussi la face antérieure et postérieure du tibia, un peu plus haut en arrière qu'en avant. Cela fait, on saisit la malléole interne avec un davier et l'on scie le plateau tibial et le péroné d'avant en arrière.

B) Procédé a lambeau talonnier
(Méthode sous-périostée, Ollier)

Opération. — L'ablation de la partie postérieure du calcanéum se fait par décortication au détache-tendon.

a et b. *Premier et deuxième temps.* — Les deux premiers temps sont les mêmes que dans le procédé au couteau. Les différences commencent au troisième temps.

c. *Troisième temps : section des tendons et des muscles.* — On coupe successivement les tendons à la face dorsale, les tendons et les muscles jusqu'à l'os en dehors et à la face plantaire. On incise le périoste dès qu'on a rejoint le squelette. On abandonne alors le bistouri pour le détache-tendon, avec lequel on commence la dénudation périostique que l'on prolonge le plus loin possible à la face externe, à la face plantaire, à la face interne. Quand on trouve trop de difficulté à continuer la décortication, on passe à la désarticulation.

d. *Quatrième temps : désarticulation et achèvement de la dénudation périostique.* — On désarticule, et, le pied luxé et fortement étendu, on reprend le détache-tendon, avec lequel on attaque la partie postérieure de la capsule ; on décolle le périoste successivement en dedans, en arrière où on désinsère le tendon d'Achille en dehors, en se portant successivement dans ces trois sens, et on termine à la face inférieure du calcanéum.

e. *Cinquième temps : temps complémentaire non indispensable. Section du plateau et des malléoles.* — La désarticulation achevée, avec le bistouri, on incise le périoste à la limite du cartilage, sur le tibia et les malléoles. Avec le détache-tendon on dénude les malléoles et le plateau tibial sur une hauteur de 1 centimètre en avant, 17 millimètres en arrière. La dénudation achevée, on saisit la malléole interne avec un davier tenu de la main gauche, et on scie d'avant en arrière le plateau tibial, suivant un plan horizontal qui enlève plus en arrière qu'en avant, le bord postérieur de la surface articulaire descendant plus bas que le bord antérieur.

C) Procédé en raquette
(Jules Roux, modifié)

Opération. — Quatre temps principaux, un temps complémentaire.

a. *Premier temps : section de la peau* (fig. 81 et 82). — L'incison *dorsale* commence sur la portion la plus reculée de la face externe du calcanéum (fig. 81, *e*), marche d'arrière en avant (fig. 81, *ef*) en passant à un travers de doigt sous la malléole, jusqu'au niveau de l'articulation de Chopart qu'elle suit à la face dorsale (fig. 81, *fg*) jusqu'au tendon de l'extenseur propre du pouce, d'où elle descend perpendiculairement sur la plante du pied (fig. 81, *gh*).

L'incision *plantaire* se dirige de ce dernier point à un travers de doigt en arrière du cinquième métacarpien, d'où elle rejoint sur la face externe la queue de la raquette au niveau de la malléole péronière.

b. *Deuxième temps : section des couches sous-cutanées.* — On repasse dans la peau, qu'on dissèque légèrement à la face dorsale.

c. *Troisième temps : section des tendons et des muscles.* — On coupe les tendons à la face dorsale ; en dehors les tendons des péroniers ; à la face plantaire, on coupe obliquement les muscles jusqu'au squelette. Le périoste incisé, avec le détache-tendon on dépérioste la face externe du calcanéum, tubérosité externe inclusivement, la face plantaire aussi loin qu'on peut, la face interne jusqu'au niveau de la petite apophyse.

d. *Quatrième temps : désarticulation et achèvement de la dénudation périostique.* — On ouvre la jointure en avant, on désinsère de dehors en dedans le ligament latéral externe, par l'intérieur de la cavité le ligament latéral interne. On achève la dénudation périostique à la face interne, à la face postérieure, à la face plantaire, en se portant de l'une à l'autre au fur et à mesure des progrès de la dénudation.

e. *Temps complémentaire.* — On sectionne, s'il y a lieu, le plateau tibial comme dans l'opération de SYME.

D) Procédé a lambeau dorsal
(Baudens)

Opération. — Cette opération s'exécute en quatre temps.

a. *Premier temps : section de la peau.* — Tracé de l'incision. Les deux extrémités du lambeau sont prises en arrière en deux points correspondants à la partie postérieure et inférieure de chaque malléole. L'incision suit en dehors et en dedans la ligne de démarcation des faces plantaires et dorsale et s'avance en avant en s'arrondissant sous forme de guêtre jusqu'à la rainure interdigitale des orteils.

L'incision est complétée en arrière par une section curviligne embrassant la partie postérieure du talon dans un plan oblique de haut en bas et d'avant en arrière, et descendant, si l'état des parties molles le permet, jusqu'à l'insertion inférieure du tendon d'Achille.

b. *Deuxième temps : section des couches sous-cutanées.* — On repasse dans l'incision.

c. *Troisième temps : section des muscles et des tendons et dissection du lambeau.* — On incise muscles et tendons jusqu'au squelette, et on dissèque le lambeau de sa pointe à sa base en rasant le squelette.

d. *Quatrième temps : désarticulation et désinsertion du tendon d'Achille.* — L'articulation du pied est ouverte suivant le procédé habituel, le lambeau relevé par un aide. On désinsère alors le tendon d'Achille et on coupe les parties molles à la partie postérieure, ras la peau rétractée. On termine en pratiquant la section des deux malléoles, ras le plateau tibial.

§ 12. — Désarticulation du pied
avec conservation d'une partie du calcanéum

Choix du procédé. — Dans le but de rendre l'opération plus facile, plus innocente et meilleure au point de vue orthopédique, Pirogoff a modifié l'opération de Syme et conservé dans le moignon la partie postérieure du calcanéum. On a apporté

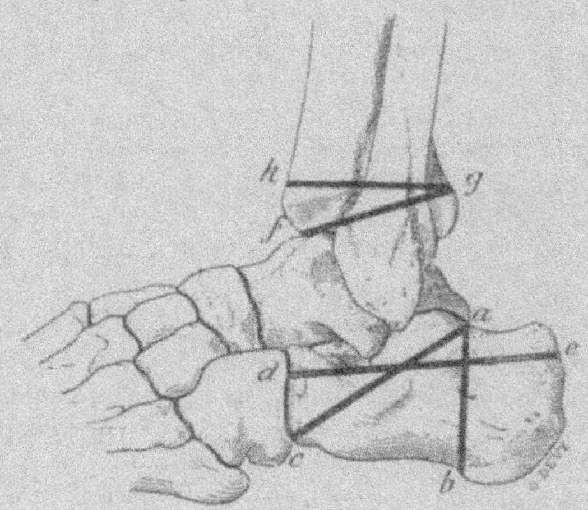

Fig. 83.

Section verticale et transversale (Pirogoff *ah* et *kg*). Section oblique (Sédillot *ac* et *fg*). Section horizontale (Pasquier-Lefort *de*).

de nombreuses modifications au procédé primitif de Pirogoff, portant sur le sens dans lequel est exécutée la coupe du calcanéum. Il existe quatre types principaux :

a. *Section verticale et transversale.* — C'est le procédé de Pirogoff, qui faisait porter la coupe en arrière de la poulie astragalienne (fig. 83, *ab* et *kg*).

b. *Section oblique* (Séduillot), (fig. 83, *ac* et *fg*). — La section est dirigée obliquement du bord postérieur de la poulie astragalienne à la partie inférieure de la surface cuboïdienne du calcanéum. Une section plus ou moins parallèle à la précédente est faite sur le tibia et le péroné.

c. *Section horizontale* (Pasquier-Lefort) (fig. 83, *de*). — La coupe divise le calcanéum en deux parties, l'une supérieure portant le plateau articulaire, l'autre inférieure qui reste dans la plaie.

d. *Section verticale antéro-postérieure* (Léon Tripier). — La coupe divise le calcanéum en deux parties, l'une externe, l'autre interne qui reste dans la plaie et se rabat à angle droit avec un lambeau interne sur les os de la jambe. Ce procédé est un procédé d'exception qui convient aux cas où la peau fait plus ou moins défaut en haut et en bas.

Relativement aux os de la jambe, on a conseillé : 1° de couper les malléoles seules (Pirogoff) ; 2° de sectionner le plateau tibial (Séduillot) ; 3° de ne pas toucher aux os de la jambe. Nous conseillons cette dernière pratique, si les os de la jambe sont sains et si l'état des parties molles permet une bonne adaptation.

Nous décrirons deux procédés : le procédé de Pirogoff, qui donne d'excellents résultats depuis la méthode antiseptique et qui exige le minimum de peau, et le procédé de Pasquier-Lefort qui exige plus de peau, mais a l'avantage de faire marcher sur la peau de la plante, et non sur la peau de la partie postérieure du talon comme dans le procédé de Pirogoff, et de donner un moignon plus étendu d'avant en arrière.

A) PROCÉDÉ DE PIROGOFF
(Coupe verticale et transversale.)

Opération. — On y distingue quatre temps principaux et un complémentaire (fig. 81, 82 et 83).

a. *Premier temps : section de la peau*. — L'incision *dorsale*, (fig. 81, *ab*) convexe en avant, va de la pointe de la malléole externe à l'extrémité inférieure du bord antérieur de la malléole interne. L'incision plantaire (fig. 82, *ab*) réunit en étrier les deux extrémités de l'incision précédente.

b. *Deuxième temps : section du tissu cellulaire sous-cutané.* — On repasse dans l'incision et on dissèque un peu la peau de l'incision dorsale.

c. *Troisième temps : section des tendons et des muscles.* — A la face dorsale, on coupe les tendons ; à la face plantaire et sur les faces latérales, on coupe d'un coup tendons et muscles jusqu'à l'os.

d. *Quatrième temps : désarticulation et section du calcanéum.* — On ouvre l'articulation en avant ; on coupe les ligaments latéraux externes du dehors en dedans, le ligament interne par l'intérieur de l'article. On étend le pied de façon à découvrir le bord postérieur de l'astragale, on place la scie derrière ce bord et on sectionne l'os en conduisant la scie parallèlement à la section des parties molles (fig. 83, *ab*).

e. *Temps complémentaire* (non indispensable). — On sectionne les deux malléoles seules, ou le plateau, comme cela a été décrit pour l'opération de Syme. Comme pour le Syme proprement dit, certains chirurgiens font précéder la désarticulation tibio-tarsienne de la ténotomie du tendon d'Achille afin de s'opposer plus efficacement à l'ascension ultérieure du moignon.

B) Procédé Pasquier-Lefort
(Coupe horizontale.)

Opération. — Comme incision, cette opération est analogue à la sous-astragalienne (fig. 80, 82 et 83).

a. *Premier temps : section de la peau.* — L'incision a la forme d'une raquette (fig. 80, *abcd*) ayant sa queue au bord externe du pied et embrassant par sa boucle le bord interne du pied. Il y a en même temps un court lambeau plantaire qui tient à ce que la demi-circonférence plantaire de la boucle déborde en avant le niveau de la demi-circonférence dorsale (fig. 82, *cd*).

La partie *dorsale* commence sur la face externe du calcanéum au bord externe du tendon d'Achille, et marche d'arrière en avant à égale distance du bord externe du pied et de la malléole et s'arrête au niveau de la pointe péronière (queue de la raquette), puis se recourbe pour gagner et suivre l'interligne de Chopart jusque derrière la saillie du scaphoïde.

Pour tracer l'incision plantaire, marquer à un pouce du bord interne du pied, à la plante, un point situé au niveau de la partie interne de l'interligne de Lisfranc, et un second point légèrement en arrière de la saillie du cinquième métatarsien.

Réunir ces deux points à l'extrémité interne de l'incision dorsale par une courbe assez accusée de façon à faire un lambeau plantaire et rejoindre sur le bord externe la queue de la raquette au niveau de la pointe malléolaire. En somme, la boucle suit à la face dorsale l'interligne de Chopart, à la face palmaire l'interligne de Lisfranc.

On suit au couteau successivement le tracé dorsal et le tracé palmaire.

b. *Deuxième temps : section des couches sous-cutanées et dissection.* — On repasse le couteau et on dissèque un court lambeau cutané dorsal particulièrement en dehors (jusqu'au niveau de la malléole externe).

c. *Troisième temps : section des tendons et des muscles.* — Couper de gauche à droite les tendons péroniers, le tibial antérieur, les extenseurs (ou en sens inverse, pour le pied gauche).

À la face plantaire couper obliquement les muscles et prolonger le lambeau musculaire jusqu'à l'articulation calcanéocuboïdienne.

d. *Quatrième temps : désarticulation et section de l'os.* — Couper la capsule de l'articulation tibio-tarsienne en avant, le ligament latéral externe du dehors en dedans, le ligament latéral interne par l'intérieur de l'article. Le pied peut alors être luxé en dehors par un mouvement de rotation, ce qui permet de placer le couteau sur la face interne de l'astragale, ou mieux le détache-tendon, avec lequel on dénude la face interne de l'astragale ; le pied fortement abaissé, on attaque la partie postérieure de la capsule au ras de la poulie. Puis on dénude en arrière la face supérieure du calcanéum, et, en se portant en dedans, sa petite apophyse : on s'arrête au fond de la gouttière de cette apophyse. On dénude alors toute la moitié supérieure de la face interne : pour cela, on tourne le pied en dehors, sa face plantaire en dedans. Retournant alors complètement le pied, sa face plantaire en haut et en arrière, on ouvre la bourse séreuse du tendon d'Achille de façon à dégager tout à fait la partie supérieure de la face postérieure.

Reste la section du calcanéum. Le pied placé sur le côté externe, la face plantaire en dedans, la pointe dans le même sens, on le confie à un aide qui protège en même temps les chairs internes. On saisit avec un davier la partie postéro-supérieure du calcanéum et on l'attire fortement à soi. On place une scie à résection bien perpendiculairement sur la face postérieure et on commence la section (fig. 83, *de*) en visant l'extrémité antérieure de la petite apophyse du calcanéum : on conduit la scie jusque dans l'articulation calcanéo-cuboïdienne.

On termine par la désarticulation calcanéo-cuboïdienne qu'on exécute à la rugine.

On fait généralement suivre ces divers temps de la section des deux malléoles.

§ 13. — Désarticulation du genou

1° Donnée anatomique et physiologique. — L'articulation du genou est tellement connue qu'il est inutile d'en rappeler la disposition anatomique. Faisons remarquer seulement que les cartilages semi-lunaires sont insérés par leurs extrémités à la face supérieure du tibia, qu'ils sont libres dans l'intervalle de leurs insertions grâce à des synoviales. La grande synoviale tibiale s'insère au bord supérieur de leur face périphérique ; au bord inférieur de la même face s'insèrent les petites synoviales tibiales (une pour chaque fibro-cartilage) qui se réfléchissent après un trajet de 10 millimètres pour se fixer à la circonférence du cartilage des cavités glénoïdes du tibia.

N'oublions pas les quatre ligaments périphériques et les deux ligaments croisés.

2° Donnée linéaire. — La pointe de la rotule est au niveau de l'interligne pendant l'extension de la jambe.

3° Choix du procédé. — Faut-il faire la désarticulation pure et simple, ou après avoir désarticulé, réséquer les condyles (opération de CARDEN)? La simple désarticulation doit être acceptée aujourd'hui et préférée à la section des condyles, si ces derniers sont sains et si on a de l'étoffe pour les recouvrir.

Faut-il supprimer la rotule? On le conseille généralement. Ce n'est pas nécessaire, ainsi que nous l'avons établi récemment à la suite de l'observation de plusieurs cas. Si on a réséqué les condyles, on pourra sectionner la surface cartilagineuse de la rotule et fixer cet os par sa surface avivée à la surface de section du fémur (opération de GAETTI).

Faut-il exciser la synoviale? Non, si elle est saine. Si l'opération a été conduite avec une antisepsie parfaite, on pourra même se dispenser de la drainer et en pratiquer l'occlusion à sa partie inférieure (MAURICE POLLOSSON).

Quel procédé choisir au point de vue de l'incision des téguments? Il importe d'éviter les cicatrices terminales, ce qui élimine les méthodes circulaires, à deux lambeaux égaux et leurs similaires. On pourrait avoir recours au lambeau antérieur unique taillé par la coupe perpendiculaire ou la coupe oblique. Mais ce lambeau devant être très grand et exposé au sphacèle, il est bon de le soulager au moyen d'un petit lambeau postérieur qui laissera la cicatrice postérieure. On choisira donc le procédé à grand lambeau antérieur et petit lambeau postérieur; on pourrait aussi avoir recours à son dérivé, le procédé elliptique peu oblique, mais l'opération est rendue plus difficile sans grand avantage résultant de la moindre étendue de la plaie.

Quelle méthode faut-il employer au point de vue de l'épaisseur des lambeaux? la méthode cutanée ou la méthode sous-capsulo-périostée ? La méthode cutanée donne un lambeau moins bien nourri et une plaie étendue ; la méthode sous-périostée donne le maximum de vitalité et la plaie la plus simple. C'est donc la méthode de choix. Mais elle n'est pas à conseiller dans les néoplasmes des os susceptibles de récidiver par le périoste.

Nous indiquerons trois procédés : 1° le procédé à grand lambeau antérieur et à petit lambeau postérieur, au bistouri ; 2° le même procédé par la méthode sous-capsulo-périostée ; 3° la désarticulation suivie de section des condyles (CARDEN) avec ou sans l'avivement et suture de la rotule (GRITTI).

A) Procédé a grand lambeau antérieur et petit lambeau postérieur (au couteau)

1° Attitude. — Le genou déborde la table. Un aide tient la jambe. Le chirurgien se place en dehors du membre.

2° Opération. — Elle s'exécute en quatre temps (fig. 84).

a. *Premier temps : incision de la peau.* — La somme des longueurs des deux lambeaux doit être égale à une fois et demie le diamètre antéro-postérieur du membre, au niveau de l'interligne. On appréciera donc à la sonde cannelée cette dimension antéro-postérieure et on la prendra pour longueur du lambeau antérieur. On donnera au petit lambeau une longueur moitié de la précédente.

Le lambeau antérieur (fig. 84, *abc*), taillé en bec de canard, aura donc son point déclive à une distance de l'interligne égal au diamètre antéro-postérieur du genou ; les deux extrémités de l'U de l'incision seront prises, sur les côtés du genou à 1 centimètre au-dessous de l'interligne, non exactement aux extrémités du diamètre transverse, mais à 1 centimètre en arrière, de façon que le lambeau antérieur, moins vascularisé que le postérieur, ait une base dépassant de 2 centimètres la demi-circonférence du membre ; en même temps le lambeau ainsi développé à sa base encapuchonnera mieux les extrémités articulaires. Pour établir les deux points, correspondant aux extrémités du

lambeau antérieur, il faut prendre avec une ficelle la circonférence du membre, diviser cette longueur en deux, y ajouter
2 centimètres, et appliquer cette longueur sur la demi-circonférence antérieure du membre.

Le lambeau postérieur (fig. 84, *ac*) a comme hauteur la moitié de la hauteur du précédent ; on le taille en bec de canard : aussi ses incisions se confondent à leur origine avec
les incisions latérales du grand lam-
beau, sur une hauteur correspondant
aux deux tiers de sa longueur. Le couteau suit de gauche à droite l'U antérieur ; le membre relevé par l'aide, il
suit de gauche à droite l'U postérieur.

*b. Deuxième temps : section du tissu
cellulaire et dissection.* — En avant, on
dissèque de bas en haut un vaste lambeau cutané : la dissection s'arrête à la
pointe de la rotule, si on laisse l'os
en place, comme nous le conseillons, à
la base de la rotule, si on doit enlever
cet os.

En arrière, on repasse dans l'incision

*c. Troisième temps : section des ten-
dons et des muscles.* — Le genou légèrement fléchi, coupez le ligament rotu-
lien à la pointe de la rotule (si vous
conservez cet os), le tendon du triceps
à la base de la rotule (si vous l'enlevez).

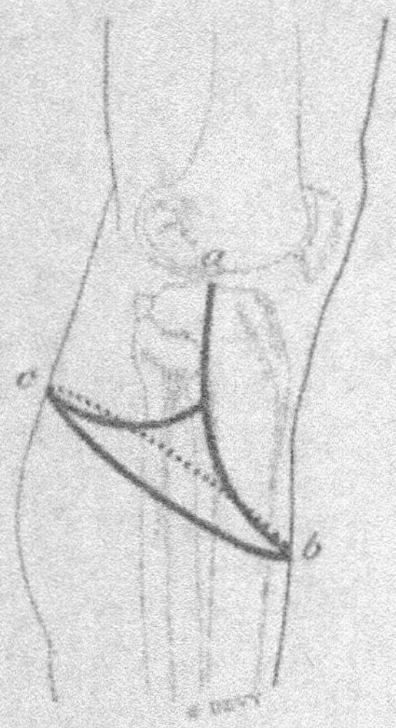

Fig. 84.
Désarticulation
du genou.

Le lambeau musculaire postérieur sera disséqué de dedans en
dehors après désarticulation.

d. Quatrième temps : désarticulation. — Sectionner successivement le ligament latéral à sa gauche, la capsule et le ligament
latéral à sa droite, sur les faces externe ou interne du condyle
fémoral correspondant. L'articulation largement ouverte, couper les ligaments croisés, laisser le couteau transversalement
placé dans l'articulation. Luxer en avant le tibia, couper le

ligament postérieur et tailler le petit lambeau postérieur en portant le plein du tranchant derrière le tibia ; raser d'abord le squelette, puis tourner le tranchant en arrière pour couper les muscles ras la peau rétractée.

B) DÉSARTICULATION SOUS-CAPSULO-PÉRIOSTÉE

Opération — Nous la décrirons telle que nous l'avons une fois pratiquée sur le vivant, avec conservation de la rotule et des cartilages semi-lunaires. Si on enlevait la rotule, on le ferait par une incision cutanée ou en retournant le lambeau antérieur (OLLIER). Si on voulait extirper les cartilages semi-lunaires, on pratiquerait l'opération comme ci-dessus, puis on enlèverait les cartilages par l'intérieur de l'article.

a. *Premier temps : section de la peau.* — Comme dans le procédé au bistouri.

b. *Deuxième temps : section des couches sous-cutanées.* — On repasse dans l'incision précédente.

c. *Troisième temps : section des muscles.* — On coupe en avant les muscles de la région externe de la jambe, en arrière les muscles postérieurs en gagnant le squelette avec une légère obliquité.

d. *Quatrième temps : dénudation périostique et désarticulation.* — Le périoste incisé, on commence la dénudation en avant, et on la poursuit jusqu'au rebord cartilagineux des condyles tibiaux sans ouvrir l'article ; cette ouverture sera faite le plus tard possible.

En dehors, on rencontre l'extrémité supérieure du péroné. Si on voulait exécuter la méthode dans toute sa pureté, on ferait la décortication soignée de cette extrémité. Mais j'estime que ce serait de l'exagération et qu'on prolongerait inutilement la durée de l'opération. On se contentera donc de désarticuler le péroné sans le dépérioster consciencieusement.

Le membre fortement relevé, on passera à la partie postérieure, où on poursuivra la dénudation jusqu'au rebord du plateau tibial.

On reviendra maintenant à la partie antérieure ; on désinsère sur les côtés les insertions des petites synoviales au pourtour cartilagineux ; au niveau de l'espace triangulaire, on désinsérera le ligament adipeux et le ligament croisé correspondant ; le plateau subluxé en avant, on dénudera l'épine et l'espace triangulaire postérieur ; on finira en désinsérant les derniers liens qui retiennent le tibia en arrière.

C) Désarticulation suivie de section simple des condyles
(Procédé de Carden)

Opération. — Les premiers temps s'exécutent comme dans les opérations précédentes. Mais, au lieu de mesurer et de dessiner les lambeaux à partir de l'interligne, on le fait au niveau de la future section condylienne. De plus, on ne conserve pas la rotule. Aussi dans la dissection du lambeau antérieur on pousse la dissection jusqu'au-dessus de cet os.

La désarticulation exécutée à l'ordinaire, on détache le périoste qui revêt les condyles fémoraux, jusqu'au niveau du rebord cartilagineux antérieur. A ce niveau on donne un trait de scie transversal, d'avant en arrière.

D) Désarticulation avec section des condyles
et adaptation de la rotule. (Procédé de Gritti)

Opération. — On opère comme ci-dessus, sans toutefois enlever la rotule. Après la section des condyles, on donne un trait de scie vertical supprimant la surface cartilagineuse de la rotule.

§ 14. — Désarticulation coxo-fémorale

1° Donnée anatomique. — Rappelons la disposition du ligament rond dont la dépression fémorale répond à l'union du tiers inférieur et des deux tiers supérieurs de la tête et qu'on aborde, le plus aisément en avant, après écartement des surfaces, en plaçant le membre dans la rotation en dehors. La capsule articulaire s'insère en avant à la base du col ; mais, en arrière, elle s'arrête à un travers de doigts en dedans de la ligne intertrochantérienne ; là, la capsule est moins épaisse, mais renforcée par les muscles pyramidal, obturateur interne et jumeaux.

En avant, l'articulation est assez superficielle ; en rapport par sa partie interne avec l'artère fémorale : elle est facilement accessible entre les muscles couturier et psoas. Si, à ce niveau, on fend la capsule perpendiculairement à la direction du col, la tête se luxe par un mouvement de rotation en dehors.

Si on aborde l'articulation par sa partie externe, on a à traverser, au-dessus du grand trochanter qui est sous-cutané, des couches musculaires constituées par les muscles fessiers. Si on fait à ce niveau une section de la capsule suivant l'axe du grand trochanter, cette boutonnière ne suffit pas à la sortie de la tête il faut s'aider de deux incisions transversales. Il faut alors couper le ligament rond en arrière et pour cela porter la cuisse dans la flexion et l'adduction. Outre les vaisseaux fémoraux, on trouve en arrière les branches de l'obturatrice, de l'ischiatique et de la fessière.

2° Donnée linéaire. — L'articulation répond au milieu de l'arcade crurale ; elle est au-dessous de l'éminence iléo-pectinée. Le bord supérieur du grand trochanter répond au trajet d'une ligne étendue de l'ischion à l'épine iliaque antéro-supérieure.

3° Choix du procédé. — Les procédés sont très nombreux. L'idéal est de restreindre la perte de sang. On a cherché à y arriver par les moyens suivants :

a. *Par la rapidité d'exécution*. — Le procédé à grand lambeau antérieur taillé par transfixion (MANEC) s'exécute avec une merveilleuse rapidité. Mais quelle vaste plaie, et irrégulière ! On conçoit qu'il puisse encore avoir ses indications, s'il faut opérer très vite. (?) Nous l'indiquerons.

b. *Par la ligature préalable de l'artère fémorale*. — On a très avantageusement recours à la raquette à queue antérieure sur la ligne des vaisseaux (LARREY). VERNEUIL a conseillé d'inciser au bistouri, d'extirper le membre comme une tumeur, liant à mesure les vaisseaux de second ordre. Nous croyons toutefois ce procédé inférieur aux deux suivants.

c. *Par la méthode sous-périostée dans son mode imitant l'opération de résection* (OLLIER). — Ce procédé convient aux cas où il y a lieu de décider par une exploration préalable si on fera une résection ou une désarticulation. Dans les autres cas on préférera le procédé ci-dessous indiqué.

d. *Par l'amputation dans la continuité au tiers supérieur suivie de l'extirpation de l'extrémité supérieure du fémur.* — On peut alors placer la bande d'Esmarch pendant l'amputation. On l'enlève après hémostase, pour extirper le fragment du fémur soit par la méthode parostale, soit par la méthode sous-périostée. Ce dernier procédé est pour nous le procédé de choix.

Rappelons que la méthode sous-périostée n'a pas seulement pour avantage de restreindre l'hémorragie. Chez les jeunes sujets, il peut y avoir reproduction d'un os nouveau qui permet au sujet de marcher comme un amputé de cuisse et non comme un désarticulé de la hanche. Tel a été le résultat obtenu par SAUTER, qui avait eu recours à la méthode sous-périostée par le procédé de l'amputation préalable.

Nous décrirons donc quatre procédés : 1° le *procédé à raquette à queue antérieure*; 2° le *procédé rapide à grand lambeau antérieur*; 3° le *procédé sous-périosté par désossement préalable*; 4° le *procédé sous-périosté par désossement après amputation.*

A) PROCÉDÉ LENT A RAQUETTE A QUEUE ANTÉRIEURE

Opération. — Dans le premier temps se place la ligature des vaisseaux fémoraux.

a. *Premier temps ; section de la peau* (fig. 85). — Tracé de l'incision. — La queue de la raquette part du milieu du pli de l'aine, se porte sur une longueur de quatre travers de doigt (fig. 85, *af*) dans la direction de l'axe du membre ou mieux (fig. 85, *db* et *dc*) pour former la boucle de la raquette dont le point déclive est placé à une distance du milieu de l'arcade égale au quart de la circonférence du membre pris à sa racine (à la ficelle).

On incise d'abord suivant la queue de la raquette et on s'interrompt pour lier l'artère et la veine fémorale, un peu en

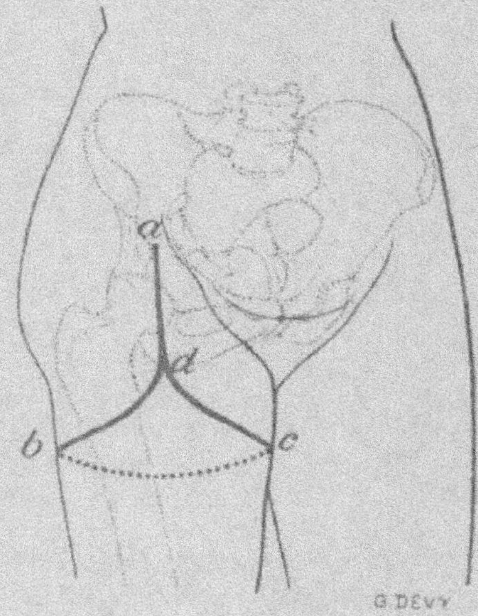

Fig. 85.
Désarticulation de la hanche.
Procédé lent à raquette à queue antérieure.

dedans de la ligne d'incision. Puis on suit au couteau tout le tracé.

b. *Deuxième temps : section du tissu cellulaire sous-cutané.* — Repassez le couteau et sur la face antérieure disséquez la peau sur une étendue de 2 centimètres.

c. *Troisième temps : section des muscles.* — On l'exécute dans ce temps seulement à la face antérieure. On coupe le couturier, le tenseur, le droit antérieur, le psoas à ses insertions. On incise la capsule suivant la direction du col. Prenant le détache-tenden, on détache la capsule de ses insertions trochantériennes, ainsi que les muscles trochantériens. On détache ensuite la lèvre interne de la capsule.

d. *Quatrième temps : désarticulation et section des muscles postérieurs.* — On luxe le fémur en étendant et tournant en dehors la cuisse ; on coupe le ligament rond.

Il reste à sectionner les chairs postérieures ; la cuisse pendante, on rase d'abord la face postérieure du col et du corps de l'os ; arrivé au niveau de l'incision cutanée, on coupe obliquement de dedans en dehors et de gauche à droite les muscles.

B) Procédé rapide a grand lambeau antérieur
(Manec)

Opération. — Cette opération qui donne une bonne idée des anciens procédés d'amputation, s'effectue en trois temps :

a. *Premier temps : taille par transfixion du lambeau antérieur.* — Ce premier temps est différent suivant qu'on l'exécute sur le membre droit ou sur le membre gauche.

Sur le membre gauche, on procède de la façon suivante : le bassin placé à moitié en dehors de la table, la cuisse maintenue par un aide en demi-flexion, l'opérateur se place en dehors, soulevant de la main gauche les chairs de la partie antérieure de la cuisse. Il plonge la pointe d'un long couteau à transfixion en un point situé à égale distance du grand trochanter et de l'épine iliaque antéro-supérieure et la conduit parallèlement au pli de l'aine, rasant l'articulation, et la fait sortir au-devant de la tubérosité de l'ischion. Il taille un lambeau de 16 à 19 centimètres de longueur en rasant d'abord le fémur, puis en relevant graduellement le couteau pour tailler la pointe du lambeau.

Sur le membre droit, on se place en dedans et on fait la transfixion de l'ischion à l'épine iliaque antéro-supérieure.

b. *Deuxième temps : désarticulation.* — Le lambeau relevé, le chirurgien saisit la cuisse de la main gauche et la porte en arrière ; il incise largement la capsule transversalement, puis le ligament rond, et luxe le fémur.

c. *Troisième temps : section des chairs postérieures.* — On engage le couteau à plein tranchant derrière le col, on coupe les chairs autour du grand trochanter, on passe le couteau derrière lui et on termine la section des muscles et de la peau à plein tranchant à 3 centimètres en avant du pli fessier.

C) Méthode sous-capsulo-périostée
Procédé italié de la résection (Ollier).

1° Attitude. — Le sujet est couché sur le côté sain, le fémur du côté malade fléchi à 135 degrés sur l'axe du tronc.

2° Opération. — Elle s'exécute en trois temps :

a. *Premier temps : incision de résection* (fig. 127, abc). — On fait sur le côté externe du membre une incision de 15 à 20 centimètres formant une ligne brisée qui commence à 7 centimètres au-dessus du point le plus élevé du grand trochanter, et à égale distance des épines iliaques antérieure et postérieure. Elle se dirige en bas et en arrière vers le sommet du trochanter, puis change de direction et se prolonge suivant la face externe du fémur.

On coupe successivement la peau, le tissu cellulaire sous-cutané, dans la partie supérieure de l'incision les muscles moyen et petit fessier.

b. *Deuxième temps : incision et décollement du périoste, incision de la capsule, luxation de la tête.* — On incise le périoste du fémur et on procède au décollement de ses lèvres ; puis on dénude le grand trochanter et la partie voisine du col ; on incise la capsule parallèlement à l'axe du col et, faisant écarter les bords de la plaie, on procède au détachement des insertions cervicales de la capsule. On coupe le ligament rond en portant le membre en rotation interne et en adduction, on fait saillir la tête, on dépouille le col de ses adhérences capsulaires inférieures. On soulève alors le fémur et on le dénude de haut en bas, un peu plus bas que le point où on veut couper les chairs.

c. *Troisième temps : section des parties molles.* — On fait à la

distance convenable, mesurée et dessinée à l'avance, une incision circulaire des parties molles, à petits coups.

D) DÉSARTICULATION APRÈS AMPUTATION PRÉALABLE

Opération. — Cette opération s'exécute en deux temps qui
sont deux opérations véritablement distinctes (fig. 86).

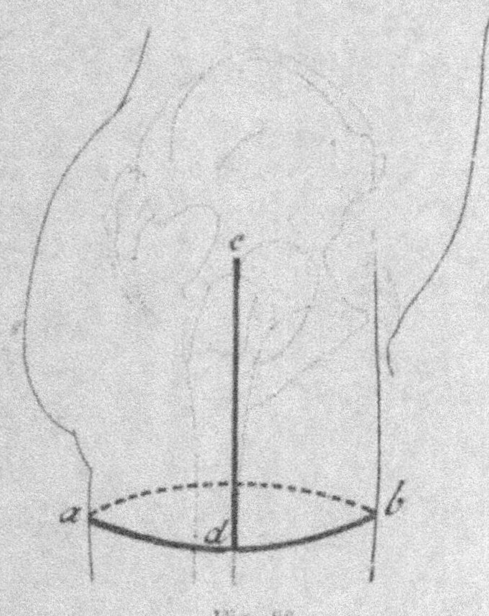

Fig. 86.
Désarticulation de la hanche après amputation préalable.

a. *Premier temps : amputation préliminaire*. — On exécute par
la méthode circulaire une amputation au niveau déterminé par
la mensuration, c'est-à-dire à une distance de l'arcade égale à
un quart de la circonférence du membre pris à sa racine
(fig. 86, abd). On coupe successivement la peau qu'on relève
sur une étendue de trois travers de doigt, les muscles au niveau
de la peau rétractée et on scie l'os au ras de la rétraction des
muscles.

b. *Deuxième temps : désossement du moignon*. — Pour l'exé-

cuter avec facilité, on fait à la face externe du membre, à partir de 5 centimètres au-dessus du sommet du grand trochanter
une incision verticale (fig. 86, *cd*) venant tomber sur la section
circulaire. On incise la peau et les parties molles jusqu'à l'os.
Suivant le cas, on extirpe l'extrémité supérieure du fémur par
la méthode parostale ou par la méthode sous-périostée.

Si on a recours à la méthode sous-périostée, on incise longitudinalement le périoste suivant la ligne d'incision verticale, et on décolle les lèvres périostiques de bas en haut sur
toute l'étendue du corps. On dénude ensuite le grand trochanter.

Pour exécuter ce travail, il est bon de saisir l'extrémité inférieure de l'os avec un davier. Une fois le grand trochanter
dénudé, on incise la capsule, on détache ses insertions au col,
on coupe le ligament rond, on luxe la tête, on détache les
adhérences capsulaires inférieures, et on détruit les dernières
adhérences périostiques à la face interne.

§ 16. — DÉSARTICULATION INTERILIO-ABDOMINALE

La désarticulation interilio-abdominale est la désarticulation
de la totalité du membre inférieur. Cette opération est l'homo-
logue de la désarticulation interscapulo-thoracique. Pour la
pratiquer, il faut désarticuler un des deux os iliaques dans la
symphyse pubienne et dans la symphyse sacro-iliaque. Cette
opération a été imaginée par M. JABOULAY (de Lyon); je la
décrirai suivant ses indications (*Lyon médical*, 1894).

Opération. — Cette opération s'exécute en trois temps:

a. *Premier temps*. — Il consiste à faire une incision parallèle et
sous-jacente à l'arcade crurale, allant de la région pubienne
jusqu'à la crête iliaque qu'elle doit suivre d'avant en arrière.
Par cette incision, on décolle le péritoine et on arrive jusque
sur les vaisseaux iliaques primitifs. L'artère iliaque externe
est liée, puis la veine iliaque externe qui est sectionnée entre
deux ligatures.

b. *Deuxième temps*. — On fait ensuite l'amputation circulaire de la peau de la cuisse au tiers supérieur, et du milieu de cette incision sur la face antérieure de la cuisse on mène deux incisions, l'une en dedans et en haut vers le pubis, l'autre en dehors et en haut vers l'épine iliaque antérieure et supérieure. Ces deux dernières incisions font avec l'incision de la ligature des vaisseaux iliaques un triangle de parties molles qui doivent être sacrifiées, et ne seront pas conservées dans le lambeau. On dissèque les téguments de la racine de la cuisse en les rabattant en dedans et en dehors.

c. *Troisième temps*. — Cela fait, on récline le cordon spermatique ou les éléments du ligament rond, en dedans et au-dessus du pubis, de façon à permettre l'abord de la symphyse pubienne. Le tendon du grand droit, le pyramidal sont désinsérés à la rugine et le couteau entre dans l'interligne. Il faut se servir du bistouri boutonné pour ne pas blesser la vessie et ne pas descendre dans l'aponévrose moyenne. La rugine décollera des branches ischio-pubiennes, les corps caverneux, les muscles et aponévroses. Dans certains cas on pourra conserver une portion plus ou moins étendue de l'arcade pubienne.

Le membre inférieur étant alors fortement écarté en dehors pour faire bâiller la symphyse, pendant que l'autre membre est solidement fixé, l'opérateur pourra reprendre le couteau et faire la désinsertion des parties molles fixées sur la face interne de l'os iliaque. Celle-ci est présentée au fur et à mesure à l'œil et au doigt du chirurgien par l'écartement progressif du membre. Grâce à lui, la symphyse sacro-iliaque s'ouvre, et il est facile d'aller d'avant en arrière couper le fort ligament sacro-iliaque postérieur. On contourne le bord postérieur de l'os iliaque en sectionnant les organes qui sortent par les échancrures sciatiques, et l'on arrive sur la face externe que l'on dissèque d'arrière en avant, sur toute son étendue. L'aide est dans ce dernier temps d'un grand secours; il doit repousser en avant l'os iliaque en écartant à angle droit la cuisse et la jambe.

Il reste un vaste lambeau dont la base est entre l'anus et la région lombaire et qui peut recouvrir la surface de section en étant relevé en haut et en dedans.

S'il était nécessaire, on pourrait tailler ce lambeau aux

dépens de la face antérieure de la racine du membre, au
lieu de le faire aux dépens de la face postérieure. Alors on le
relèverait au-devant de l'abdomen, ce serait le premier temps
de l'acte opératoire, précédant même la ligature des vaisseaux iliaques. En clinique, cette opération pourra être exécutée
en deux temps : dans une première intervention on pratiquera
la désarticulation de la branche et ce n'est que secondaire-
ment que l'on fera l'ablation de l'os iliaque.

CHAPITRE III

DES AMPUTATIONS PROPREMENT DITES
OU AMPUTATIONS DANS LA CONTINUITÉ

Ce chapitre sera divisé en deux articles : dans le premier,
nous passerons en revue les amputations du membre supérieur. Nous étudierons, dans le second, les amputations du
membre inférieur. Dans cette étude nous irons de la périphérie
au centre.

ARTICLE PREMIER

AMPUTATIONS DU MEMBRE SUPÉRIEUR

L'étude des amputations du membre supérieur comprendra
la description des amputations de la main, de l'avant-bras
et du bras. Nous y joindrons l'amputation interscapulo-thoracique.

§ 1. — AMPUTATIONS DES PHALANGES

1° Choix du procédé. — Tous les procédés sont bons et
l'on doit avant tout amputer le plus bas possible, si les mouvements du doigt peuvent être conservés. Toutefois, si on a le
choix, on s'attachera à éviter les cicatrices terminales et les

cicatrices palmaires; pour la première phalange, les cicatrices terminales n'ont même pas d'inconvénient. Il en résulte que pour les troisième et deuxième phalanges les procédés conseillés pour les désarticulations seront utilisés pour les amputations proprement dites. Nous conseillerons de préférence le procédé à lambeaux inégaux avec lambeau palmaire prédominant.

En ce qui concerne les amputations de la première phalange où on n'a à éviter que la cicatrice palmaire, on aura recours avec avantage à la méthode circulaire; on y ajoutera une fente dorsale (procédé en T) si les tissus ne se prêtent pas suffisamment à la rétraction.

2° Opération — Se reporter aux désarticulations des phalanges et des doigts pour la description des procédés opératoires.

La section osseuse est exécutée soit avec la petite scie à main, soit avec la cisaille de Liston.

§ 2. — AMPUTATIONS DES MÉTACARPIENS

On peut avoir à pratiquer : 1° l'amputation d'un métacarpien isolé; 2° l'amputation simultanée de deux métacarpiens voisins; 3° l'amputation simultanée des trois métacarpiens du milieu; 4° l'amputation simultanée de trois métacarpiens de côté; 5° l'amputation simultanée des quatre derniers métacarpiens; 6° l'amputation simultanée des cinq métacarpiens.

Ces opérations qui sont plus souvent pratiquées que les désarticulations correspondantes et leur sont préférables, s'exécutent par des procédés analogues (voy. *Désarticulation des métacarpiens*, p. 198).

On utilisera les mêmes incisions; sauf contre-indication on aura recours à la méthode sous-périostée, meilleure comme moyen de diérèse, susceptible de donner des noyaux de reproduction osseux ou fibreux, c'est-à-dire un squelette rudimentaire parfois fort utile.

Les modifications qu'on apportera à l'opération d'amputation pratiquées dans la continuité, se devinent. Le point de départ des incisions sera établi d'après le niveau de la future section osseuse, au lieu d'être établi d'après les interlignes articulaires.

Nous décrirons seulement comme type l'opération appliquée par exemple, à l'amputation du premier métacarpien, laissant à l'intelligence des élèves le soin de découvrir les modifications analogues à apporter aux autres variétés d'opération, la pratique des désarticulations correspondantes leur étant supposée connue.

A) AMPUTATION DU PREMIER MÉTACARPIEN

1° Données anatomiques. — Rappelons qu'un métacarpien a une forme prismatique et triangulaire; que sa face dorsale est séparée de la peau par des tendons extenseurs, que ses faces latérales et son arête antérieure sont revêtues de muscles.

2° Attitude. — La main du sujet est placée en pronation. L'aide placé du côté de la racine du membre, d'une main rétracte la peau et de l'autre écarte les quatre derniers doigts. L'opérateur placé à l'extrémité du membre, saisit le pouce de la main gauche et le fléchit.

3° Opération. — Elle sera faite en quatre temps :

a. *Premier temps : section de la peau.* — Incision en raquette : la queue de la raquette, placée sur la face dorsale du métacarpien, commence à 1 centimètre au-dessus du niveau de la future section osseuse et descend jusqu'à la tête du métacarpien. De là incision oblique à droite jusqu'au pli digito-palmaire (donner une légère convexité à cette partie de l'incision) puis, le pouce relevé, incision transversale suivant le pli digito-palmaire; le pouce de nouveau fléchi, incision oblique du côté opposé rejoignant la queue de la raquette.

b. *Deuxième temps : section des couches sous-cutanées.* — Sur la face dorsale, libérer les lèvres de l'incision; au niveau de la boucle de la raquette, disséquer les téguments jusqu'au niveau du col du métacarpien, en ayant soin de ne pas ouvrir l'articulation digitale.

c. Troisième temps : section des muscles et des tendons. — Couper le tendon extenseur au niveau de la future section osseuse; couper les muscles au niveau du col du métacarpien; inciser le périoste sur la face dorsale. A ce moment abandonner le bistouri pour la rugine; dépérioster de bas en haut le métacarpien, d'abord à sa gauche puis sur la crête antérieure de l'os, enfin à sa droite : s'arrêter au niveau de la section osseuse.

d. Quatrième temps : section de l'os. — L'exécuter avec la cisaille de Liston.

§ 3. — AMPUTATIONS DE L'AVANT-BRAS

On s'exercera à pratiquer l'amputation de l'avant-bras : *1° Dans le tiers inférieur; 2° dans le tiers moyen; 3° dans le tiers supérieur.*

1° Choix des procédés. — Le procédé circulaire est le procédé de choix : il peut s'appliquer à toutes les hauteurs, même au tiers supérieur. On s'exercera aussi au procédé à deux lambeaux égaux antérieur et postérieur, qui peut être indiqué par la nécessité d'un drainage plus parfait, ou par la difficulté de rétracter les chairs dans quelques cas spéciaux.

Par nécessité, quand l'étoffe manquera sur une face, plutôt que de reporter trop haut la section osseuse, on aura recours aux procédés à lambeau antérieur, postérieur ou latéral. Dans le cas de lambeau unique antérieur ou postérieur, on taillera si c'est possible par la méthode elliptique qui recouvre mieux les saillies latérales des os. Dans le cas de lambeau latéral, on emploiera la coupe perpendiculaire, méthode à lambeau proprement dite.

Au tiers inférieur, on emploiera de préférence les méthodes à manchette ou lambeaux purement cutanés, les parties molles dans cette région étant surtout tendineuses, la surface à recouvrir étant de peu d'étendue et par suite les lambeaux courts, la peau étant d'excellente qualité, toutes conditions favorables à l'application de la méthode à lambeaux cutanés.

Nous décrirons comme types d'opération : 1° le *procédé circulaire à manchette cutanée*; 2° le *procédé elliptique à lambeau antérieur*; 3° le *procédé à lambeau latéral externe*. Ce sont là des types d'opération auxquels on doit s'exercer; mais nous rappelons que les procédés de choix seraient le circulaire à lambeau cutané pour les tiers inférieur et moyen, a lambeau musculo-cutané pour le tiers supérieur.

A) Procédé circulaire a manchette cutanée
(tiers inférieur ou moyen)

1° Attitude du sujet, des aides, du chirurgien. — Le bras déborde la table; un aide à la racine du membre; l'opérateur en dehors pour le bras droit, en dedans pour le bras gauche, de façon à avoir la main gauche du côté de la racine du membre, de façon à pouvoir se servir d'aide à lui-même du côté du futur moignon.

2° Opération. — On distingue quatre temps :

a. *Premier temps : section de la peau.* — Section circulaire à une distance de la section osseuse mesurée à la sonde cannelée. On mesure l'épaisseur antéro-postérieure du membre (surface à recouvrir); on l'augmente d'un tiers (pour la rétraction); on reporte cette longueur sur la face antérieure, et on en prend la moitié, longueur de la manchette (puisqu'une amputation circulaire peut être assimilée à une amputation à deux lambeaux).

A ce niveau, incision circulaire (fig. 87, *ab*). On peut l'exécuter de deux façons : ou bien, par le procédé habituel des amputations circulaires, à savoir avec le couteau tenu en serpette coupant d'abord sur la face opposée, puis faisant une reprise. Ou bien, en utilisant les mouvements de pronation et de supination, le couteau, tenu en couteau de table, incise d'abord sur la face antérieure de l'avant-bras présenté en supination, puis sur la face postérieure de l'avant-bras présenté en pronation par l'aide placé à l'extrémité et tenant la main du sujet.

Si on a de la difficulté à retrousser la peau, on ajoutera à l'incision circulaire une fente dorsale.

b. *Deuxième temps ; section du tissu cellulaire et dissection.* — On coupe le tissu cellulaire, et on dissèque une manchette de la longueur donnée par la mensuration. On retrousse la manchette pour la disséquer à la hauteur convenable.

c. *Troisième temps : section des muscles et des tendons.* — On les coupe au-devant de la manchette retroussée. On peut le faire de dehors en dedans. Mais les tendons fuyant devant la pression de la lame, il est plus avantageux de couper par transfixion. Pour cela, on insinue à plat la lame entre les os et les parties molles au niveau de la future section osseuse ; puis, retournant le tranchant contre les parties molles, on les coupe perpendiculairement aux os de dedans en dehors. On fait ensuite la section des chairs de l'espace interosseux.

d. *Quatrième temps : section de l'os.* — On porte la scie sur la face antérieure des os. On attaque d'abord le cubitus, puis le radius qu'on scie complètement (os mobile) pour terminer par le cubitus (os fixe).

B) Procédé elliptique
à lambeau antérieur

1° Attitude du sujet, des aides, du chirurgien. — Comme dans l'opération précédente.

2° Opération. — Elle s'exécute en quatre temps :

a. *Premier temps : section de la peau.* — On dessine l'ellipse. Point culminant au milieu de la face postérieure au niveau de

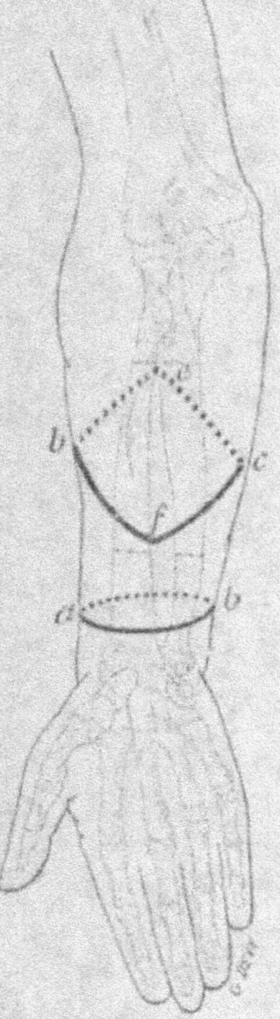

Fig. 87.

Amputation de l'avant-bras. Procédé circulaire *ab*. Procédé elliptique à lambeau antérieur *bcef*.

la future section osseuse (fig. 87, *e*); point déclive au milieu
de la face antérieure (fig. 87, *f*), à une distance du point culminant égale à une fois et demie l'épaisseur du membre mesuré à la sonde cannelée. Extrémités du petit axe de l'ellipse
(fig. 87, *bc*) pris sur le milieu des faces latérales de l'avant-
bras à égale distance des points culminant et déclive. On parcourt de gauche à droite : 1° l'avant-bras tenu par l'aide en
pronation, suivant la demi-ellipse postérieure; 2° l'avant-bras
en supination, suivant la demi-ellipse antérieure.

b. *Deuxième temps : section du tissu cellulaire.* — Couper le
tissu cellulaire en repassant dans les incisions dans l'ordre où
elles ont été faites.

Si on veut un lambeau purement cutané, on le dissèque
dans ce deuxième temps, ras l'aponévrose. Si on le veut
musculo-cutané, la taille du lambeau se fait seulement dans le
temps suivant.

c. *Troisième temps : section des muscles et tendons.* — Dans
la méthode à lambeau cutané, le lambeau ayant été disséqué,
on coupe les muscles circulairement au niveau de la section
osseuse.

Dans la méthode à lambeau musculo-cutané, les muscles,
après section du tissu cellulaire, sont incisés obliquement jusqu'à l'os sur tout le contour de l'incision elliptique; dès qu'on
a atteint le squelette, on dissèque de la pointe à la base le lambeau en rasant les os.

d. *Quatrième temps : section des os.* — Suivant la règle, commencer la section du cubitus, prendre voie sur le radius et le
sectionner complètement, achever la section du cubitus (os le
plus fixe).

C) Procédé à lambeau latéral externe

On s'exercera à l'appliquer au tiers supérieur de l'avant-bras.

1° Attitude du sujet, des aides, du chirurgien. — Bras
écarté du tronc. Avant-bras fixé par un aide placé à l'extrémité.
Opérateur en dehors du membre.

2° Opération. — On la pratique en quatre temps :

a. *Premier temps : section de la peau.* — Le contour du lambeau, dessiné sur la face externe de l'avant-bras, commence sur le milieu de la face antérieure de l'avant-bras, finit sur le milieu de la face postérieure au même niveau. Son sommet (fig. 88 c) est sur la face externe de l'avant-bras à une distance de la base égale à une fois et demie la surface à recouvrir, c'est-à-dire égale à une fois et demie le diamètre transversal (mesurée du bord radial au bord cubital), de l'avant-bras au niveau de la section osseuse; on mesure ce diamètre à la sonde cannelée. Une incision demi-circulaire (fig. 88. ab) dans un plan perpendiculaire à l'axe du membre réunit sur la face interne de l'avant-bras les deux extrémités de la base du lambeau, ou plutôt deux points pris à 2 centimètres au-dessous de ses extrémités.

On parcourt avec le bistouri, de sa gauche à sa droite, d'abord la portion de l'incision correspondant à la face antérieure ; puis, de la face postérieure, l'avant-bras placé par l'aide en pronation.

b. *Deuxième temps : section du tissu cellulaire.* — On repasse dans l'incision, dans le même ordre.

c. *Troisième temps : section des muscles.* — Couper les muscles aux limites du lambeau oblique-

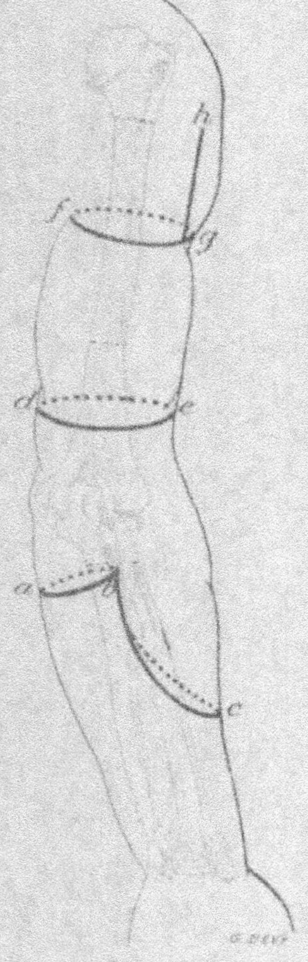

Fig. 88.

Amputation de l'avant-bras. Procédé à lambeau latéral externe *abc*.

Amputations du bras. Procédé circulaire *(d e)*. Procédé en T *(fgh)*.

ment jusqu'à l'os. Disséquer le lambeau ras l'os et le ligament
interosseux. Couper les muscles dans un plan perpendiculaire
à l'axe, demi-circulairement, à la partie interne de l'avant-
bras, jusqu'au squelette. Faire la section du ligament interosseux.

d. *Quatrième temps : section des os.* — Le lambeau relevé,
couper dans l'ordre habituel, commencer sur le cubitus, scier
complètement le radius, finir par le cubitus.

§ 4. — AMPUTATIONS DU BRAS

On distingue trois types d'opérations : 1° l'amputation sus-
condylienne ; 2° l'amputation dans les tiers inférieur et
moyen ; 3° l'amputation au tiers supérieur.

A) AMPUTATION SUS-CONDYLIENNE

C'est une amputation par désarticulation, je veux dire qu'on
désarticule d'abord, et qu'on scie ensuite au-dessus des tubérosités. Les procédés sont les mêmes que pour la désarticulation du coude, avec cette différence que, si la section osseuse
est préméditée, n'est pas seulement une nécessité entrevue
après la désarticulation, on procède aux mensurations, en prenant pour point de départ non l'interligne articulaire, mais le
niveau de la future section osseuse.

B) AMPUTATIONS DANS LE TIERS INFÉRIEUR
OU LE TIERS MOYEN

1° Choix du procédé : procédé circulaire. — Le procédé
de choix est le procédé circulaire, qui apparaît là dans toute
sa simplicité. Les procédés à lambeau seraient des procédés
de nécessité.

2° Attitude du sujet, des aides, du chirurgien — Le
bras est écarté du tronc. Un aide du côté de la racine du
membre. Le chirurgien se place en dehors pour le bras droit,

en dedans pour le bras gauche (de façon que la main gauche agisse du côté de la racine du membre).

3° Opération. — On la fait en quatre temps :

a. *Premier temps : section de la peau.* — A un quart de circonférence, mesurée à la ficelle au niveau de la future section osseuse, incision circulaire de la peau exécutée avec le couteau tenu en serpette (fig. 88, *de*).

b. *Deuxième temps : section du tissu cellulaire sous-cutané.* — On repasse dans le tissu cellulaire : la main gauche rétracte la peau de façon à obtenir un écartement d'environ deux travers de doigt.

c. *Troisième temps : section des muscles.* — On la fait en deux temps : 1° section jusqu'à l'os ; 2° section des muscles profonds non rétractés.

d. *Quatrième temps : section de l'os.* — Rien de particulier.

C) AMPUTATION DANS LE TIERS SUPÉRIEUR
(DITE INTRA-DELTOÏDIENNE)

1° Choix du procédé. — Le procédé circulaire est excellent et permet habituellement de remonter très haut. Toutefois, s'il y a quelque difficulté pour atteindre le niveau de la section osseuse, on ajoutera une fente verticale externe : c'est le procédé en **T** auquel on s'exerce habituellement.

Un autre procédé excellent, qui peut avoir ses indications de nécessité, est le procédé à lambeau externe ou deltoïdien.

1° *Procédé en* **T**.

1° Position du sujet, des aides, du chirurgien. — L'épaule déborde la table. Un aide est du côté de l'extrémité du membre, un autre à la racine. L'opérateur se place en dehors.

2° Opération. — Voici les quatre temps qui la composent.

a. *Premier temps : section de la peau.* — L'incision circulaire (fig. 88, *fg*) est faite à un quart de circonférence au-dessous de la section osseuse. La fente est faite sur la face externe (fig. 88, *hg*) et descend du niveau de la section osseuse sur l'incision circulaire. On peut commencer par l'une ou l'autre de ces incisions. L'incision circulaire sera faite avec précaution à la face interne du membre, à cause de la position superficielle du paquet vasculo-nerveux qu'il faut se garder d'intéresser au premier coup de couteau.

b. *Deuxième temps : section du tissu cellulaire.* — Le couteau détache la peau de l'aponévrose sous-jacente.

c. *Troisième temps : section des muscles* — Il est bon avant de pratiquer la section des muscles, de chercher l'artère à la face interne du bras et d'en pratiquer la ligature.

On pratique alors la section des muscles jusqu'à l'os suivant la fente et suivant l'incision circulaire. Puis, partant de la fente, on dissèque les muscles ras l'os jusqu'à la future section osseuse.

d. *Quatrième temps.* — Les chairs rétractées, on fait la section de l'os.

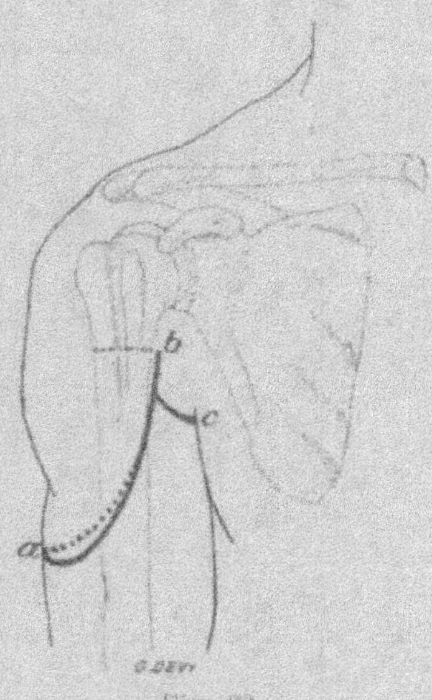

Fig. 89.
Amputation intra-deltoïdienne.
Procédé à lambeau externe.

2° *Procédé à lambeau externe.*

Opération. — Là aussi quatre temps :

a. *Premier temps : section de la peau.* — Tracé du lambeau externe en V, ayant les extrémités de sa base aux extrémités de la demi-circonférence externe du membre, pour longueur (fig. 89, *ab*) une fois et demi le diamètre du bras, c'est-à-dire la moitié de la circonférence. Une incision demi-circulaire (fig. 89, *c*) réunit du côté de l'aisselle les deux extrémités du

lambeau. Le couteau suit d'abord le lambeau externe, puis
l'incision demi-circulaire, cette dernière avec précaution, à cause
de la situation superficielle du paquet vasculo-nerveux.

b. *Deuxième temps : section du tissu cellulaire sous-cutané.* —
On libère le lambeau externe.

c. *Troisième temps : section des muscles.* — On commence par
lier les vaisseaux axillaires.

On taille le lambeau externe par entaille, en allant jusqu'à
l'os, et on le dissèque de bas en haut, puis on sectionne les
muscles de la région interne demi-circulairement au-dessous de
l'artère liée.

d. *Quatrième temps : section de l'os.* — Rien de particulier.

§ 5. — Amputation interscapulo-thoracique

On peut désigner sous ce nom toute opération qui consiste à
reporter le niveau de l'amputation du membre supérieur au-
dessus de l'articulation scapulo-humérale. C'est là, à notre
avis, la caractéristique de l'opération qui, ainsi comprise, a
été pour la première fois pratiquée d'une façon méthodique
par Gensoul. Gensoul avait sectionné la clavicule et sectionné
l'omoplate à distance de son angle supéro-externe.

Toutefois il est d'usage de considérer comme opération
typique portant ce nom celle dans laquelle on fait l'amputation
du membre supérieur, y compris *l'omoplate dans sa totalité* et
ordinairement la partie externe de la clavicule.

On a quelquefois décomposé l'opération en plusieurs séances
ou en une seule, et séparément désarticulé l'épaule et enlevé
l'omoplate, ou réciproquement enlevé l'omoplate, puis le
membre supérieur. Cette manière de faire peut être imposée
par la clinique : elle ne saurait être acceptée, en thèse générale, comme un bon procédé opératoire. En thèse générale, on
aura recours à l'amputation totale d'emblée et simultanée :
c'est elle que nous décrirons comme opération méthodique,
typique. Berger et Farabeuf en ont bien fixé le manuel opératoire : nous l'indiquerons d'après leur description.

1° Données anatomiques. — Abstraction faite de la clavicule, dont la section peut être considérée comme un temps accessoire, le membre supérieur est relié au tronc seulement par les attaches musculaires de l'omoplate, qui joue sur le tronc à la faveur d'un tissu cellulaire lâche. Ces muscles sont : en haut, le trapèze et l'omo-hyoïdien ; en arrière, l'angulaire, le rhomboïde ; en avant le petit pectoral. Le grand dentelé répond à la face interne et va s'insérer au bord spinal. Le grand pectoral et le grand dorsal, l'un en avant et en bas, l'autre au niveau de l'angle antéro-inférieur, quoique ne s'insérant pas à l'omoplate, complètent la ceinture musculaire.

Quant aux muscles sous-scapulaire, grand et petit rond, sus et sous-épineux qui retiennent l'omoplate à l'humérus, ils font partie du segment du corps enlevé en bloc par l'amputation.

Le tissu cellulaire situé entre le sous-scapulaire et le grand dentelé représente l'interstice qui sépare l'omoplate du tronc ; c'est en quelque sorte *l'interligne articulaire*. On peut l'atteindre par deux voies : 1° la voie antérieure, après avoir sectionné le grand pectoral et le petit pectoral ; 2° en arrière la voie postérieure, après avoir coupé trapèze, angulaire, rhomboïde et grand dentelé à leurs insertions à l'épine et au bord spinal. La voie postérieure est celle qu'avait choisie Gensoul. On préfère actuellement la voie antérieure.

2° Choix du procédé. — Dans une opération de cette nature, il est important d'assurer l'hémostase : Pour ce faire, on pratique la ligature préventive de la sous-clavière. Au point de vue de la taille des lambeaux, si on a le choix, on taillera un lambeau à la face antérieure, un à la face postérieure : ce dernier est en même temps un peu supérieur. En avant le lambeau est musculo-cutané et comprend un peu des muscles grand et petit pectoral ; en arrière, il est cutané et disséqué jusqu'au bord postérieur de l'omoplate ; plus haut il est doublé du trapèze. On taille d'abord le lambeau antérieur, ce qui détruit les insertions antérieures des muscles qui fixent l'omoplate qui se laisse alors aller en arrière et présente l'interstice celluleux, véritable interligne.

3° Attitude du sujet, des aides, du chirurgien. — Pendant l'opération de ligature, le sujet est couché au milieu du lit et l'opérateur se tient en dehors. Pour l'amputation proprement dite, la moitié du dos du sujet doit déborder le lit : l'opérateur se place en dedans du bras écarté du corps.

4° Opération. — Elle se compose de deux actes opératoires bien distincts :

A. OPÉRATION PRÉLIMINAIRE. — Elle consiste en la ligature des vaisseaux sous-claviers, pratiquée après résection de la clavicule. La résection facilite la ligature et réalise la section de l'os : d'une pierre deux coups.

a. *Résection de la partie moyenne de la clavicule.* — Incision de 10 centimètres au niveau de la partie moyenne de la clavicule (fig. 90, *ac*) ; dénudation sous-périostée ou isolement extra-périosté de l'os (suivant danger de récidive, si néoplasme) du bord externe des insertions du deltoïde aux insertions du trapèze ; section à la scie ou à la cisaille de la portion correspondante de l'os.

b. *Ligature de l'artère et de la veine sous-clavières.* — On sectionne le muscle sous-clavier à la partie interne, on le soulève, on en résèque la partie découverte. On aperçoit les vaisseaux à travers l'aponévrose moyenne. On charge successivement la veine plus facile à blesser, et l'artère sous lesquelles on passe deux fils. On lie les deux fils sur chaque vaisseau en commençant par l'artère pour interrompre immédiatement la circulation. On coupe chaque vaisseau entre deux fils.

B. OPÉRATION PROPREMENT DITE. — Décrivons d'abord le tracé de notre incision.

L'*incision cutanée* figure une raquette irrégulière dont la boucle embrasse le creux axillaire et la queue correspond à une partie de l'incision claviculaire de l'opération préliminaire. Elle se compose de deux segments, l'un antérieur, pectoro-axillaire, l'autre postérieur cervico-scapulaire et délimite deux lambeaux : l'un antérieur, l'autre postérieur. La partie antérieure (fig. 90, *ab*) de l'incision part du milieu de l'incision claviculaire et, de ce point à la jonction du bras et de la paroi antérieure du creux axillaire décrit une courbe à convexité externe s'étendant à deux travers de doigt en dehors de l'interstice pectoro-deltoïdien, puis franchit transversalement la face axil-

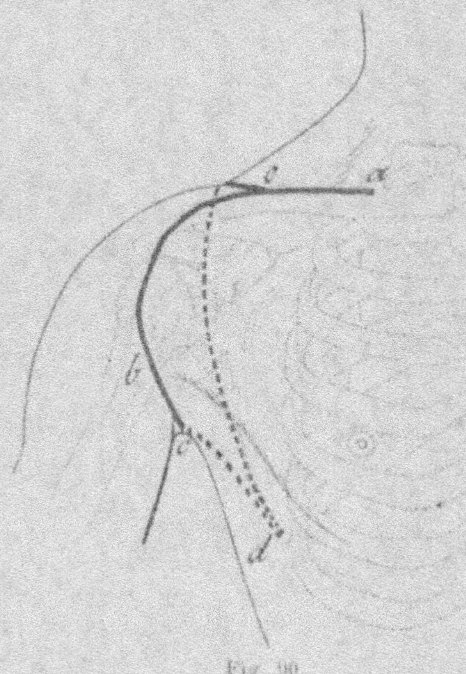

Fig. 90.
Amputation interscapulo-thoracique.

laire du membre (fig. 90, *bc*), et, devenue postérieure, descend le long du bord axillaire de l'omoplate jusqu'à son angle (fig. 90, *cd*).

La partie postérieure continue l'incision claviculaire, d'où elle se rend à l'extrémité inférieure de l'incision antérieure, c'est-à-dire à l'angle de l'omoplate par le plus court chemin (fig. 90, *ed*).

a. *Premier temps : incision et dissection du lambeau antérieur.* — On incise la peau suivant le tracé antérieur, le tissu cellulaire sous-cutané, les muscles, à savoir le grand pectoral près de l'origine de son tendon, le petit pectoral près de l'apophyse coracoïde. On coupe les nerfs du plexus brachial au niveau des sections vasculaires. Le bras se laisse écarter ; on coupe le grand dorsal ; on libère la face antérieure du grand dentelé jusqu'au bord spinal.

b. *Deuxième temps : incision et dissection du lambeau postérieur.* — Le chirurgien se place en dehors du bras, qui est ramené par un aide en avant et en dedans. On coupe la peau suivant le tracé de l'incision ; on la dissèque dans toute l'étendue de la fosse sous-épineuse ; on désinsère le trapèze de la clavicule et de l'épine.

c. *Troisième temps : section des attaches marginales.* — Le chirurgien placé en dehors (bras gauche), en dedans du bras (bras droit) saisit la racine du bras, la tire en dehors et rase avec le tranchant du couteau le bord supérieur et le bord spinal.

Il divise ainsi par de rapides mouvements de va-et-vient les insertions des muscles grand dentelé, omo-hyoïdien, angulaire et rhomboïde.

ARTICLE II

AMPUTATIONS DANS LA CONTINUITÉ
DU MEMBRE INFÉRIEUR

Dans cet article, nous étudierons d'abord les amputations des orteils et des métatarsiens, puis celles de la jambe et, enfin, les amputations de la cuisse.

§ 1. — AMPUTATIONS DES ORTEILS

Les amputations des orteils sont rarement pratiquées. Elles se font par des procédés analogues à ceux que nous avons

décrits pour les amputations des doigts. On prendra de préférence des lambeaux plantaires ; on évitera les cicatrices plantaires et terminales. Les procédés de choix sont, comme a la
main, le procédé a deux lambeaux inégaux (grand lambeau
plantaire et petit lambeau dorsal) ou le lambeau plantaire
unique taillé de préférence par la méthode elliptique.

§ 2. — AMPUTATION DES MÉTATARSIENS

On peut avoir a pratiquer : 1° l'amputation d'un métatarsien dans la continuité ; 2° l'amputation simultanée de deux
métatarsiens voisins ; 3° l'amputation simultanée des trois
métatarsiens externes ; 4° l'amputation simultanée des cinq
métatarsiens.

L'amputation simultanée de quatre métatarsiens, ou même
des trois métatarsiens internes est une mauvaise opération :
mieux vaut l'amputation simultanée des cinq métatarsiens,
c'est-à-dire l'amputation de l'avant-pied dans la continuité.

Pour l'amputation simultanée des cinq métatarsiens, on
utilise le même procédé d'incision et de coupe des parties
molles que dans la désarticulation de l'avant-pied de Lisfranc
(voy. page 226).

Pour les autres amputations, amputations partielles, on utilise les mêmes incisions cutanées et les mêmes coupes que
dans les désarticulations correspondantes. Sauf contre-indication, on aura toujours recours à la méthode sous-périostée.

§ 3. — AMPUTATIONS DE LA JAMBE

1° Données anatomiques. — La peau de la jambe est, relativement aux téguments des autres parties, irriguée et nourrie
d'une façon insuffisante ; aussi nous paraît-il imprudent de
l'employer isolément a la confection des lambeaux, d'une
façon méthodique. Au niveau de la face interne du tibia,
elle repose directement sur le squelette, et, après section

de l'os, peut s'ulcérer au niveau de la crête et être perforée, d'où la pratique qui consiste à abattre cette crête d'un trait de scie.

Les couches musculaires y sont réparties à certain point de vue en deux masses : 1° une antérieure comprenant les muscles de la loge antérieure, jambier antérieur, extenseurs des orteils et péronier antérieur, qui s'attachent à presque toute son étendue et se rétractent après section ; et de la loge externe, les péroniers latéraux, également peu rétractiles. Ces muscles dans leur ensemble constituent les masses charnues des lambeaux antérieurs, qui, de dedans en dehors, s'étendent du bord interne du tibia à la face externe du péroné ; 2° une loge postérieure qui se subdivise elle aussi en deux loges accessoires, l'une profonde, comprenant le jambier postérieur et les fléchisseurs des orteils renfermés comme dans une fosse péronéo-tibiale postérieure, à opposer à la fosse péronéo-tibiale antérieure ; l'autre superficielle, renfermant les jumeaux et le soléaire. Les jumeaux se rétractent considérablement après section. Les autres muscles se rétractent peu, et doivent être, comme ceux de la loge antérieure, séparés des os par dissection, si on veut les employer aux lambeaux.

Le tendon d'Achille occupe le quart inférieur de la jambe. Les autres tendons sont accompagnés de fibres musculaires au moins jusqu'au cou-de-pied, à l'exception du tendon du long péronier latéral. Aussi les lambeaux taillés dans le segment inférieur ne sont pas absolument dépourvus de muscles.

Les artères de la jambe, plus rétractiles que les muscles qui les entourent, sont quelquefois difficiles à trouver pour la ligature. Signalons les gros troncs nerveux, le tibial postérieur et le tibial antérieur.

2° Variétés. — Avant d'étudier le choix du procédé, nous diviserons les amputations de jambe en quatre variétés :

1° *Amputation sus-malléolaire ;*

2° *Amputation dans le tiers inférieur ou dans le tiers moyen ;*

16.

3° *Amputation au lieu d'élection ;*
4° *Amputation para-articulaire supérieure.*

A) AMPUTATION SUS-MALLÉOLAIRE

Choix du procédé. — L'os est scié dans la portion renflée de son extrémité inférieure, à une distance variable au-dessus des malléoles. Rappelons que, dans la désarticulation totale du pied, on fait suivre la désarticulation de la section d'une partie plus ou moins considérable du plateau : c'est alors en réalité une amputation de jambe exécutée par le mécanisme d'une désarticulation préalable. Ce qui distingue (simple question de mot) l'amputation sus-malléolaire proprement dite de la désarticulation suivie de section du plateau, c'est que, dans la première, on utilise des lambeaux empruntés plus ou moins à la plante du pied, tandis que dans la seconde, les lambeaux ne dépassent pas par leur extrémité le contour plantaire du talon.

Il est certain que, si, alors que l'os doit être sectionné dans l'épiphyse inférieure du tibia, on a à sa disposition des téguments permettant de réaliser un lambeau talonnier, ou plantaire interne, ou même plantaire externe on les utilisera. On peut les utiliser pour des amputations remontant à 10 centimètres de la mortaise (OLLIER, *lambeau talonnier*). Mais, en leur absence, le procédé le meilleur est le procédé à lambeau postérieur, taillé suivant la méthode elliptique, opération bien réglée par GUYON.

Procédé elliptique à lambeau postérieur.

1° Position du sujet, des aides, du chirurgien. — Le pied du sujet déborde la table. Un aide saisit la jambe, prêt à la porter en rotation et en élévation. Le chirurgien prend le pied de la main gauche, pouce en dessus.

2° Tracé de l'incision. — Le point culminant de l'ellipse est pris sur le milieu de la face antérieure du cou-de-pied (fig. 94, *a*) au niveau de l'interligne articulaire ; le point déclive à la face postérieure du talon à sa jonction avec la face plantaire (fig. 91, *a*), au milieu de l'arc qui dessine le profil du talon. Les extrémités du petit axe sont marquées à égale distance des points culminant et déclive sur les faces interne et externe du cou-de-pied, dans l'axe des deux malléoles. La demi-ellipse antérieure réunit les deux extrémités du petit axe par une courbe régulière ; la demi-ellipse postérieure est dessinée un peu convexe en avant. Partant des extrémités du petit axe, chaque quart de courbe qui la compose descend d'abord verticalement jusqu'à mi-distance de la malléole et de la plante du pied, puis se porte en arrière pour rejoindre le point déclive (pessaire en gimblette).

3° Opération. — Elle se pratique en quatre temps :

a. *Premier temps de la peau : section*. — On pourrait couper, suivant la loi générale, d'abord suivant la demi-ellipse antérieure, puis, le pied relevé, suivant la demi-ellipse postérieure. Mais il est plus aisé de porter le pied et la jambe successivement en rotation à sa droite, en rotation à sa gauche et de sectionner la peau successivement suivant la demi-ellipse latérale qui se présente.

b. *Deuxième temps : section des couches sous-cutanées*. — On repasse le bistouri dans l'incision et on coupe le tissu cellulaire dans le même ordre que la peau.

c. *Troisième temps : section des tendons et des muscles et dissec-*

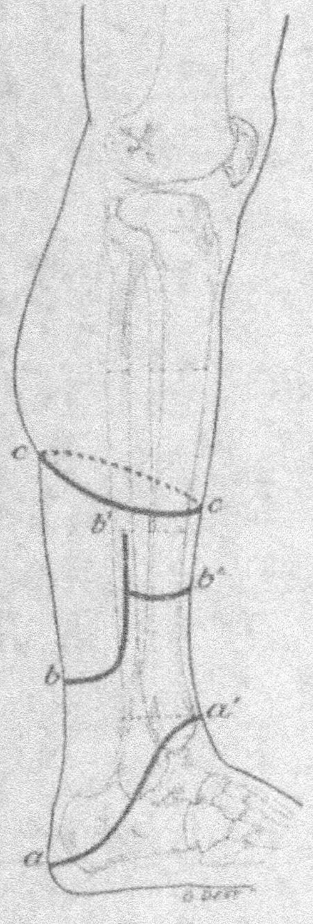

Fig. 91

Amputation de la jambe.

tion. — En avant couper les tendons extenseurs au devant du plateau et les relever jusqu'à la section osseuse. L'aide relevant la jambe et l'opérateur agissant par-dessous, couper les tendons à sa gauche, détacher le tendon d'Achille, couper les tendons à sa droite. Disséquer le lambeau de sa pointe à sa base, jusqu'à la future section osseuse, au niveau de laquelle on incise le périoste.

d. *Quatrième temps : section de l'os.* — Scier d'avant en arrière ; sur le cadavre, à un travers de doigt du bord antérieur de la mortaise.

B) AMPUTATION DANS LE TIERS INFÉRIEUR ET LE TIERS MOYEN

Choix du procédé. — On préférera au procédé circulaire et à ses dérivés procédé en T, procédé à deux lambeaux égaux, qui donnent une cicatrice terminale désavantageuse si le moignon doit porter, les procédés à lambeaux donnant une cicatrice latérale. Un amputé de jambe au tiers inférieur doit en théorie toujours pouvoir marcher sur son moignon. On préférera au lambeau unique, qui force à élever le niveau de la section osseuse et assure moins la vitalité du lambeau, le procédé à lambeaux inégaux qui reporte d'une façon suffisante la cicatrice sur le côté. Il suffira de donner au grand lambeau une longueur double de celle du petit lambeau. Prendra-t-on le grand lambeau en arrière ou en avant ? On le prendra de préférence en arrière où les tissus sont mieux nourris. Toutefois, en cas de nécessité, on pourra utiliser un grand lambeau antérieur, surtout dans le tiers moyen de la jambe. Ce grand lambeau antérieur a été utilisé par Teale, dont il porte le nom. Le procédé à grand lambeau postérieur et à petit lambeau antérieur est connu sous le nom de procédé de Hey.

Nous allons le décrire. Il sera facile, en s'aidant des notions générales, d'exécuter, le cas échéant, le procédé à grand lambeau antérieur. On emploierait très avantageusement le mode circulaire ou à deux lambeaux égaux, si, l'amputation étant faite dans le tiers moyen, on renonçait à utiliser l'appui sur le sommet du moignon.

Procédé à grand lambeau postérieur et petit lambeau antérieur.

1° Attitude du sujet, des aides, du chirurgien. — La jambe du sujet déborde la table. Un aide tient le membre par son extrémité. Un autre aide relèvera les lambeaux. Le chirurgien se place en dehors pour la jambe droite, en dedans pour la jambe gauche, de façon à utiliser sa main gauche directement du côté du moignon, du côté de la racine du membre.

2° Tracé de l'incision. — Nous donnerons au grand lambeau (fig. 91, *bb'*) comme longueur l'épaisseur du membre, soit le diamètre ou deux rayons. On peut la mesurer de deux façons, soit à la sonde cannelée en visant les deux extrémités du diamètre antéro-postérieur, soit en mesurant au ruban métrique la circonférence du membre, au niveau de la future section osseuse, et en prenant le tiers. On le dessinera en forme d'U ou plutôt de bec de canard, les deux extrémités de l'U marquées au niveau de la section osseuse sur les points des faces latérales correspondant au bord postéro-interne du tibia et à la face externe du péroné.

Le petit lambeau antérieur (fig. 91, *b'b''*) aura pour longueur la moitié du précédent ; dans les deux tiers de sa hauteur, il sera de chaque côté limité par une incision commune avec la précédente.

3° Opération. — Elle sera pratiquée en quatre temps.

a. *Premier temps : section de la peau.* — On coupe la peau de sa gauche à sa droite successivement à la face antérieure ; puis, le membre élevé, à la face postérieure.

b. *Deuxième temps : section des couches sous-cutanées.* — Repasser dans les mêmes incisions, en suivant le même ordre.

c. *Troisième temps : section des muscles et des tendons, dissection.* — On coupe les muscles dans la gouttière antérieure et on dissèque en rasant les os et le ligament interosseux un petit lambeau antérieur. On coupe les muscles postérieurs avec une légère obliquité et on dissèque de même le grand lambeau postérieur.

d. *Quatrième temps : section des os.* — On scie en commençant par le tibia, puis on attaque en même temps le péroné ; ce dernier scié, on dégage la scie de la section péronéale, en la portant en avant, et on achève la section du tibia.

C) AMPUTATION AU LIEU D'ÉLECTION

1° Avantages. — C'est la variété d'amputation de jambe dans laquelle la section osseuse s'exécute à quatre travers de doigt au-dessous de la tubérosité antérieure du tibia.

Ce niveau est dit lieu d'élection parce qu'il fut un temps où l'on croyait qu'il était préférable de s'y reporter toutes les fois qu'on sacrifiait un segment du membre inférieur : on préférait cette amputation aux amputations de jambe faites plus bas. Il est évident que l'appareil orthopédique, le pilon, sur lequel s'appuie le moignon fléchi dans l'articulation du genou, est plus simple, moins coûteux que les appareils que nécessitent les amputations, faites au-dessous, à la suite desquelles le segment de membre doit rester étendu. A la suite de ces dernières, le moignon fléchi est gênant en raison de sa longueur.

A une époque où les appareils autres que le pilon étaient inconnus ou peu perfectionnés, on recourut donc de préférence à l'amputation au tiers supérieur. A notre époque ces appareils compliqués sont encore coûteux, et pour cette raison, l'amputation au lieu d'élection est encore préférée par certains malades.

2° Choix du procédé. — L'opéré devant marcher sur le genou, le moignon fléchi et ne portant pas par son extrémité, il n'y a pas lieu d'éviter une cicatrice terminale, et, par suite, il y a lieu de la rechercher. Parmi les procédés à cicatrice terminale, on choisit habituellement le procédé circulaire : on y ajoute, à l'occasion, une fente antérieure ou postérieure.

A mon avis, le procédé circulaire est d'une exécution difficile, et je lui préfère le procédé à deux lambeaux égaux postérieur et antérieur, qui rend la section osseuse aisée et permet la taille de lambeaux musculo-cutanés très réguliers.

Comme procédés de nécessité, on peut utiliser les procédés à lambeau externe, antérieur, postérieur.

Nous décrirons le procédé circulaire classique et le procédé à deux lambeaux égaux antérieur et postérieur, dont l'exécution est beaucoup plus facile.

1° *Procédé circulaire.*

1° Attitude du sujet, des aides, du chirurgien — Milieu de la cuisse au bord de la table. Deux aides l'un à la racine du membre, l'autre à l'extrémité. Opérateur en dehors pour la jambe droite, en dedans pour la jambe gauche.

2° Tracé de l'incision. — Marquer le niveau de la future section osseuse à quatre travers de doigt au-dessous de la tubérosité antérieure du tibia. Mesurer à ce niveau la circonférence du membre à la ficelle. Plier la ficelle en quatre, et reporter ce quart en bas : on a le niveau de l'incision circulaire (fig. 91, *cc*) ; toutefois on fera descendre l'incision en avant à 2 centimètres plus bas, de façon que dans son ensemble elle soit légèrement oblique de haut en bas et d'arrière en avant. On agit ainsi pour que les chairs, beaucoup plus épaisses en arrière qu'en avant, soient plus facilement rétractées jusqu'au niveau de la future section osseuse.

3° Opération. — Elle se pratique en quatre temps :

a. *Premier temps : section de la peau.* — Le couteau, tenu en serpette, incise circulairement la peau.

b. *Deuxième temps : section du tissu cellulaire et dissection.* — On incise le tissu cellulaire et on dissèque la peau en avant et sur les côtés de façon à relever en avant une manchette cutanée de deux travers de doigt, et on fait un retroussis qui va diminuant sur les côtés. En arrière pas de dissection ; simple rétraction de la peau.

c. *Troisième temps : section des muscles et dissection.* — En avant on coupe les muscles ras la peau rétractée et on les dissèque ras les os et le ligament interosseux jusqu'au niveau de la section osseuse.

En arrière, on coupe les jumeaux ras la peau ; ils se rétractent. On fait une seconde coupe des muscles profonds jusqu'au squelette et au ligament interosseux et on dissèque jusqu'à la section osseuse. A ce niveau on coupe transversalement le ligament interosseux.

d. *Quatrième temps : section des os.* — Le périoste incisé ; les chairs rétractées, on attaque le tibia, puis sans quitter le tibia on attaque le péroné dont on achève la section : on termine par le tibia, os le plus fixé.

Avec une rugine, on dénude le périoste du tibia sous forme d'un triangle d'environ deux centimètres de côté au niveau de la crête, et on abat par un trait de scie le segment osseux ainsi délimité.

2° *Procédé à deux lambeaux égaux antérieur et postérieur.*

Opération. — On l'exécute en quatre temps :

a. *Premier temps : incision de la peau.* — On marque le lieu d'élection de la section osseuse à cinq travers de doigt au-dessous de la pointe de la rotule. A ce niveau on mesure la circonférence du membre à la ficelle qu'on plie en quatre. Cette longueur est celle de chacun des lambeaux, qu'on dessine en bec de canard. Les branches descendantes des lambeaux sont conduites, l'interne le long du bord interne du tibia, l'externe en face du bord externe du péroné.

Avec le couteau, on suit successivement le contour du lambeau antérieur ; puis la jambe élevée, le contour du lambeau postérieur.

b. *Deuxième temps : section du tissu cellulaire.* — On incise le tissu cellulaire jusqu'à l'aponévrose et on cherche une rétraction de la peau de deux travers de doigt.

c. *Troisième temps : section des muscles et dissection des lambeaux musculaires.* — On incise d'abord en avant. En dedans, en face de la face interne du tibia, on incise l'aponévrose superficielle le long du bord postéro-interne de l'os, puis le périoste sur ce bord et sur la face antérieure du tibia en suivant le contour du lambeau. En dehors, on incise d'avant en arrière, obliquement jusqu'au squelette et au ligament interosseux les muscles des loges antérieure et externe. Plus en dehors, on suit la cloison intermusculaire externe et on rejoint la face externe du péroné. On circonscrit ainsi un lambeau musculo-périostique, qui comprendra le périoste de la face antérieure du tibia et la masse antéro-externe des muscles de la jambe. On dissèque ce lambeau de bas en haut avec la rugine en détachant le périoste et en rasant le ligament interosseux. Là, la conservation du périoste donnera le plus d'épaisseur possible au lambeau, et par suite sa vitalité sera mieux assurée.

Le lambeau antérieur disséqué jusqu'au niveau de la section osseuse, le membre est relevé et l'opérateur taille le lambeau postérieur. Il coupe d'abord les muscles jumeaux qui se rétractent, puis il incise obliquement jusqu'au squelette et au ligament interosseux les muscles profonds. A partir de ce moment, il dissèque de bas en haut jusqu'au niveau de la section osseuse en rasant le squelette et le ligament interosseux. Inutile pour la dissection du lambeau postérieur d'avoir recours à la rugine et de conserver le périoste.

Avec le bistouri, on coupe le ligament interosseux. Pour ce faire on engage le bistouri, pointe en bas, entre le tibia et le péroné, puis avec l'index engagé dans cette fissure, on dilacère le ligament au-dessus et au-dessous. On affranchit le contour de la section osseuse.

d. *Quatrième temps : section des os.* — Les deux lambeaux étant maintenus relevés et renversés par un aide, il est facile de pratiquer la section des os, comme nous l'avons indiqué plus haut.

D) Amputation para-articulaire supérieure

L'os est scié à un travers de doigt au-dessous de l'interligne articulaire. On a recours, soit à la méthode circulaire, soit à la méthode à deux lambeaux égaux, soit au procédé à deux lambeaux inégaux, grand lambeau antérieur et petit lambeau postérieur que nous avons indiqué pour la désarticulation du genou (voy. p. 251).

§ 4. — AMPUTATIONS DE LA CUISSE

On en distingue quatre types : 1° l'*amputation sus-condylienne* ; 2° l'*amputation au tiers inférieur* ; 3° l'*amputation à la partie moyenne* ; 4° l'*amputation sous-trochantérienne*. Ces trois dernières peuvent être étudiées ensemble.

A) AMPUTATION SUS-CONDYLIENNE

Le trait de scie porte sur la portion renflée des condyles fémoraux au-dessus de la portion revêtue du cartilage. Habituellement, elle rentre dans la classe des amputations par désarticulation. Je veux dire qu'on exécute d'abord la désarticulation du genou : on fait suivre la désarticulation d'une section des condyles par un trait de scie passant, par exemple, immédiatement au-dessus du rebord cartilagineux. Cette opération ne diffère pas de la désarticulation ci-dessus décrite (voy. p. 251) au point de vue de la forme des lambeaux. Toutefois on les mesure non à partir de l'interligne articulaire, mais à partir de la future section osseuse.

B) AMPUTATIONS AU TIERS INFÉRIEUR, AU TIERS MOYEN, AU TIERS SUPÉRIEUR

Choix du procédé. — Je crois que pour ces trois niveaux l'amputation circulaire est le procédé de choix, je ne vois pas pourquoi on lui préfère, par exemple, le procédé à deux lambeaux à la partie moyenne, sous prétexte qu'à cause de l'épaisseur des chairs et la forme conique du membre le procédé circulaire serait d'une application difficile. En réalité, on peut par le procédé circulaire pratiquer même la désarticulation de la hanche, a *fortiori* l'amputation au tiers moyen. Toutefois pour l'amputation au tiers supérieur, il est bon, comme pour la désarticulation, d'ajouter à l'incision circulaire une incision verticale externe descendant le long de la face externe du trochanter et du corps du fémur.

Le procédé à deux lambeaux égaux a ses indications ; mais elles existent pour l'opération aux trois niveaux. Dans les cas exceptionnels où l'amputation doit être exécutée avec une extrême célérité, c'est le procédé à deux lambeaux taillés par transfixion qui serait le plus expéditif. D'autre part, dans le cas de fusées purulentes nécessitant un drainage très complet, la méthode à deux lambeaux serait plus favorable que la méthode circulaire.

Enfin, en cas de destruction des tissus sur une seule face d'un membre, on pourrait utiliser le procédé à lambeau unique ou à lambeaux inégaux. Il faut donc s'exercer à tous ces procédés : circulaires, à deux lambeaux égaux, à un seul lambeau, à lambeaux inégaux.

1° *Procédé circulaire.*

1° Attitude du sujet, des aides, du chirurgien. — La cuisse déborde la table. Deux aides, l'un à la racine, l'autre à l'extrémité du membre. Chirurgien en dehors pour la cuisse droite, en dedans pour la cuisse gauche (de façon que la main gauche puisse agir du côté de la racine du membre).

2° Opération. — Elle comprend quatre temps :

a. *Premier temps : section de la peau.* — On marque la future section osseuse. A ce niveau, on mesure à la ficelle la circonférence du membre ; on prend le quart, qu'on reporte du côté de l'extrémité du membre. Toutefois on fait descendre l'incision circulaire (fig. 92, aa') à un travers de doigt plus bas en dedans qu'en dehors, la peau se rétractant davantage de ce côté, si bien qu'après rétraction de la peau, la section est dans un plan horizontale.

Le chirurgien tient le couteau en serpette, coupe à la face interne et fait une reprise en dehors.

b. *Deuxième temps : section du tissu cellulaire sous-cutané.* — On repasse dans l'incision ; on cherche à obtenir une rétrac-

tion de la peau de trois travers de doigt. Pour cela, à mesure
que de la main gauche on rétracte les téguments vers la
racine du membre, avec la lame on sectionne les brides celluleuses, lesquelles sont plus marquées
à la face interne du membre.

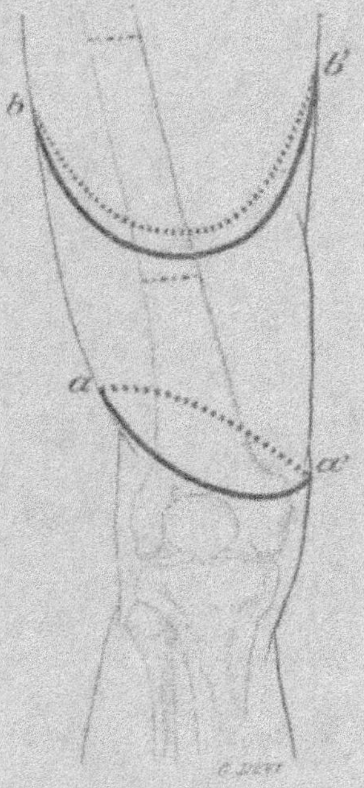

c. *Troisième temps : section des
muscles.* — La rétraction de trois
travers de doigt obtenue, ras la peau,
on fait successivement deux coupes :
1° une coupe circulaire de tous les
muscles jusqu'à l'os d'abord en dedans avec le couteau tenu en serpette, puis en dehors par une reprise ; 2° les muscles superficiels
s'étant rétractés plus que les profonds, on fait une recoupe de ces
derniers jusqu'à l'os en avant des
muscles superficiels rétractés et maintenus de la main gauche.

d. *Quatrième temps : section de l'os.*
— Après incision périostique, on scie
l'os d'une face latérale à l'autre et
non d'avant en arrière pour éviter
l'éclat qui peut résulter de la section
de la ligne âpre. — Si le cône musculaire n'avait pas été creusé assez
profond, avant de scier, après avoir
sectionné le périoste, on refoulerait
périoste et parties molles avec la

Fig. 92.
Amputation de la cuisse.
Procédé circulaire *aa'*.
Procédé à deux lam-
beaux égaux *bb'*.

rugine jusqu'à la hauteur convenable.

2° *Procédé à deux lambeaux égaux.*

Si on le choisit, on taille un lambeau antérieur et un postérieur. Dans l'amputation au tiers inférieur, l'artère fémorale
est dans le lambeau postérieur ; dans l'amputation au tiers
supérieur, elle est dans le lambeau antérieur ; pour le tiers

moyen, on cherchera à la laisser dans le lambeau postérieur en faisant le lambeau antérieur un peu externe.

1° **Opération**. — On l'exécute en quatre temps :

a. *Premier temps : section de la peau.* — Chaque lambeau (fig. 92 *bb*) aura comme hauteur le quart de la circonférence du membre, qu'on mesurera à la ficelle au niveau de la future section osseuse. On dessine les lambeaux en bec de canard.

On coupe la peau d'abord à la partie antérieure, puis, le membre étant relevé, à la face postérieure.

b. *Deuxième temps : section du tissu cellulaire sous-cutané.* — On coupe le tissu cellulaire jusqu'à l'aponévrose, successivement sur les faces antérieure et postérieure du membre.

c. *Troisième temps : section des muscles.* — On coupe de dehors en dedans (par entaille) les masses musculaires obliquement jusqu'à l'os et on dissèque ras l'os jusqu'au niveau de la future section osseuse.

d. *Quatrième temps : section de l'os.* — Les deux lambeaux écartés par un aide, on fait la section de l'os.

2° **Variantes** — Pour agir avec le maximum de rapidité, on emploie la méthode par transfixion *sans incision préalable* de la peau. On fera bien toutefois de dessiner à l'avance l'incision.

Dans ce cas, l'opérateur se place en dedans pour la cuisse droite, en dehors pour la cuisse gauche. De la main gauche il pince transversalement les chairs du lambeau antérieur, de la droite il enfonce la pointe du couteau à deux tranchants à une des extrémités de la base du lambeau, la dirige vers l'os dont il suit la face antérieure et la fait sortir à l'autre extrémité. (La longueur de la lame doit excéder d'un tiers l'épaisseur du membre.) Puis il ramène le tranchant en avant en lui faisant suivre le contour du lambeau tracé à l'avance. Il reporte le couteau à la base du lambeau postérieur, contourne le fémur à la face postérieure et ramène la lame d'arrière en avant.

On peut user de la transfixion seulement au troisième

temps pour la coupe des muscles, alors qu'on a déjà coupé de
dehors en dedans et la peau et le tissu cellulaire sous-cutané.

3° *Procédés à lambeau unique ou à lambeaux inégaux.*

Ce sont des procédés de nécessité. Le cas le plus favorable
pour la méthode à un lambeau est celui où on peut utiliser
un lambeau antérieur. La méthode à deux lambeaux inégaux
sera préféré au lambeau unique : un grand lambeau antérieur
associé à un petit lambeau postérieur donnera le meilleur
résultat. Ce procédé à grand lambeau antérieur donne un résultat immédiat très joli, en effet une fois la section de l'os pratiquée on a un très beau couvercle musculo-cutané qui tombe
sur le champ opératoire par son propre poids et cache aux
yeux la vaste plaie d'amputation. On aura soin de lui donner
toujours une longueur considérable car il devra ordinairement
aller se replier haut derrière le fémur. Le retrait immédiat des
chairs postérieures est toujours énorme et en apparence il
semble souvent que le lambeau postérieur manque.

On a appliqué souvent à la cuisse la méthode à lambeaux
cutanés : quelques auteurs considèrent comme procédé de
choix de l'amputation de cuisse au tiers inférieur la méthode
cutanée avec grand lambeau antérieur et petit lambeau postérieur.

Rien n'est facile comme de mettre à exécution tous ces procédés, quand on connaît les règles que nous avons indiquées
à propos des généralités.

QUATRIÈME PARTIE

RÉSECTIONS

On désigne, sous le nom de résection, une opération par laquelle on retranche systématiquement une portion notable du squelette en respectant autant que possible les parties molles et en conservant la continuité du membre.

On distingue :

1° La *résection articulaire*, par laquelle on supprime une extrémité articulaire ;

2° La *résection osseuse* proprement dite, par laquelle on supprime un segment de l'os dans sa continuité (ordinairement c'est une résection diaphysaire) ;

3° L'*ablation totale d'un os*, qualifiée quelquefois du nom d'énucléation, d'extirpation.

Une résection articulaire peut elle-même être : 1° *totale*, quand elle porte sur les surfaces articulaires des deux segments du membre ; 2° *semi-articulaire*, quand elle porte seulement sur une des extrémités articulaires.

Enfin, une résection peut être dite ou *complète*, ou bien *incomplète, latérale* : *complète*, quand l'os est réséqué dans toute son épaisseur ; *incomplète, latérale*, quand on enlève seulement un segment latéral, par exemple la résection du bord alvéolaire d'un maxillaire, par exemple la résection isolée du condyle huméral ou de la trochlée humérale.

En clinique on exécute souvent sous le nom d'*évidement*, d'*esquillotomie*, d'*abrasion*, etc., des opérations atypiques dont la description n'a rien de réglé d'avance : nous nous contentons par conséquent de citer ces expressions.

Nous diviserons l'étude des résections en deux chapitres :
1° étude des *résections en général* ; 2° étude des *résections en
particulier*.

CHAPITRE PREMIER

DES RÉSECTIONS EN GÉNÉRAL

Dans ce chapitre, nous passerons en revue : l'*instrumentation des résections* ; 2° les *méthodes opératoires*.

ARTICLE PREMIER

INSTRUMENTATION DES RÉSECTIONS

L'arsenal des résections, utilisé en clinique, comprend un
grand nombre d'instruments. A l'amphithéâtre, on pourra se
contenter, pour s'exercer aux opérations typiques, des instruments que nous allons énumérer.

On peut les diviser en : 1° instruments destinés à détacher
le périoste ; 2° instruments destinés à écarter et protéger les
parties molles ; 3° instruments destinés à saisir et fixer les os ;
4° instruments destinés à la section des os.

Un bistouri est indispensable à la section des parties molles.
Quand on conduit l'opération au bistouri, il est bon d'en
choisir un plus fort et plus trapu que le bistouri ordinaire.

1° Instruments destinés à détacher le périoste. — Le
meilleur est la rugine ou détache-tendons d'OLLIER (fig. 93).

Ce doit être un instrument coupant, aiguisé, et non un
simple râcloir.

Une rugine est droite (fig. 93) ou courbe (fig. 94).

La rugine droite est convexe (fig. 93) ou concave (fig. 93),
suivant la forme de son tranchant.

La rugine droite convexe est la plus usitée, elle peut suffire. La rugine droite concave est plus commode pour dépérioster les crêtes et saillies osseuses.

La rugine courbe sur le plat convient au décollement de la face profonde des os dans les résections diaphysaires, par exemple les résections costales. Nous conseillons la rugine courbe d'OLLIER (fig. 95), dite sonde-rugine. C'est un instrument à triple fin : rugine courbe, sonde à résection pour protéger les parties molles contre la scie, aiguille pour passer la scie à chaîne.

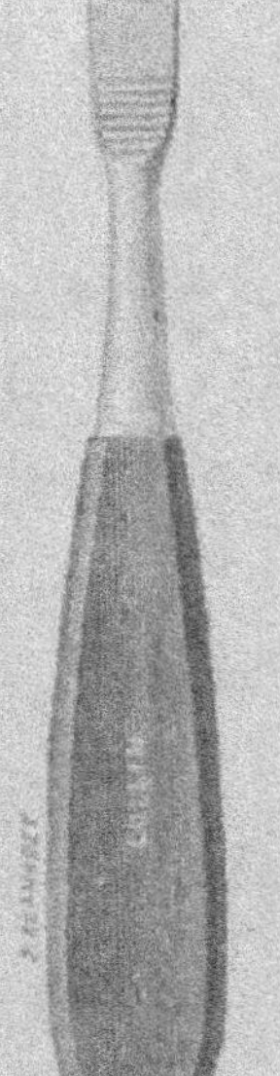
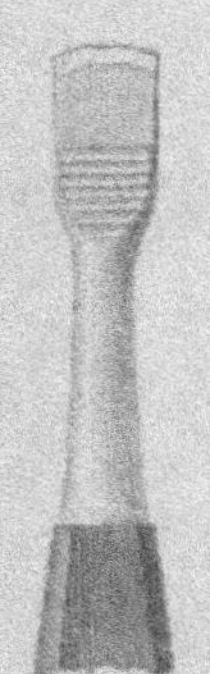
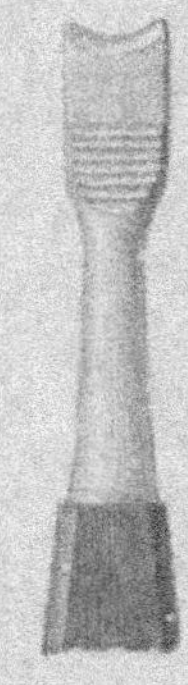

Fig. 93.
Rugines droites,
convexes et concaves.

2° Instruments destinés à écarter et protéger les parties molles — Ce sont ordinairement des écarteurs devant agir plus ou moins profondément.

Les meilleurs modèles sont : l'écarteur de FARABEUF (fig. 96) et le crochet double d'OLLIER (fig. 97).

Dans les résections diaphysaires, on pourra protéger les parties molles profondes avec la sonde-rugine (fig. 95) jouant le rôle de sonde à résection.

3° Instruments destinés à saisir et fixer les os. — Il y en a deux types : daviers multidentés et daviers-érignes.

Les daviers multidentés fournissent une prise solide sur des os résistants. Les modèles les plus usités sont les daviers de FARABEUF (fig. 98) et d'OLLIER (fig. 99). Les daviers-érignes conviennent aux os friables, que les précédents pourraient écraser, et aux os de petit volume, par exemple les os du carpe : ils ont été imaginés par M. Ollier. Ils sont grands ou petits (fig. 100)

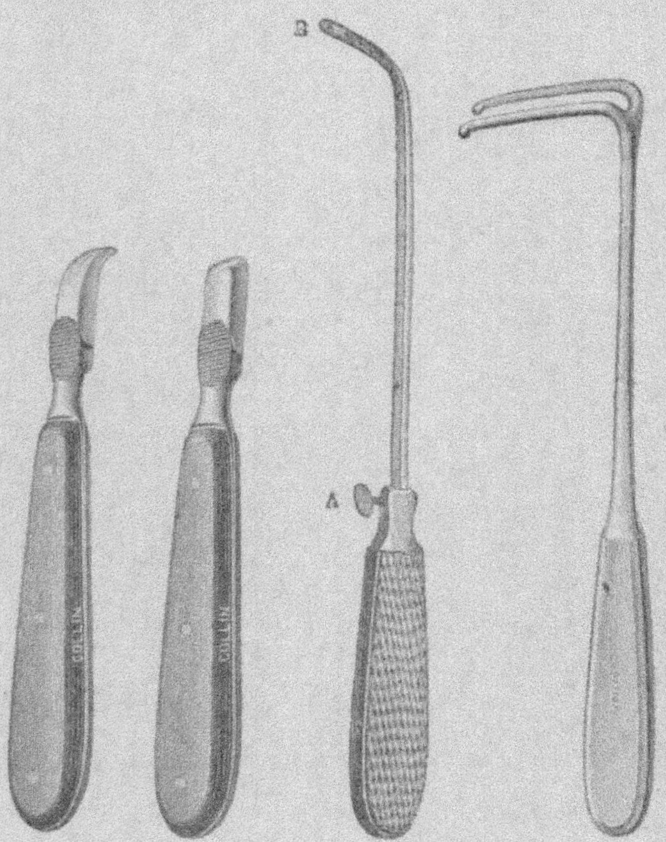

Fig. 94.   Fig. 95.   Fig. 97.
Rugine courbe.   Sonde rugine d'Ollier.   Crochet double d'Ollier.

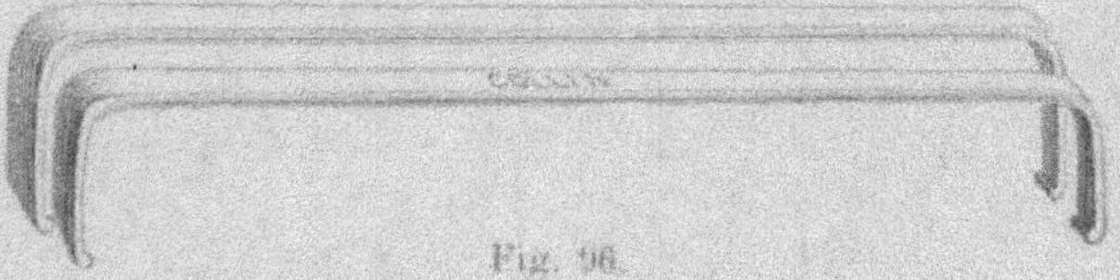

Fig. 96.
Écarteurs de Farabœuf.

4° Instruments destinés à la section des os. — Ce sont :
1° des *scies* ; 2° des *cisailles* ; 3° des *ciseaux*.

A. Scies. — On distingue trois genres de scies : les scies à main, les scies à chaîne, les scies mécaniques.

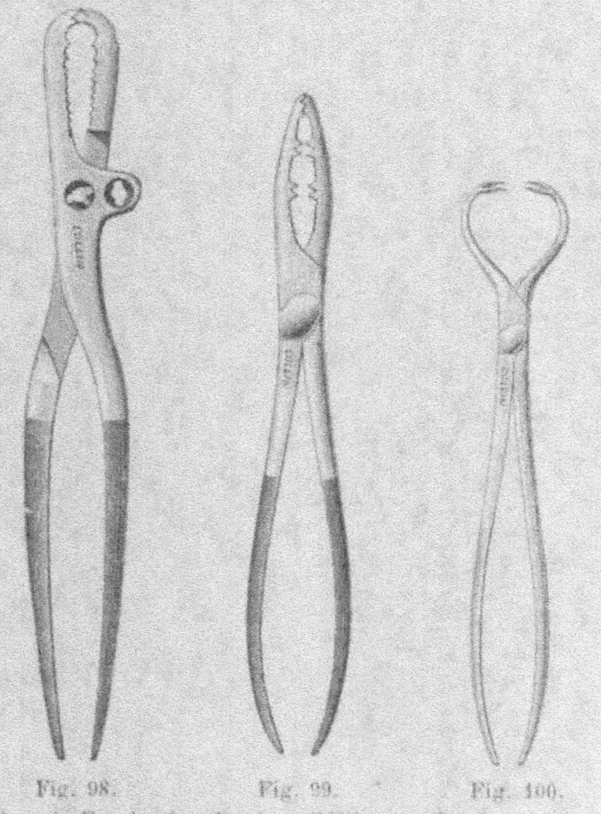

Fig. 98.   Fig. 99.   Fig. 100.
Daviers de Farabeuf.   Daviers d'Ollier.   Daviers-érignes.

a. *Scies à main*. — À l'amphithéâtre, on utilisera des scies à main. On aura à sa disposition deux variétés de ces scies ; 1° la scie à arbre (fig. 101), celle qui est employée dans les amputations; on s'en servira toutes les fois que l'os est saillant,

bien isolé ; 2° la scie cultellaire, à lame étroite, dite scie à
guichet, scie passe-partout (fig. 102), souvent désignée sous le
nom de scie de Langenbeck : elle permet de scier, dans la

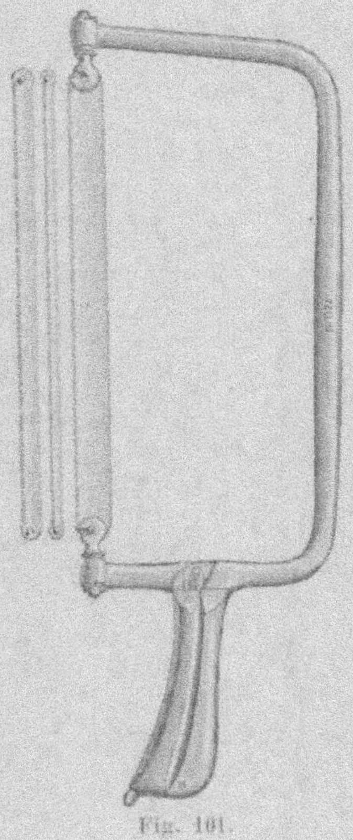

Fig. 101.
Scie à arbre.

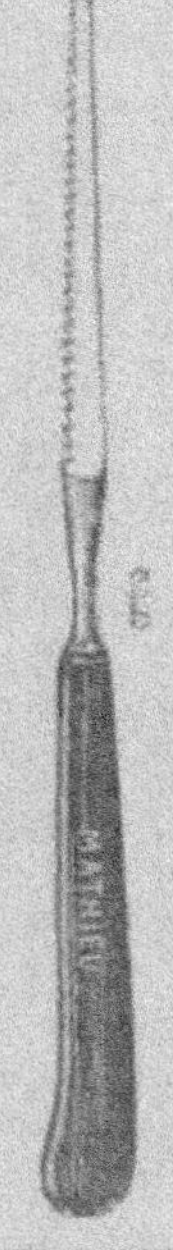

Fig. 102.
Scie de Langenbeck.

profondeur, grâce à la brièveté des mouvements d'excursion.

b. *Scie à chaîne.* — La scie à chaîne (fig. 103) permet de scier
dans la profondeur l'os restant en place sans offenser les parties
molles. Mais elle est d'un maniement et d'un entretien difficiles.
Précieuse quand elle fonctionne bien, elle crée de grandes dif-

ficultés quand elle s'engoue et s'arrête. Nous n'en conseillons pas l'usage.

c. Scies mécaniques. — Quand aux scies mécaniques, scies circulaires mises en jeu par une manivelle, elles permettent de scier un os non luxé avec une grande précision sans ébranler.

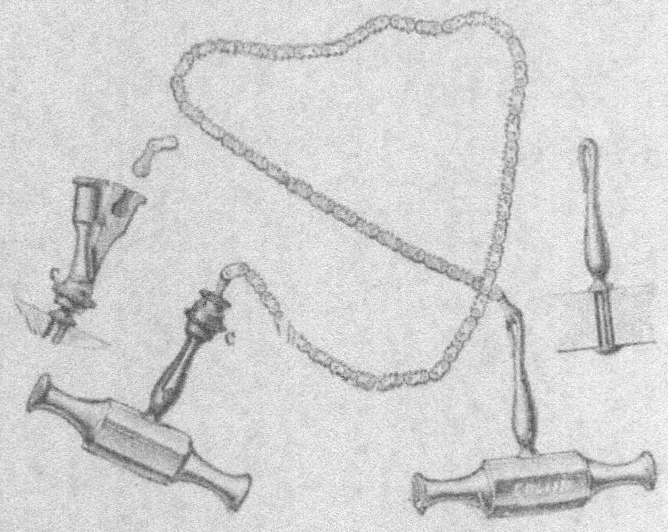

Fig. 103.
Scie à chaîne.

Mais elles ne sauraient être mises d'une façon courante entre les mains de l'étudiant, si nous en exceptons toutefois le trépan, qui rentre dans cette catégorie d'instruments et qu'il est indispensable de mettre à la disposition de ceux qui s'exercent aux opérations même élémentaires.

B. Cisailles. — Les cisailles sont des pinces incisives. Elles scient par pression. Elles sont commodes à manier sans offenser les parties molles. A ce point de vue elles l'emportent sur les autres instruments qui visent le même but : scie de LANGENBECK, scie à chaîne, scie à arbre, ciseau et maillet.

Mais elles ont l'inconvénient de donner des éclats. Parfois, elles ne développent pas une force suffisante, à moins de présenter un mécanisme spécial de multiplication de la force,

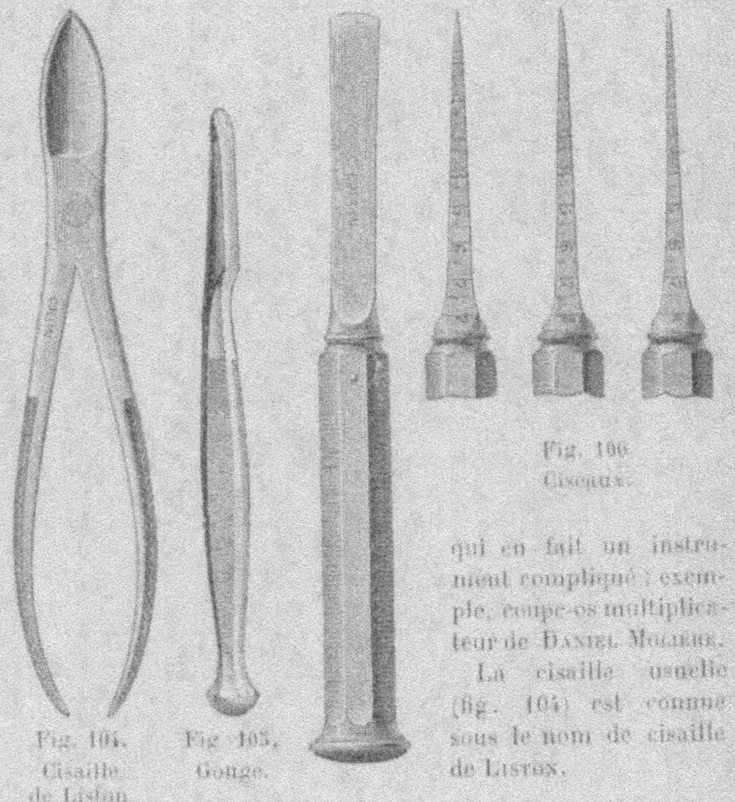

Fig. 106
Ciseaux.

Fig. 104.
Cisaille
de Liston.

Fig. 105.
Gouge.

qui en fait un instrument compliqué ; exemple, coupe-os multiplicateur de Daniel Mollière.

La cisaille usuelle (fig. 104) est connue sous le nom de cisaille de Liston.

C. Ciseaux. — Les ciseaux sont construits sur le modèle du ciseau de menuisier (fig. 106). Ils nécessitent l'emploi du maillet.

Le maillet doit être suffisamment lourd pour être « bien en main ».

Le ciseau permet de couper l'os sur place, sans dissection périphérique notable. Il a l'inconvénient d'ébranler. Mal manié, il expose à des échappées.

La gouge (fig. 105) peut être considérée comme un ciseau à tranchant doublement curviligne.

ARTICLE II

MÉTHODES OPÉRATOIRES

Il y a deux grandes méthodes opératoires de résection : 1° la *méthode extra-périostée*, quand la diérèse s'effectue en dehors du périoste ; 2° la *méthode sous-périostée*, quand on extrait l'os ou le segment d'os après l'avoir dépouillé de son périoste resté adhérent aux parties molles comme on dépouille une tige de son écorce.

L'une et l'autre méthodes sont applicables soit aux résections osseuses proprement dites, soit aux résections articulaires. Dans les dernières, la conservation du périoste s'accompagne de la conservation de la capsule articulaire, et la méthode prend le nom de méthode sous-capsulo-périostée.

Disons quelques mots sur les différences qui existent entre les deux méthodes dans leur application aux résections articulaires.

§ I. — DES RÉSECTIONS ARTICULAIRES
PAR LA MÉTHODE SOUS-CAPSULO-PÉRIOSTÉE

Deux éléments, avons-nous dit, caractérisent cette méthode opératoire : 1° la conservation du périoste ; 2° la conservation de la capsule articulaire. Ajoutons qu'on doit s'attacher à conserver la continuité qui existe normalement entre les gaines périostique et capsulaire.

Pour réaliser le plan ci-dessus indiqué, on incise les parties molles, on ouvre dans le même sens la capsule articulaire de façon à agir ultérieurement à partir de la cavité, à la face interne de la capsule qui reste adhérente aux parties molles périphériques, d'où le nom de méthode sous-capsulaire. On

peut concevoir tel cas où, la résection portant seulement sur
la portion cartilagineuse d'une extrémité articulaire, l'opération soit purement sous-capsulaire. Ordinairement la résection
est en même temps sous-périostée.

La fente faite à la capsule se prolonge sur le périoste des os
supérieur et inférieur, et la dénudation périostique est effectuée en partie à partir de la fente périostique, en partie par
l'intérieur de l'article à partir du rebord cartilagineux ; cette
dénudation est poussée jusqu'au niveau de la future section
osseuse. L'opération achevée, le foyer traumatique se présente
schématiquement sous forme d'un cylindre creux dont les
parois sont constituées dans la partie moyenne du cylindre par
la gaine capsulaire, dans les parties supérieure et inférieure
par les gaines périostiques continues à la première des portions d'os supprimées par la résection. Cette gaine est ouverte
et interrompue seulement dans le sens de l'incision des parties
molles. Le cylindre creux qu'elle constitue est fermé à ses
deux bouts par les surfaces de section des os réséqués.

On doit s'attacher non seulement à conserver la continuité
des gaines capsulaire et périostique, mais encore à respecter
l'intégrité de cette dernière, ce qui est fort difficile sur les os
sains et sur l'adulte, c'est-à-dire dans les conditions habituelles
d'exercice à l'amphithéâtre. Dans les résections pathologiques
sur le vivant, et même sur l'os sain chez l'enfant, le décollement se fait avec beaucoup plus de facilité.

Je ne saurais trop insister sur la difficulté qu'il y a à exécuter une résection sous-périostée dans toute sa perfection et
toute sa rigueur sur le cadavre; quelques auteurs ont même
dit que la chose était impossible. En tout cas, il s'agit d'un
travail très long, très minutieux : on cherchera à réaliser pour
le mieux la conservation de l'intégrité de la gaine périostique
et de sa continuité avec la capsule et avec les insertions tendineuses.

Nous disons *avec les insertions tendineuses*. On sait, en effet,
que sur les points où les tendons se fixent à l'os, il n'y a pas à
proprement parler de périoste ; mais le tissu fibreux de l'insertion tendineuse est en continuité avec le tissu fibreux périos-

tique, et peut et doit être détaché avec lui sous forme d'une membrane continue. C'est là un des avantages les plus marqués de l'application de la méthode sous-capsulo-périostée.

Nous rappellerons, sans y insister, puisque nous ne nous occupons que de manuel opératoire, le but primordial de la méthode, à savoir la reconstitution plus ou moins parfaite de la portion osseuse enlevée à l'intérieur de la gaine périostique par la couche interne ou ostéogénique du périoste.

§ 2. — DES RÉSECTIONS ARTICULAIRES
PAR LA MÉTHODE EXTRA-PÉRIOSTÉE

La méthode extra-périostée ne recherche pas ou évite la conservation du périoste. On doit en distinguer deux variétés : 1° la méthodes parostale; 2° la méthode extraparostale.

La méthode parostale diffère de la méthode sous-périostée en ce que l'isolement de l'os se fait en dehors du périoste : mais *immédiatement* en dehors du périoste, en quoi elle diffère de la variété extraparostale. Parfois elle s'associe à la méthode sous-capsulaire : on conserve la capsule, on sacrifie le périoste. On y a recours dans les cas cliniques où il n'y a pas un intérêt particulier à s'éloigner de l'os, mais où le périoste ne doit pas être conservé, soit qu'il soit lui-même malade, soit qu'on ait à fuir une régénération osseuse.

La méthode extraparostale consiste à opérer la division des parties molles à distance du périoste et de la capsule. Les chirurgiens, qui ont fait les premières résections articulaires, y avaient recours parce qu'ils n'en connaissaient pas d'autres et parce que cette méthode leur offrait plus de commodité et de rapidité opératoire. Actuellement on y a systématiquement recours : 1° dans les affections néoplasiques malignes ; 2° dans le traitement de certaines ostéo-arthrites et notamment de certaines arthrites tuberculeuses. On a même conseillé non seulement de ne pas conserver le périoste et la capsule dans certaines arthrites fongueuses, mais encore de faire l'extirpation totale de l'articulation atteinte sans l'ouvrir, en la cernant par des incisions à distance et en l'enlevant comme une tumeur. Cette variété d'opérations par la méthode extraparostale a été décrite sous les noms de résection extra-articulaire, extra-capsulaire, ou encore d'extirpation articulaire.

§ 3. — MANUEL OPÉRATOIRE D'UNE RÉSECTION SOUS-CAPSULO-PÉRIOSTÉE

1º Attitude du sujet, des aides, du chirurgien. — Le sujet est généralement couché : le segment de membre repose sur la table ou, s'il y a lieu, sur un coussin.

Deux aides sont nécessaires : l'un fixe le membre, lui donne les attitudes voulues, présente successivement au chirurgien les parties sur lesquelles il doit porter la rugine. Le second aide écarte les lèvres de la plaie et cela de plus en plus profondément à mesure que la dénudation devient plus profonde.

La position de chirurgien varie suivant l'articulation : parfois elle est avantageusement modifiée dans le cours d'une même opération. Toutefois il est plus élégant de changer le moins souvent possible la position primitivement adoptée.

2º Opération proprement dite. — Elle comprend quatre temps : 1º l'incision des parties molles périarticulaires; 2º l'incision de la gaine capsulo-périostique ; 3º le décollement périostique ; 4º la section de l'os.

a. *Premier temps : incision des parties molles*. — Dans les anciens procédés de résection, on se préoccupait moins de respecter les vaisseaux, nerfs et tendons que d'aborder l'articulation par une voie large et facile : souvent on taillait de véritables lambeaux par des incisions en **U** ou en **H**. Dans les nouveaux procédés, on se sert plutôt d'incisions rectilignes faites dans l'axe du membre : on cherche, non seulement à aborder l'articulation par ses côtés les plus superficiels, mais encore à cheminer à travers les interstices musculaires, à éviter les nerfs et les vaisseaux et à ne pas couper transversalement les muscles et les tendons.

On distingue : 1º l'incision principale ou de résection proprement dite, par laquelle on dénude et on réséque ; 2º les incisions accessoires ou de décharge, destinées à assurer le drainage; ces dernières sont parfois utilisées accessoirement pour la dénudation.

Dans certaines régions on peut exécuter l'incision des parties molles d'un seul coup jusqu'à l'os. On devra la décomposer en incision de la peau, du tissu cellulaire sous-cutané, des parties profondes, dans les cas où il y a des organes à ménager, des interstices à rechercher.

b. *Deuxième temps : incision de la gaine capsulo-périostique.* — On l'exécute au bistouri dans le sens de la section des parties molles. Il est préférable de faire précéder la rugination d'une incision au bistouri que d'entreprendre la dénudation périostique au détache-tendon sans incision préalable.

c. *Troisième temps : décollement périostique.* — On se sert de la rugine. Une rugine doit être tranchante, et non mousse ou demi-tranchante. Le manche de l'instrument, dit Ollier, est saisi dans la paume de la main entre les trois derniers doigts d'une part et le pouce de l'autre; l'index est étendu sur la tige et presse sur la face dorsale, sur la partie plate et rugueuse si l'os est superficiel, moins près de l'extrémité si l'os est profond, mais le plus près possible de cette extrémité, afin d'avoir plus de force, plus de précision et d'éviter les échappées. L'extrémité de l'instrument s'insinue entre le périoste et l'os en mordant sur l'os. On le conduit en le poussant devant soi par de petits mouvements de zigzag.

L'incision de la capsule et des gaines périostiques des os à réséquer ayant été effectué dans le temps précédent, on commence la dénudation des adhérences ligamenteuses et du périoste du côté de l'incision qui répond à l'os le plus commode à luxer. On poursuit cette dénudation jusqu'à ce que l'os puisse être luxé, et on continue cette dénudation après luxation, circulairement, jusqu'au point où doit porter la section osseuse, en ayant soin de ne pas opérer le décollement brusque du périoste au-dessus de ce point, ce qui arrive souvent quand on ne procède pas avec prudence dans la luxation de l'os. Le travail de dénudation doit commencer à l'extrémité du cylindre périostique à son union avec le cartilage. Le travail est ensuite exécuté sur l'os opposé, quelquefois seulement après que la section osseuse a été effectuée sur le premier.

d. *Quatrième temps : section de l'os.* — Elle s'exécute après luxation ou sans luxation de l'os.

Après luxation, le travail est facile : les parties molles étant soigneusement protégées par des écarteurs, l'os est saisi par un davier tenu de la main gauche de l'opérateur et scié avec la scie à arbre ou une petite scie à main suivant son volume.

Sur place, c'est-à-dire sans luxation préalable, la section présente parfois de réelles difficultés. Suivant le cas, on a recours à la cisaille, à la scie à main, à la scie à chaîne, aux scies mécaniques, au ciseau et au maillet.

Parfois on arrivera plus facilement au but en commençant le travail avec la scie et en l'achevant avec la cisaille.

Quand l'aide tient un os luxé pour être scié après décollement périostique, il doit veiller à ne pas augmenter le décollement au-dessus de la future section osseuse en rétractant les chairs ; il doit, au contraire, veiller à maintenir les chairs en place au niveau des limites de la dénudation.

§ 4. — MANUEL OPÉRATOIRE D'UNE RÉSECTION EXTRA PÉRIOSTÉE

1° **Opération**. — L'opération extra-périostée par la méthode parostale (ras le périoste) diffère de l'opération sous-périostée par les détails suivants. Elle s'exécute tout entière au bistouri, qui doit être fort et trapu, de préférence court et épais. Comme dans la méthode sous-périostée, le premier temps consiste à inciser les parties molles en un coup ou par étapes successives jusqu'au périoste et à la capsule.

Le deuxième temps consiste en l'incision de la capsule, en l'ouverture de l'article dans le sens de l'incision des parties molles.

Dans le troisième temps on libère l'os dans l'étendue de la future résection : cette libération se fait au bistouri. On facilite le travail par la luxation de l'os dès qu'elle est possible. On

désinsère la capsule en la sectionnant au niveau de ses attaches
à l'os, partie avant luxation, partie après luxation. La diérèse
se fait ensuite à la face externe du périoste et conduite jusqu'au
niveau des futures sections osseuses : là on incise circulairement le périoste.

Le quatrième temps (section de l'os) ne présente rien de
spécial.

2ᵉ Remarque. — La résection extra-périostée à distance du
périoste et de la capsule, dans laquelle on enlève une articulation comme une tumeur, ne présente pas de règles fixes. Le
siège de la division des parties molles varie avec la nature et
l'étendue des lésions pathologiques en dehors desquelles il
importe de se tenir à distance variable suivant les cas.

CHAPITRE II

DES RÉSECTIONS EN PARTICULIER

Nous classerons la description du manuel opératoire des
résections en quatre chapitres consacrés : 1° aux résections du
membre supérieur ; 2° aux résections du membre inférieur ;
3° aux résections du tronc ; 4° aux résections de la tête.

ARTICLE PREMIER

RÉSECTIONS DU MEMBRE SUPÉRIEUR

Nous décrirons d'abord les diverses résections qui portent
sur les articulations de la main, puis successivement les résections du poignet, du coude et enfin de l'épaule.

§ 1. — RÉSECTION DES DOIGTS

Nous étudierons successivement : 1° l'*extirpation des phalanges* ;

2° les *résections des articulations interphalangiennes et phalango-métacarpiennes.*

A) Extirpation des phalanges

On extirpe par des incisions différentes : 1° les phalangettes ou troisièmes phalanges ; 2° les deuxièmes et premières phalanges.

1° *Extirpation de la phalangette.*

1° Données anatomiques. — La phalangette donne insertion par sa base aux tendons extenseur et fléchisseur ; à la face dorsale, notons l'ongle et la matrice unguéale.

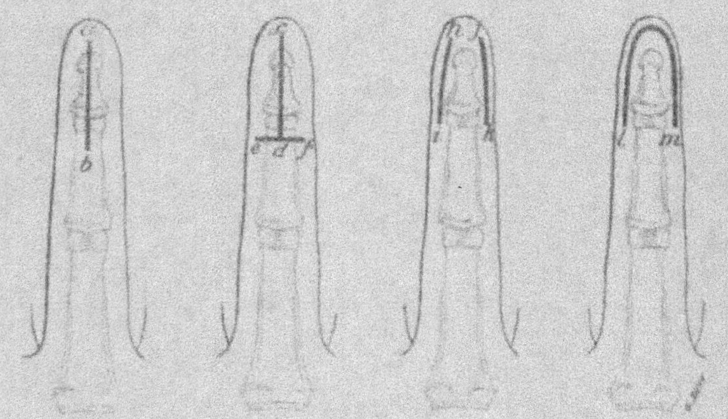

Fig. 107.
Extirpation de la phalangette.

2° Attitude du sujet, des aides, du chirurgien. — La main est maintenue solidement par un aide, sa face dorsale reposant sur un billot. L'opérateur se place à l'extrémité du membre.

3° Opération. — Cette opération comprend trois temps :
a. *Premier temps : incision des parties molles.* — On a con-

seillé : 1° incision médiane palmaire longitudinale simple (fig. 107, *ab*) : elle suffit habituellement en clinique ; 2° incision palmaire en **T** (fig. 107, *cdef*) (A. Guérin) ; 3° incision en fer à cheval (fig. 107, *lm*) (Maisonneuve) ; 4° incision bilatérale (fig. 107, *hijk*) (Ollier).

Les extrémités supérieures de ces diverses incisions remonteront à 5 millimètres au-dessus de l'articulation inter-phalangienne.

Sur le cadavre, s'exercer à l'incision en fer à cheval qui donne plus de facilité.

Inciser jusqu'à l'os.

b. *Deuxième temps : incision du périoste et de la capsule articulaire.* — Suivant l'incision des parties superficielles.

c. *Troisième temps : dénudation du périoste et de la capsule.* — Avec la rugine, dénuder la face antérieure. Puis dénuder la face postérieure ; dès qu'on le pourra, on saisira l'extrémité de l'os avec un petit davier, qui le fixera et l'écartera en avant. On termine par le détachement des insertions ligamenteuses et capsulaires.

2° *Extirpation des deuxième et première phalanges.*

1° **Données anatomiques.** — Les os et les articulations sont recouverts à leur face dorsale par les tendons extenseurs ; à leur face palmaire, par les tendons fléchisseurs et leurs gaines. Les vaisseaux sont sur les faces latérales plus rapprochés de la face palmaire ; il en est de même des nerfs les plus importants. Les os sont plus rapprochés de la face dorsale ; les incisions seront donc le plus favorablement placées à la face dorsale en dehors des tendons extenseurs, à peu près à la limite des faces dorsale et latérale.

2° **Attitude.** — Main tenue appuyée sur un billot par sa face palmaire.

3° **Opération.** — On l'exécute en trois temps :

a. *Premier temps : incision des parties molles.* — De chaque côté des tendons extenseurs à la limite des faces latérales et dorsales, plutôt sur cette dernière; double incision longitudinale, dépassant en bas et en haut de 5 millimètres, les articulations correspondantes (fig. 108 *ab* et *cd*) sur le vivant, une seule incision latérale (fig. 108, *ab* pouce) suffira, car les lésions pathologiques facilitent la dénudation.

Troisième temps : incision du périoste et des capsules. — Sur toute l'étendue de l'incision cutanée.

c. *Troisième temps : dénudation périostique et capsulaire.* — Avec la rugine décoller le périoste successivement à la face dorsale et à la face palmaire ; décoller les ligaments et la capsule au niveau de l'articulation inférieure. Luxer la phalange à cette extrémité, la saisir avec un davier. Achever le décollement et la désarticulation du côté de la racine du membre.

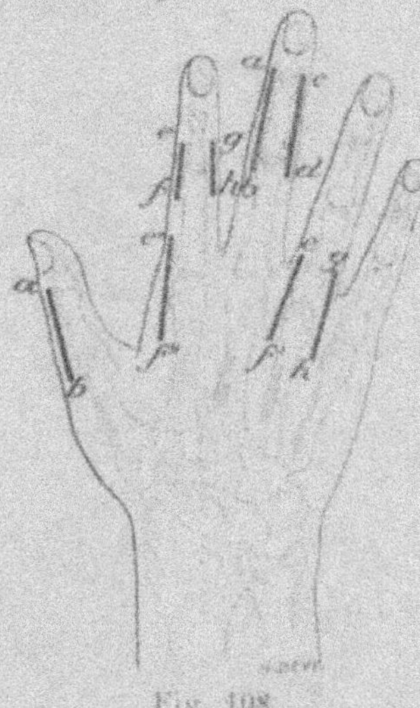

Fig. 108.
a) Extirpation des deuxième et première phalanges.
b) Résections des articulations interphalangiennes et métacarpo-phalangiennes.

B) RÉSECTION DES ARTICULATIONS INTERPHALANGIENNES ET MÉTACARPO-PHALANGIENNES

1° Données anatomiques. — Les articulations sont le plus facilement abordées par la voie dorso-latérale. (Pour d'autres détails, voy. *Désarticulation des phalanges*, p. 187).

Opération. — On la pratique en trois temps :

a. *Premier temps : incision des parties molles.* — Double incision dorso-latérale, à la limite des faces dorsale et latérale (fig. 108 *ef* et *gh* ou *e' f'* et *gh*). A la rigueur, on pourrait se contenter d'une seule incision (fig. 108, *e" f"*). Les incisions doivent dépasser en bas et en haut de quelques millimètres le niveau des futures sections osseuses.

b. *Deuxième temps : incision du périoste et de la capsule.* — En une seule fois jusqu'à l'os.

c. *Troisième temps : dénudation et section des os.* — Avec la rugine, on dénude successivement capsule et périoste à la face dorsale, à la face palmaire, aussi loin que possible. Dès qu'on le peut on luxe l'extrémité de l'os inférieur, on complète la dénudation et l'on sectionne à la cisaille. On agit de même pour la phalange supérieure ou la tête du métacarpien.

§ 2. — RÉSECTIONS DES MÉTACARPIENS

Il y a quatre variétés d'opérations : 1° ablation totale d'un métacarpien ; 2° résection d'un segment du corps de l'os; 3° résection de l'extrémité inférieure ou carpienne d'un métacarpien.

Données anatomiques. — Chaque métacarpien, articulé en haut avec le carpe, en bas avec la première phalange, a un corps prismatique triangulaire à arête palmaire ; les faces latérales et l'arête antérieure sont entourées de muscles ; la face dorsale est séparée de la peau par les tendons extenseurs. (Pour la disposition des articulations supérieures et inférieures, voy. p. 198.)

A) ABLATION TOTALE D'UN MÉTACARPIEN

Opération. — Elle se fait en trois temps :

a. *Premier temps : incision des parties molles.* — On pratique une incision dorsale commençant à 5 millimètres au-dessus de l'interligne carpo-métacarpien et descendant à 5 millimètres au-dessous de l'articulation métacarpo-phalangienne, suivant l'axe du métacarpe. Cette incision n'est pas faite exactement sur le milieu de la face dorsale du métacarpien, mais un peu en dehors ou en dedans, de façon à correspondre à l'un des bords latéraux des tendons extenseurs.

Pour le premier métacarpien (fig. 109, *a b'*), on la fera un peu en dehors, de façon à suivre le bord externe du court extenseur ; pour le métacarpien de l'index on la fera également un peu en dehors ; pour le métacarpien du petit doigt (fig. 109, *ab*), on la fera en dedans, du côté cubital ; pour les troisième et quatrième métacarpiens, on l'exécutera indifféremment du côté externe ou interne du tendon correspondant.

On incisera d'abord la peau, de façon à mettre à découvert le tendon, sur le côté duquel on incisera le tissu cellulaire jusqu'à l'os. Au besoin on fera écarter les tendons pour passer dans leur intervalle.

b. Deuxième temps : incision de la gaine périostique et des capsules articulaires. — Sur toute la longueur de l'incision.

c. Troisième temps : dénudation périostique et capsulaire. — Énucléation. Avec une rugine on dénude la face dorsale, les deux faces latérales, l'arête antérieure. On facilite l'opération en sectionnant l'os en son milieu avec la cisaille de

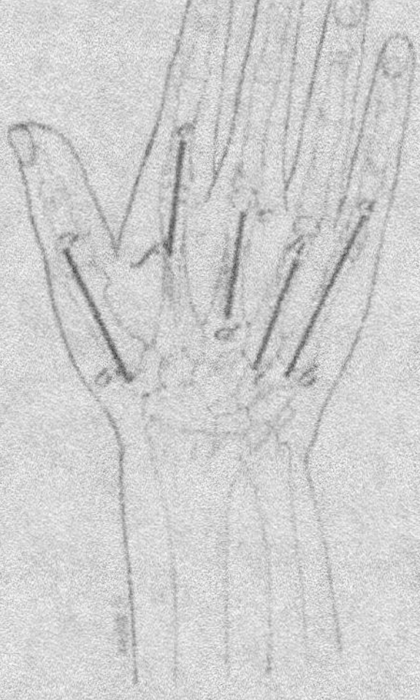

Fig. 109.

Résections des métacarpiens.

Listor. Avec le davier, on saisit chacune des extrémités osseuses que l'on cherche à luxer pendant que la rugine complète la dénudation périostique et la désinsertion de la capsule, successivement du côté du bout inférieur et du bout supérieur.

B. ABLATION D'UNE PORTION DU CORPS DE L'OS

Opération. — L'opération est calquée sur la précédente ; l'incision des parties molles est dirigée et placée de même. Sa longueur est telle que ses deux extrémités dépassent en haut et en bas de 5 millimètres le niveau des deux futures sec-

tions osseuses. Les sections osseuses sont faites à la cisaille. On
peut les exécuter avant l'achèvement de la dénudation, qui
devient plus facile quand on attire à soi l'os saisi avec un davier.

C) Résection de l'extrémité inférieure ou tête de l'os

On pratique comme pour la résection des articulations phalango-métacarpiennes une ou deux incisions dorso-latérales.
Dès qu'on le peut, on luxe la tête de l'os : on complète la dénudation et on sectionne la tête luxée (fig. 109, *ef*).

Si on enlève une longueur notable de l'extrémité inférieure
(fig. 109, *cd*) il est préférable de dénuder d'abord la portion
diaphysaire, de sectionner le corps de l'os sur place à la cisaille,
et, saisissant et attirant l'os avec un davier, d'achever la dénudation de haut en bas jusque dans la cavité articulaire.

En résumé, suivant qu'on cherche la simple décapitation ou
une résection plus étendue, on procède dans le premier cas
comme dans la résection métacarpo-phalangienne, dans le
deuxième cas, comme dans l'extirpation du segment inférieur
dans l'extirpation totale.

D) Résection de l'extrémité supérieure de l'os

On procède comme dans l'extirpation du segment inférieur
dans l'extirpation totale. L'incision des parties molles correspond à la partie supérieure de l'incision conseillée pour la susdite opération (fig. 109, *hi*).

§ 3. — Résection du poignet

1° Variétés. — On distingue les résections partielles et la
résection totale.

Il y a deux variétés de résection *partielle* : 1° la résection
semi-articulaire inférieure, qui consiste en l'ablation des huit
os du massif carpien ; en clinique, on y joint habituellement
la résection des extrémités supérieures des métacarpiens (quand

elles sont malades) ; 2° la résection semi-articulaire supérieure ou résection des extrémités inférieures du radius et du cubitus.

La résection *totale* comprend l'ablation des os du carpe et la résection des extrémités inférieures des os de l'avant-bras.

2° Choix du procédé : lignes d'incision. — Bien qu'on ait conseillé de pratiquer la résection par la voie antérieure, il est bien entendu que cette voie est absolument exceptionnelle : qu'on réfléchisse que la région antérieure du carpe renferme des gaines tendineuses, des nerfs et des vaisseaux d'une extrême importance réunis en petit espace. Restent donc la voie postérieure et les voies latérales.

Les incisions latérales permettent d'aborder facilement le radius et le cubitus : elles conviennent à la résection des extrémités carpiennes de ces os. Au contraire, elles sont peu favorables à l'ablation des os du carpe et ne sont utilisées dans ce but qu'accessoirement. Au contraire, les incisions dorsales permettent d'aborder facilement le squelette carpien : toute la question est d'utiliser les interstices intertendineux. A cet égard l'incision d'Ollier qui suit le bord externe des extenseurs de l'index, doit être préférée.

L'ablation isolée des os du carpe et la résection totale s'exécuteront par la même voie (incision dorsale et accessoirement incision latérale).

L'ablation isolée des os de l'avant-bras s'exécute par des incisions latérales.

Nous décrirons la résection totale et la résection des os de l'avant-bras.

A) Résection totale du poignet

1° Données anatomiques. — Le carpe comprend huit os disposés en deux rangées l'une supérieure (scaphoïde, semi-lunaire, pyramidale et pisiforme, ce dernier hors rang), l'autre inférieure (trapèze, trapézoïde, grand os et os crochu). Outre leurs ligaments interosseux, ces os sont reliés entre eux et aux os voisins par des ligaments palmaires et dorsaux, qui constituent avec le périoste une gaine fibro-périostique, qui peut être considérée (Ollier) comme un manchon continu.

Rappelons qu'à la face dorsale, nous trouvons de dedans en dehors les tendons extenseur propre du petit doigt, extenseur commun et extenseur propre de l'index, long extenseur propre du pouce. C'est entre ce dernier et l'extenseur de l'index qu'on aborde l'articulation (fig. 110, *cd*). Plus profondément, les tendons radiaux s'insèrent à la face postérieure de l'extrémité supérieure des deuxième et troisième métacarpiens.

2° Attitude du sujet, des aides, du chirurgien. — La main repose sur un coussin; l'opérateur se place en dehors.

3° Opération. — Cette opération longue et minutieuse se fait en trois temps.

a. *Premier temps : incision de la peau et des parties molles.* — L'incision de la peau comporte une incision dorsale principale qui peut suffire; ordinairement on y joint deux incisions latérales. L'*incision principale* comprend deux portions se réunissant à angle obtus, l'une métacarpo-carpienne oblique (fig. 111, *ab*), répondant au bord radial de l'extenseur de l'index; l'autre antibrachiale, dans l'axe de l'avant-bras (fig. 111, *bc*), correspondant au bord externe des tendons extenseurs ; elle est un peu en dehors de la partie moyenne de la face dorsale du membre. Cette ligne commence en bas au milieu du deuxième métacarpien et se dirige obliquement en haut, suivant le bord externe de l'extenseur de l'index, à 5 millimètres en dehors du relief de ce tendon et conserve son obliquité jusqu'au niveau de la ligne qui réunit les deux malléoles radiale et cubitale, en un point qui est un peu en dehors du milieu de cette ligne; de là elle remonte suivant l'axe de l'avant-bras, à une hauteur variable, suivant l'étendue de la résection antibrachiale.

On incise la peau, le tissu cellulo-graisseux, le ligament annulaire du carpe, en dehors des extenseurs de l'index, dont on ne doit pas ouvrir la gaine. On récline les tendons en dedans,

de façon à apercevoir les insertions du deuxième radial au
troisième métacarpien.

L'incision périostéo-capsulaire commence en bas sur le
périoste du troisième métacarpien, en dedans (côté cubital) de

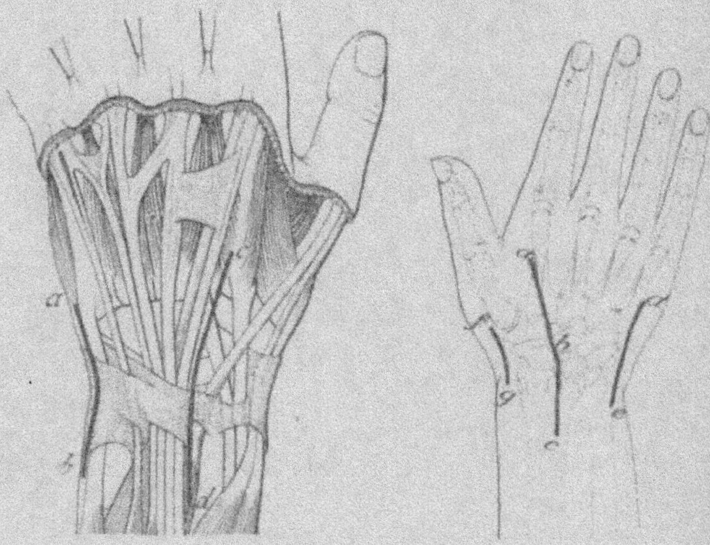

Fig. 110.

Résection du poignet. Rapports
des lignes d'incision et des tendons extenseurs d'après OLLIER).

Fig. 111.

Résection du poignet. Rapports
des lignes d'incision avec le
squelette.

l'insertion du deuxième radial, intéresse ensuite la gaine capsulaire, et redevient périostique sur le radius où elle suit la
crête qui sépare les gaines de l'extenseur commun et du long
extenseur du pouce.

La deuxième incision, *incision cubitale* (fig. 111, *de*), est faite
sur le bord cubital de l'avant-bras, plus près de la face palmaire (pour laisser en arrière le tendon du cubital postérieur);
elle commence à 3 centimètres au-dessus de l'apophyse styloïde du cubitus et s'étend en bas à 3 centimètres au-dessous
de l'extrémité supérieure du cinquième métacarpien. Dans

l'incision de la peau, éviter de sectionner un filet cutané du nerf cubital.

La troisième incision, *incision radiale* (fig. 111, *fg*), n'est qu'une incision de décharge; elle est faite sur une étendue de trois centimètres au bord externe de l'avant-bras, au niveau du tubercule du scaphoïde.

b. *Deuxième temps : dénudation périostique et extraction des os du carpe.* — On commence la dénudation à la face dorsale, et l'on dépérioste en dehors et en dedans, le plus loin possible. On complète cette dénudation par l'incision interne. On extrait les os du carpe de préférence dans l'ordre suivant : scaphoïde semi-lunaire, trapézoïde, trapèze, grand os. L'os crochu et le pyramidal sont enlevés par l'incision interne. Dès que cela est possible, chacun de ces os est saisi avec un petit davier et dénudé successivement sur toutes ses faces. On termine par le pisiforme. (Sur le vivant, on commence par les os les plus malades.)

c. *Troisième temps : résection des extrémités inférieures du radius et du cubitus.* — On opère la dénudation du cubitus par l'incision interne, on fait saillir son extrémité qu'on réséque avec la cisaille ou la scie.

On opère ensuite la dénudation du radius par la plaie dorsale; on fixe son extrémité inférieure qu'on réséque à la scie.

B) RÉSECTION DES EXTRÉMITÉS INFÉRIEURES
DU RADIUS ET DU CUBITUS

Opération. — On la pratique en deux temps :

a. *Premier temps : incision de la peau et des parties molles.* — Deux incisions : l'une interne, l'autre externe. L'incision interne (fig. 112, *cd*), est faite sur le bord interne de l'avant-bras; elle descend à 1 centimètre au-dessous de la malléole cubitale; elle est dirigée dans l'axe de l'avant-bras. On lui donnera, par exemple, une longueur de 5 centimètres. On incise ensuite les parties molles jusqu'au périoste exclusivement.

L'incision externe (fig. 112, *ab*) est faite symétriquement en dehors sur le bord externe de l'avant-bras, un peu plus près de la face antérieure de l'avant-bras. On incisera d'abord la peau, avec précaution, pour ne pas couper et reconnaître la branche

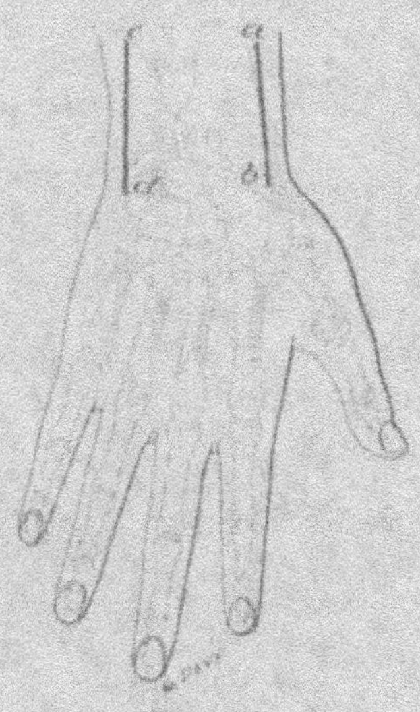

Fig. 112.

Résection des extrémités in-
    férieures du radius et du
    cubitus.

postérieure du radial qu'on fait écarter en arrière; on incise ensuite l'aponévrose, et on reconnaît les tendons du court extenseur et long extenseur du pouce, dont on ouvre la gaine et qu'on fait écarter en arrière. On aperçoit alors le tendon du long supinateur. On incise la gaine périostique le long du bord dorsal de ce muscle.

b, *Deuxième temps : dénudation et section des os.* — On commence par le cubitus : on le dénude et on le sectionne en place; on le saisit avec un davier, on le renverse et on achève la dénudation à sa face externe et en bas.

On passe ensuite au radius : on commence la dénudation par l'incision externe, on l'achève après luxation et on scie l'os luxé.

§ 4. — RÉSECTION DU COUDE

1° Variétés d'opération. — Il y a lieu de distinguer : 1° la *résection totale*, qui porte sur trois os : humérus, cubitus, radius; 2° la *résection semi-articulaire supérieure*, qui n'intéresse que l'humérus; 3° la *résection semi-articulaire inférieure*, qui intéresse les extrémités des deux os de l'avant-bras; 4° les *résections dites partielles*, dans lesquelles on extirpe soit une portion seulement de l'extrémité inférieure de l'humérus, segment épitrochléen ou segment épicondylien, soit isolément la tête du radius, soit isolément l'extrémité supérieure du cubitus.

Que la résection soit totale, semi-articulaire ou partielle, on établit encore des variétés suivant la hauteur réséquée de chacun des trois os. Par rapport à l'humérus, la résection est *sous-tubérale* quand le trait de scie passe au-dessous des tubérosités, *intra-tubérale* quand le trait de scie passe à travers les deux tubérosités, *sus-tubérale* quand il passe au-dessus de la portion renflée de l'os, *diaphysaire* quand la section porte sur le corps de l'humérus.

Pour le radius, elle est, suivant la hauteur d'os enlevée, *sous-capulaire intra-cervicale, sous-bicipitale*. Pour le cubitus, elle est *olécranienne, sous-coronoïdienne, sous-bulbaire*. Ces diverses expressions se comprennent d'elles-mêmes.

2° Choix des incisions. — Vu l'importance et l'épaisseur des parties molles de la région antérieure, cette région doit être proscrite. Toutes les incisions proposées ont porté sur les faces postérieure, postéro-latérales, latérales. De toutes ces incisions, celle qui doit être incontestablement préférée est l'incision en baïonnette d'OLLIER ; elle est postéro-latérale externe, très ingénieusement disposée de façon à suivre les interstices, à ne blesser aucun organe, à respecter le tendon tricipital, elle donne beaucoup de jour, grâce à sa portion oblique quasi transversale. Elle joint les avantages des incisions longitudinales aux avantages des incisions transversales.

Les incisions purement longitudinales soit externes, soit internes, ne conviennent guère que dans certains cas de résection pour luxations où la tête humérale fait une forte saillie soit en dehors, soit en dedans. L'incision longitudinale médiane ne donne pas un jour suffisant pour répondre aux exigences habituelles de la clinique.

L'incision transversale allant d'une tubérosité à l'os, avec des incisions longitudinales à ses extrémités, entraîne la section du triceps. Elle a l'avantage de donner beaucoup de jour et peut-être réservée à des cas où une ablation très étendue des tissus malades est nécessaire. L'incision d'OLLIER répond à presque toutes les exigences de la clinique.

3° Données anatomiques. — La région postérieure du coude présente en son milieu le tendon du triceps en continuité par ses insertions avec le périoste du cubitus. En dedans dans la gouttière épitrochléo-olécranienne, on trouve le nerf cubital. En dehors et en arrière, la branche musculaire du nerf radial contourne le radius à *quatre* centimètres au-dessous de l'interligne. Les points de repère sont : l'épicondyle, l'épitrochlée, le bec olécranien, la tête radiale.

A) Résection totale du coude

1° Attitude du sujet, des aides, du chirurgien. — Le sujet est couché sur le côté sain. L'avant-bras est maintenu très légèrement fléchi par un aide. Le chirurgien se place en dehors.

2° Tracé de l'incision. — Incision principale en baïonnette. Elle comprend trois portions, une portion brachiale longitudinale, une portion oblique, une portion anti-brachiale longitudinale. La portion brachiale (fig. 113, *ab*) est conduite sur la face externe du bras, dans l'axe du bras, au-dessus et au niveau de la saillie de l'épicondyle, à partir de 6 centimètres au-dessus de l'épicondyle jusqu'à l'épicondyle. La portion oblique (fig. 113, *bc*), continue la précédente à partir de l'épicondyle, se dirige en bas et en dedans pour se terminer à la base de l'olécrâne au niveau du bord postérieur du cubitus. La troisième portion part de ce point et suit le bord postérieur du cubitus sur une longueur de 3 centimètres (fig. 113, *cd*).

2° Opération. — On l'exécute en trois temps :

a. *Premier temps : section de la peau et des parties molles.* — L'incision, faite dans l'ordre ci-dessus indiqué, intéresse d'abord la peau. Plus profondément, elle pénètre successivement dans l'interstice du triceps et du long supinateur jusqu'à l'os (portion brachiale), dans l'interstice du triceps et de l'anconé (portion oblique) jusqu'à la capsule, directement dans le tissu cellulaire jusqu'à l'os (portion cubitale).

b. *Deuxième temps : incision du périoste et de la capsule.* —

Le bistouri incise successivement dans les trois portions le périoste huméral, la capsule, le périoste cubital.

c. Troisième temps : dénudation des os, luxation et section des os. — Ces divers temps seront exécutés dans l'ordre suivant.

On commence la dénudation au niveau du condyle externe en commençant par l'insertion sous-épicondylienne du ligament latéral externe et on la poursuit sur les deux faces de l'os, le plus loin possible, sans éprouver de difficulté.

On passe alors au cubitus (le bras étendu) et on détache avec soin le périoste de sa face externe et les insertions tricipitales de façon à respecter la continuité du périoste et du tendon, qu'on fait écarter en dedans, jusqu'à ce qu'on soit arrivé à la face interne de la cavité sigmoïde. On fait bâiller l'articulation et on dénude en avant l'apophyse coronoïde.

On dénude l'extrémité supérieure du radius par l'intérieur de l'articulation.

On luxe les os de l'avant-bras, et on les sectionne avec la scie à arbre en commençant par le radius ; l'olécrâne est fixé avec un davier.

On revient maintenant à l'humérus. On fait saillir l'extrémité à travers la plaie, et on dénude le condyle interne ; il faut veiller, à la face postérieure de l'épitrochlée, à ne pas blesser le nerf cubital. Aussi le mieux est-il, dès qu'on l'a découvert, de le faire écarter avec soin par un aide qui le protégera contre le travail de la rugine.

On dénudera à l'amphithéâtre jusqu'au-dessus de la saillie épitrochléenne. L'os luxé et saisi d'avant en arrière

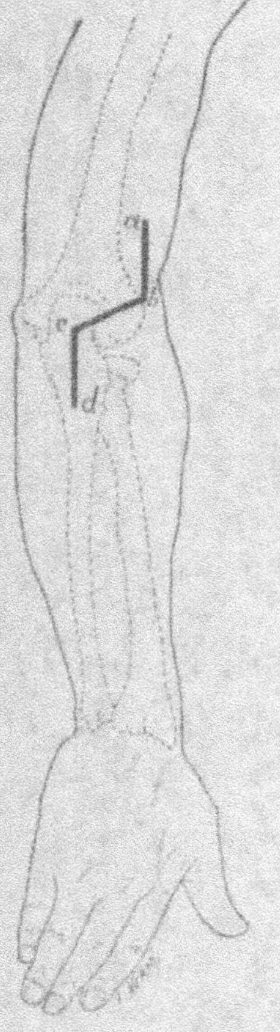

Fig. 113.
Résection totale du coude.

avec un davier, on scie immédiatement au-dessus des tubérosités.

B) Résections semi-articulaires ou partielles

On pourra réséquer isolément : 1° l'extrémité *inférieure de l'humérus* : on se servira de la portion brachiale et de la portion oblique de l'incision ; 2° les extrémités *supérieures de l'avant-bras* : on n'utilisera que la portion oblique et la portion cubitale de l'incision en baïonnette ; 3° *les extrémités supérieures du cubitus*, au moyen de la partie cubitale de l'incision ; 4° *l'extrémité supérieure du radius :* on utilisera une incision en ⊣ à branche horizontale répondant à l'interligne, et à branche verticale postérieure ne dépassant pas en bas 4 centimètres, afin de ne pas blesser la branche musculaire du nerf radial.

§ 5. — Résection de l'épaule

1° Variétés. — On peut considérer comme résection typique la résection de l'extrémité supérieure de l'humérus suivie ou non d'évidement de la cavité glénoïde. La résection totale, dans laquelle on résèque systématiquement la cavité glénoïde au niveau de son col est rarement pratiquée.

2° Choix de l'incision. — A cause de la présence des nerfs et vaisseaux, on n'aborde pas l'articulation par la voie axillaire, sauf dans le cas de luxation avec saillie de la tête dans l'aisselle. On choisit la région deltoïdienne. Divisons cette région en trois portions : l'une postérieure, l'autre moyenne, l'autre antérieure. Nous n'utiliserons pas la région postérieure à cause de la présence du nerf circonflexe, dont la section à ce niveau priverait d'innervation toute la portion du deltoïde situé en avant ; pour la même raison, nous ne placerons pas les incisions sur la partie moyenne de la région qui serait pourtant la voie la plus proche et la plus aisée. Nous les reportons à la *région deltoïdienne antérieure*, bien qu'elle donne moins de facilité que la précédente.

Suivant le conseil d'OLLIER, nous la faisons à quelques millimètres en arrière du sillon interdeltoïdo-pectoral pour éviter la
veine céphalique qui rampe dans ce sillon. Une incision longitudinale interfasciculaire suffit pour la résection de l'extrémité
humérale ; l'opération deviendrait difficile, si on voulait résé-

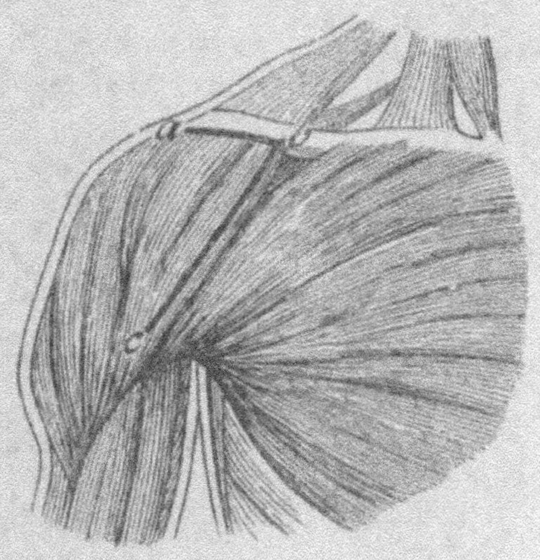

Fig. 114.
Résection de l'épaule. Désinsertion transversale des faisceaux
deltoïdiens antérieurs (d'après OLLIER).

quer systématiquement la cavité glénoïde. Dans ce dernier cas,
on se donne du jour en sectionnant transversalement, ou plutôt
en désinsérant les faisceaux deltoïdiens antérieurs à la clavicule
et à l'acromion (fig. 114, *ab*).

Nous décrirons le procédé qui convient à la résection de l'extrémité supérieure de l'humérus, suivie ou non d'évidement de
la cavité glénoïde, opération qui, à l'épaule, doit être considérée
comme la résection typique.

3° Données anatomiques. — L'articulation présente un
ligament capsulaire en forme de manchon se continuant avec le

périoste de l'humérus. La tête et 6 millimètres de la face interne du col, sont dans la cavité articulaire. La grosse tubérosité de l'humérus regarde en dehors, la petite en avant : entre deux se trouve la gouttière bicipitale. Rappelons la portion intra-articulaire du tendon de la longue portion du biceps. En haut, voûte acromio-claviculaire.

Les muscles sus et sous-épineux et petit rond s'insèrent à la grosse tubérosité, le sous-scapulaire à la petite tubérosité ; leurs tendons renforcent la capsule. Le deltoïde forme un capuchon externe à la région.

Le nerf circonflexe, né dans la cavité axillaire, en sort en arrière entre l'humérus et la longue portion du triceps pour se placer à la face profonde du deltoïde qu'il innerve et parcourt d'arrière en avant un trajet curviligne à six centimètres environ au-dessous du rebord de l'acromion. Au même niveau on trouve l'artère circonflexe postérieure assez importante.

La veine céphalique occupe l'interstice du deltoïde et du grand pectoral.

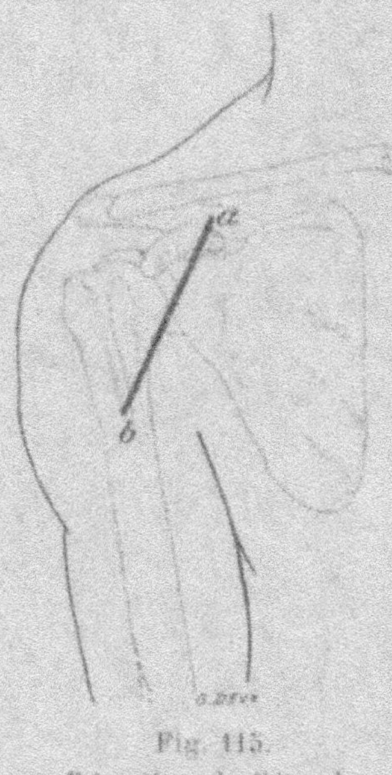

Fig. 115.
Résection de l'épaule.

4° Attitude du sujet, des aides, du chirurgien. — L'épaule repose sur le bord de la table ; le coude est écarté. L'opérateur se place en dehors. Un aide tient le bras et lui imprime des mouvements de rotation. Un autre aide écarte les parties molles.

5° Opération. — On distingue quatre temps :

a. *Premier temps : section de la peau et des parties molles.* — Incision de 10 centimètres (fig. 115, ab et fig. 114, bc), paral-

lèlement à l'interstice interdeltoïdo-pectoral, à 5 millimètres
en dehors de cet interstice, à partir de la base de l'apophyse
coracoïde. On coupe la peau, le muscle dans un espace interfasciculaire.

b. *Deuxième temps : section de la gaine périostéo-capsulaire.*
— On sent avec le doigt la coulisse bicipitale : en dehors du
tendon, on sectionne la capsule et le périoste.

c. *Troisième temps : dénudation de l'os.* — On commence par
la tubérosité externe. Avec le pouce on écarte la lèvre externe
de la plaie : un aide met le bras en rotation interne. On passe
à la partie interne : on cherche dans la dénudation à ne pas
ouvrir la gaine du biceps, en décollant le périoste à sa face profonde (ce qui n'est pas facile). On récline le biceps en dedans :
on dénude la tubérosité interne.

L'os luxé en avant, on achève la dénudation périostique à
hauteur voulue de haut en bas.

d. *Quatrième temps : section de l'os.* — La tête saisie avec un
davier, on scie avec la scie à arbre, au-dessous des tubérosités.

ARTICLE II

RÉSECTIONS DU MEMBRE INFÉRIEUR

Nous étudierons successivement les diverses résections du
pied, puis celle du genou et de la hanche.

§ 1. — RÉSECTIONS DES ORTEILS

On distingue : 1° les *énucléations* ; 2° les *résections diaphysaires* ; 3° les *résections articulaires*.

Le manuel opératoire sera calqué sur celui que nous avons
indiqué à propos des opérations correspondantes pour les
doigts.

On aura recours de préférence à la méthode sous-capsulo-
périostée.

Les incisions cutanées sont des incisions dorso-latérales : on en fait une, quand la lésion pathologique rend le travail de la résection facile ; on en fait deux dans le cas contraire (fig. 116, *ab* et *cd*).

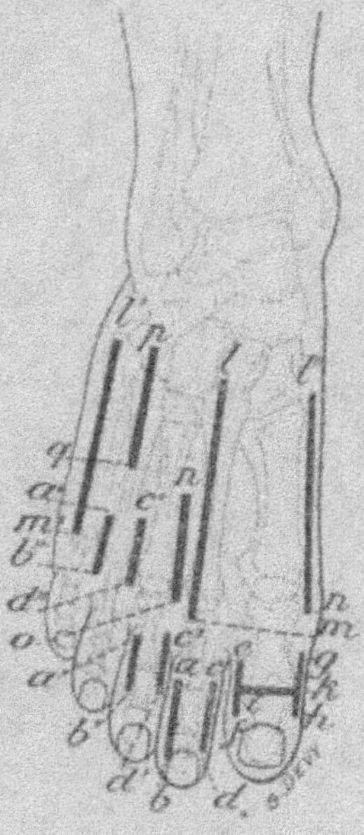

§ 2. — RÉSECTIONS DES MÉTATARSIENS

On distingue : 1° les énucléations complètes ; 2° les résections diaphysaires ; 3° les résections articulaires. Ces opérations sont similaires des opérations correspondantes qui se pratiquent sur les métacarpiens.

Nous indiquerons brièvement le manuel opératoire de l'ablation totale d'un métatarsien.

ABLATION TOTALE D'UN MÉTATARSIEN

1° Opération. — On pratique cette opération en trois temps :

a. *Premier temps : incision des parties molles.* — Incision unique dorsale, faite pour le premier métatarsien sur le bord interne du pied en dedans du long extenseur propre du gros orteil (fig. 116, *l'n'*) pour le cinquième sur le bord externe du pied (fig. 116, *l'm'*), pour les métatarsiens moyens sur l'un ou l'autre côté des tendons extenseurs correspondants (fig. 116, *ln*).

b. *Deuxième temps : dénudation périostique.* — On la fait complète au milieu de l'os ; on la pousse le plus loin possible vers les extrémités.

c. *Troisième temps : section de l'os en son milieu, achèvement de la dénudation et désarticulation.* — On sectionne l'os en son milieu avec la cisaille ; avec un davier on saisit chaque extré-

Fig. 116.
Résection des orteils
et des métatarsiens.

mité sectionnée; on poursuit la dénudation jusqu'à l'extrémité articulaire.

2° Remarque. — Pour les métatarsiens extrêmes (premier et cinquième) on peut se dispenser de sectionner l'os en son milieu, faire la dénudation osseuse et la désarticulation métatarso-phalangienne, puis, saisissant l'os par son extrémité inférieure avec un davier, achever la dénudation périostique et ligamenteuse jusqu'à l'articulation métatarso-tarsienne.

§ 3. — RÉSECTIONS DU TARSE

Ce sont le plus souvent des ablations complètes des os du tarse.

On distingue plusieurs variétés d'opération : 1° l'ablation isolée de l'un des sept os du tarse ; l'ablation simultanée de plusieurs os ou *tarsectomie*.

La tarsectomie est *typique* quand elle intéresse méthodiquement : 1° tout le tarse; 2° le tarse antérieur; 3° le tarse postérieur. Rappelons que le tarse antérieur comprend cinq os : cuboïde, scaphoïde, premier, deuxième et troisième cunéiformes, que le tarse postérieur comprend deux os, l'astragale et le calcanéum.

Il y a donc trois variétés de tarsectomie typique : la tarsectomie totale, la tarsectomie antérieure, la tarsectomie postérieure, suivant qu'on enlève les sept os du tarse, les cinq os de la rangée antérieure ou les deux os de la rangée postérieure.

La tarsectomie est dite *atypique* ou *irrégulière*, quand elle empiète sur les deux rangées, quand elle n'enlève qu'une partie des deux rangées. Exemple : l'ablation simultanée de l'astragale et du scaphoïde, l'ablation simultanée du cuboïde et des trois cunéiformes. Le nombre des variétés de tarsectomie atypique est donc très grand.

A) DE L'ABLATION ISOLÉE DES OS DU TARSE

Nous distinguerons : 1° l'ablation isolée des petits os du tarse, cuboïde, scaphoïde, cunéiformes ; 2° l'ablation du calcanéum. L'ablation de l'astragale sera étudiée à propos de la résection tibio-tarsienne.

1° *Ablation isolée des petits os du tarse.*

L'ablation isolée des petits os du tarse est assez rarement pratiquée ; nous ne décrirons pas une à une chacune de ces opérations. En pratiquant l'ablation simultanée des os du tarse antérieur, opération ci-dessous décrite (p. 335), on verra quelles sont les incisions qui conviennent à ces extirpations et on apprendra à isoler ces os les uns des autres.

L'ablation de l'astragale, au contraire, est une opération fréquemment pratiquée, mais cette ablation est tellement liée à la résection de l'articulation tibio-tarsienne, articulation dont cet os fait partie par une de ces faces articulaires, qu'il est préférable de décrire cette opération au moment où on s'occupe de la résection tibio-tarsienne.

Il nous restera à étudier comme ablation isolée des os du tarse l'ablation du calcanéum.

2° *De la résection du calcanéum.*

Nous décrirons l'ablation totale de l'os ; l'opération est longue et laborieuse.

1° Données anatomiques. — Le calcanéum s'articule en avant avec le cuboïde, en haut avec l'astragale par deux articulations séparées par une rainure dans laquelle s'insère le fort ligament interosseux (voir p. 231). De ses six faces, deux sont donc articulaires. Sa face externe sous-cutanée est croisée obliquement de haut en bas et d'arrière en avant par les tendons péroniers et leurs gaines.

Sa face inférieure est en rapport avec les chairs de la face plantaire assez épaisses.

Sa face postérieure est en rapport avec le tendon d'Achille, qui s'insère sur la partie inférieure de cette face postérieure, dont il est séparé par une bourse séreuse.

Sa face interne présente la gouttière calcanéenne en rapport avec les tendons fléchisseurs, avec le tendon du jambier postérieur, avec l'important paquet vasculo-nerveux.

En raison de ces rapports, l'ablation du calcanéum est une opération délicate.

2° Choix du procédé. — Sauf contre-indication, on aura recours à la méthode sous-périostée, qui permet le mieux de respecter les tendons et le paquet vasculo-nerveux.

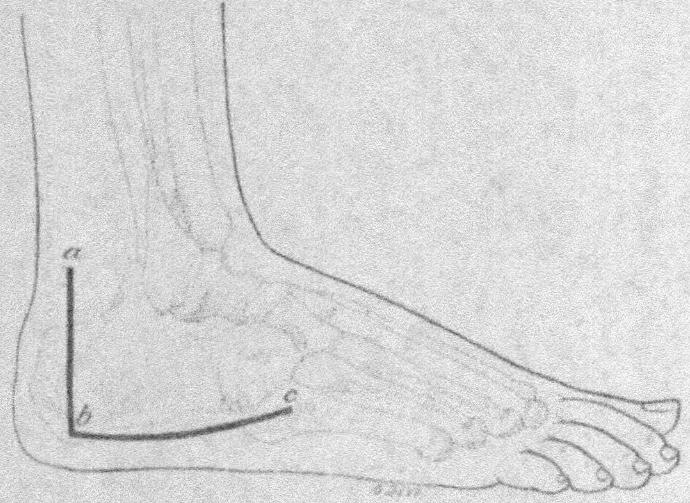

Fig. 117.
Résection du calcanéum. Incision d'Ollier.

Il paraît naturel d'aborder le calcanéum par sa face externe la plus superficielle et la moins exposée. Des incisions proposées la meilleure est l'incision en ⌐ d'Ollier, que nous décrirons (fig. 117). Toutefois, sur le cadavre, en l'absence d'épaississement périostique, l'opération est difficile, et les débutants peuvent avantageusement, suivant le conseil de Farabeuf, prolonger la portion horizontale de l'incision en arrière, suivant le contour du talon (118, db).

3° Attitude du sujet, des aides, du chirurgien. — Le sujet
est couché sur le côté sain ; le pied opéré est tenu par un aide
qui en présente d'abord la face externe à l'opérateur pour l'incision et plus tard modifiera la position suivant le moment. Le

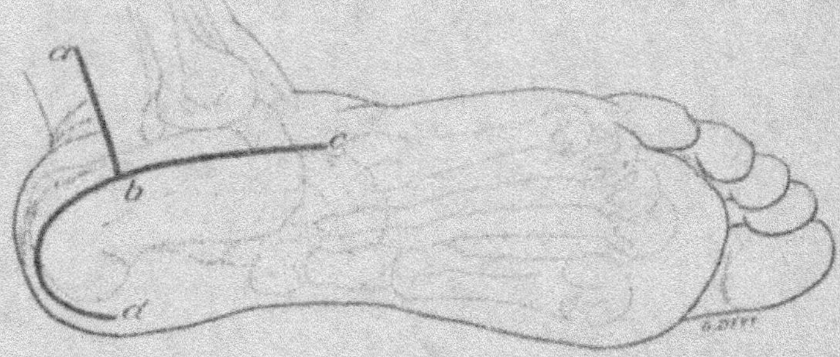

Fig. 118.
Résection du calcanéum. Incision de Farabeuf.

pied doit être laissé libre (Farabeuf) et la jambe appuyée par
sa face interne sur un billot. L'opérateur se place en dehors.

4° Opération. — Elle se fait en trois temps :

a. *Premier temps : incision des parties molles.* — OLLIER décrit
de la façon suivante l'incision qui porte son nom : « Cette incision a une forme coudée : elle comprend une portion verticale (fig. 117, *ab*) et une portion horizontale (fig. 117, *bc*) :
la portion verticale suit le bord externe du tendon d'Achille,
la portion horizontale le bord externe du pied. On la commence le long du bord externe du tendon, au moins à 3 centimètres au-dessus du niveau de la pointe de la malléole
externe. On la dirige en bas jusqu'au-dessous de la tubérosité
externe du calcanéum ; le bistouri change alors de direction,
et suit le bord externe du pied, jusque sur la face supérieure de l'apophyse postérieure du cinquième métatarsien.
Cette partie de l'incision se dirige un peu en haut, afin de correspondre au bord supérieur de l'abducteur du petit
orteil.

L'incision cutanée étant tracée, et les limites du tendon

d'Achille et de la masse musculaire plantaire étant reconnues par la vue et le toucher, on incise jusqu'à l'os, allant avec prudence en avant, pour ne pas couper les tendons des péroniers.

b. *Deuxième temps ; incision de la gaine périostique.* — Sur toute l'étendue de l'incision.

c. *Troisième temps : dénudation de l'os et section des ligaments interosseux.* — On dénude d'abord la face externe du calcanéum. On commence par ruginer de bas en haut et d'arrière en avant, à partir de l'incision périostique ; de façon à relever le lambeau triangulaire antérieur que l'on fait écarter et qui contient dans son épaisseur les tendons des péroniers dont il faut ménager les gaines autant que possible. On prolonge la dénudation en avant sur la grande apophyse jusqu'à l'articulation, calcanéo-cuboïdienne que l'on ouvre.

On se porte alors en arrière de l'incision sur la face externe de l'os qu'on dénude. Puis on se porte à la face postérieure dont on détache l'implantation du tendon d'Achille qu'on fait écarter en dedans. On peut alors dénuder successivement la face inférieure du calcanéum et le tiers postérieur de sa face interne.

A ce moment, on interrompt la dénudation périostique pour couper avec un bistouri à lame étroite le ligament interosseux comme dans la désarticulation sous-astragalienne. Il reste à sectionner le ligament calcanéo-scaphoïdien et à dénuder la partie antérieure de la face interne du calcanéum. Pour y arriver on saisit avec le davier la grande apophyse du calcanéum de haut en bas, on la porte en bas, en dehors, en même temps qu'on lui imprime un mouvement de rotation, de façon à faire bâiller l'articulation sous-astragalienne, ce qui permet de détacher avec la rugine le ligament en Y. Renversant l'os de façon que sa face interne tende à devenir supérieure, et faisant écarter fortement en dedans la peau de la plante et du talon, on arrive à porter la rugine sur la face interne et à en achever la dénudation.

Dans ce dernier temps il faut aller très prudemment au niveau de la rainure passant par les tendons internes et les

vaisseaux afin de ne pas la blesser par des échappées de la
rugine.

B) De l'ablation simultanée de plusieurs os du tarse (tarsectomie).

Nous indiquerons le manuel opératoire des trois tarsectomies typiques, régulières, à savoir : 1° la tarsectomie postérieure comprenant l'ablation de l'astragale et du calcanéum ; 2° la tarsectomie antérieure comprenant l'ablation du cuboïde, du scaphoïde et des trois cunéiformes ; 3° la tarsectomie totale.

I° Tarsectomie postérieure.

1° Variétés. — Trois cas peuvent se présenter :

a. *Premier cas.* — Ou on entreprend l'opération dans le but arrêté à l'avance d'enlever les deux os. Alors on commence l'opération par l'ablation du calcanéum pratiquée comme nous l'avons décrite ci-dessus (p. 330).

Ensuite, par la plaie opératoire, on fait l'ablation de l'astragale, ce qui ne présente aucune difficulté.

b. *Deuxième cas.* — Ou on a extirpé le calcanéum, et on se trouve en présence d'un astragale malade à enlever. On rentre dans le cas précédent.

c. *Troisième cas.* — Ou on a commencé par l'ablation de l'astragale et on trouve le calcanéum malade. Dans ce cas, on ne peut se servir pour extirper le calcanéum de la plaie opératoire de la résection de l'astragale. Il faut, pour pratiquer l'extirpation du calcanéum, avoir recours à l'incision latérale externe comme dans la résection isolée de cet os.

Nous aurons simplement à indiquer comment on enlève l'astragale dans les deux premiers cas après avoir extirpé le calcanéum.

2° Opération : procédé pour l'ablation de l'astragale après l'extraction du calcanéum. — Le calcanéum extrait, on aborde l'astragale par sa partie postérieure, où l'on détache l'insertion du ligament péronéo-astragalien postérieur ; puis, sur la face externe, on détache le ligament péronéo-astragalien externe. L'articulation tibio-tarsienne étant ouverte, on saisit l'astragale avec un davier, on l'abaisse et on le renverse en dehors, ce qui permet de détacher en dedans les insertions du ligament deltoïdien, puis de dénuder le col et d'arriver sur l'articulation astragalo-scaphoïdienne.

2° *Tarsectomie antérieure totale*.

Elle consiste à enlever simultanément les cinq os compris entre les interlignes de Chopart et de Lisfranc, à savoir : cuboïde, scaphoïde, premier, deuxième et troisième cunéiformes.

La tarsectomie antérieure peut être partielle, tout en restant typique. A cet égard on distingue une tarsectomie partielle antéro-externe (dans laquelle on enlève le seul cuboïde), une tarsectomie partielle antéro-interne (dans laquelle on enlève les quatre autres os du tarse antérieur).

1° Données anatomiques. — On peut considérer le tarse antérieur comme composé de deux massifs osseux : l'un, externe, constitué par le seul cuboïde, articulé en arrière avec le calcanéum, en avant avec les deux derniers cunéiformes ; l'autre, interne, constitué par quatre os, disposé en deux rangées, en arrière le scaphoïde, en avant la rangée des trois cunéiformes articulés chacun avec la face postérieure d'un métatarsien. Tous ces os sont reliés entre eux par des ligaments qui, en continuité avec le périoste des faces dorsale et plantaire, forment une sorte de gaine ostéo-périostique commune, de l'intérieur de laquelle il est possible de les extirper par des incisions convenables, tout en lui laissant une certaine continuité.

2° Choix du procédé. — La tarsectomie antérieure peut être exécutée par deux ordres d'incisions de direction tout à fait opposée : 1° une série d'incisions longitudinales sur le dos et les faces latérales du pied, de façon à respecter nerfs et tendons (MICHEL, OLLIER) ; 2° une incision dorsale transversale réunissant les extrémités postérieures des premier et cinquième métatarsiens, intéressant toutes les parties molles, nerfs, tendons, jusqu'au squelette avec deux incisions longitudinales partant des extrémités de la première le long des bords interne et externe du pied et délimitant avec elle un lambeau qu'on dissèque d'avant en arrière et qu'on relève de façon à découvrir largement le massif osseux qu'on résèque d'une façon plus ou moins régulière, suivant l'étendue des lésions.

Le premier procédé donne évidemment les meilleurs résultats orthopédiques et fonctionnels ; c'est la vraie opération de résection : il s'associe à l'application de la méthode sous-périostée. Le deuxième procédé convient au cas de lésions osseuses et périphériques très avancées, où il faut faire de larges sacrifices, et où on espère, au moins au point de vue moral, obtenir un meilleur résultat que par le sacrifice de l'avant-pied.

Nous décrirons en détail le procédé à incisions longitudinales, tel qu'il a été décrit par OLLIER.

3° **Opération**. — Elle se pratique en trois temps :

a. *Premier temps ; incision de la peau et des parties molles.* — OLLIER conseille de faire sur le dos et sur les bords latéraux du pied quatre incisions de 5 à 6 centimètres de longueur : *a*, la *première* (fig. 119 *ab*), sur le bord interne du pied, du tubercule du scaphoïde à un peu en avant de l'articulation cunéo-métatarsienne ; elle passe profondément entre le jambier postérieur et le jambier antérieur, en suivant le muscle abducteur du gros orteil ; *b*, la *deuxième* (*cd*), sur le bord externe du tendon extenseur du gros orteil ; elle répond au bord externe du premier cunéiforme ; *c*, la *troisième* (*ef*), qui correspond à l'articulation du cuboïde avec le troisième cunéiforme, passe entre le quatrième et le cinquième ou entre le troisième et le quatrième tendon de l'extenseur commun ; *d*, la *quatrième* (*gh*) sur le bord externe du pied, déborde en arrière et en avant le cuboïde et suit le bord supérieur du tendon court péronier latéral.

b. *Deuxième temps : incision de la gaine.* — Chacune des incisions précédentes est suivie immédiatement de l'incision de la gaine périostéo-capsulaire.

c. *Troisième temps : dénudation et extraction successives des os.* — On le fait dans l'ordre suivant. Par l'incision interne, on dénude le premier cunéiforme, et on commence la dénudation du scaphoïde. Par la deuxième incision, on achève la dénudation et la libération de ces deux os, qu'on extrait alors par la première. On dénude et dégage le deuxième cunéiforme par les deuxième et troisième incision et on l'extrait. On passe ensuite à la quatrième incision et au cuboïde. On termine par la troisième incision et le troisième cunéiforme.

3° De la tarsectomie totale.

Elle consiste à extirper les sept os du tarse. Nous indiquerons brièvement le manuel opératoire, qui est calqué sur celui de la tarsectomie postérieure, lequel diffère à peine de l'ablation du calcanéum, en vertu de la maxime : « Là où le calcanéum a passé, les autres os du tarse passeront après lui. »

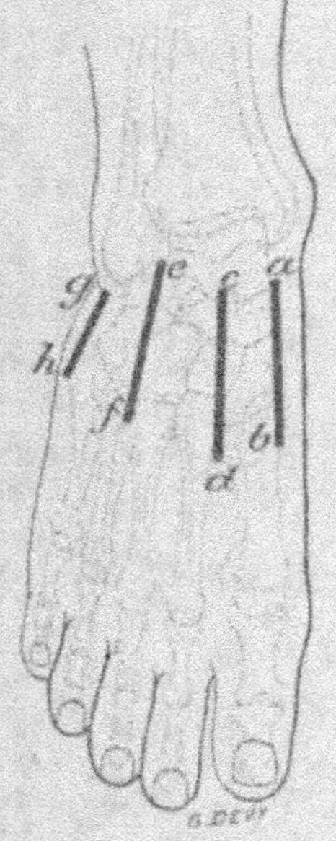

Fig. 119.
Tarsectomie antérieure
totale.

Opération — Cette opération se résume en deux temps bien distincts :

a. *Premier temps : incision de la peau et des parties molles.* — Incision latérale externe coudée de la résection du calcanéum prolongée en haut et en arrière à 25 millimètres au-dessus de la base de la malléole péronière en bas et en avant au delà de l'articulation du cuboïde avec le cinquième métatarsien.

b. *Deuxième temps : extraction des os.* — Bien entendu, par la méthode sous-périostée. On extrait successivement : 1° le calcanéum ; 2° l'astragale (voir p. 334) ; 3° le scaphoïde ; 4° le cuboïde ; 5° les trois cunéiformes de dehors en dedans.

§ 4. — RÉSECTION DE L'ARTICULATION TIBIO-TARSIENNE

1° Division — On distingue trois variétés : 1° la résection *totale*, dans laquelle on enlève la mortaise tibio-péronière et l'astragale en partie ou en totalité ; 2° la résection *semi-articulaire supérieure*, dans laquelle l'opération ne se porte que sur les os de la jambe ; 3° la résection *semi-articulaire inférieure*, qui n'est autre chose que l'ablation isolée de l'astragale.

2° Remarque. — Quelques cas pathologiques ne comportent que la résection des os de la jambe, par exemple certaines fractures malléolaires avec issue des fragments ; quelques cas pathologiques ne comportent que l'extirpation de l'astragale, par exemple fractures et luxations de l'astragale, pied-bots, lésion tuberculeuse limitée à l'astragale. Les résections semi-articulaires constituent donc des opérations bien distinctes.

Quant à la résection totale typique, elle est rarement indiquée. Dans les lésions tuberculeuses, où le plus souvent l'indication se pose, on pourra ordinairement résoudre la question par l'ablation régulière de l'astragale suivie d'une opération atypique (évidemment, résection partielle) sur la mortaise ou les malléoles. Au contraire, les opérations de résection typique, consistant en résection du plateau et résection de la surface articulaire de l'astragale, doivent, sauf rares exceptions, céder le pas à celles que nous avons précédemment indiquées. C'est là un fait qui a été mis bien en évidence par OLLIER et une vérité devant laquelle s'inclinent tous ceux qui ont été les témoins de sa pratique et qui l'ont imitée.

A) ABLATION ISOLÉE DE L'ASTRAGALE

1° Données anatomiques. — L'astragale est maintenu dans la mortaise tibio-péronière et par son enclavement et par des

ligaments qui sont en dehors les ligaments péronéo-astraga-
liens antérieur et postérieur, en dedans par le ligament deltoïdien : les fibres postérieures de ces ligaments sont difficiles à
atteindre. Périphériquement sont les fibres ligamenteuses qui
vont au calcanéum : elles ne doivent pas être désinsérées.

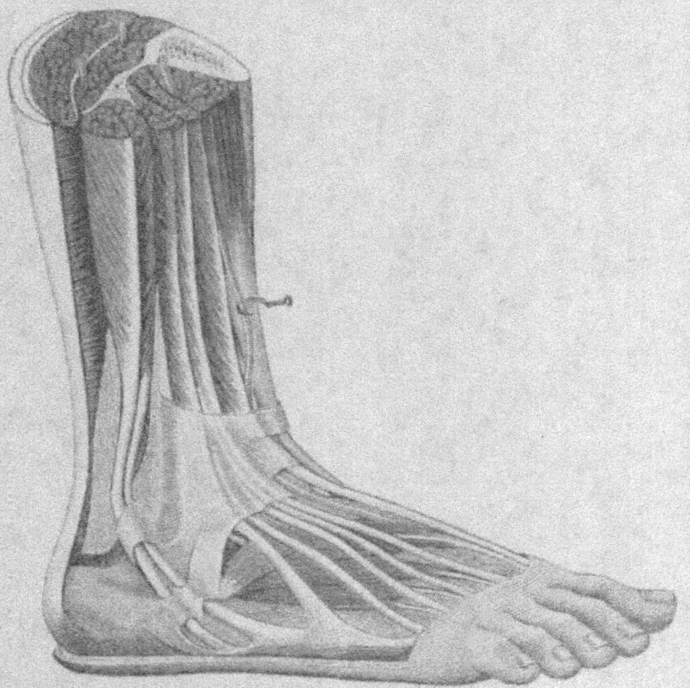

Fig. 120.

L'articulation tibio-tarsienne vue par sa face externe.

Il repose sur le calcanéum par deux surfaces articulaires
entre lesquelles est une gouttière qu'occupe le fort ligament
interosseux.

Son articulation antérieure est en arrière du tubercule scaphoïdien facile à sentir.

Le bord antérieur de la mortaise est à 3 centimètres et demi

au-dessus de la pointe de la malléole externe ; son bord postérieur est à 7 millimètres au-dessous du bord antérieur.

Pour opérer la dénudation, on utilise l'espace compris en
dehors entre les péroniers latéraux et le péronier antérieur ;
on rencontre sur son chemin le pédieux au-dessus duquel on
passe. En dedans, on aborde l'os par l'espace compris entre
le jambier antérieur et les tendons jambier postérieur et fléchisseurs.

2° **Opération**. — Elle s'exécute en deux temps :

a. *Premier temps : incisions de la peau et des parties molles.*
— On fait à la peau quatre incisions : deux incisions principales destinées à la libération, à la dénudation et à l'extrac-

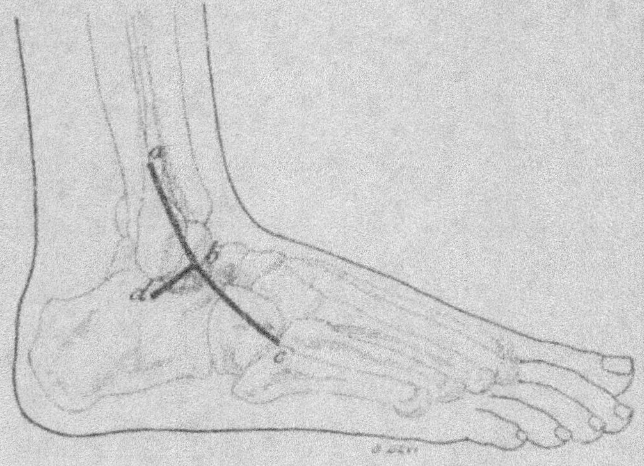

Fig. 121.
Ablation de l'astragale : incision antéro-externe.

tion ; deux incisions accessoires, dites de décharge, destinées
au drainage. Des deux incisions principales, l'une est antéro-
externe, l'autre antéro-interne.

L'*incision antéro-externe* (fig. 121) (par laquelle se fera
l'extraction) est à son origine à la jambe, au-devant du péroné :

elle commence à 6 centimètres au-dessus de la pointe de la malléole externe sur le bord antérieur du péroné et descend le long de ce bord, en arrière du tendon péronier antérieur (fig. 121, *ab*), jusqu'à l'interligne tibio-tarsien (35 millimètres de la pointe du péroné). Là, elle change de direction et se porte sur le dos du pied jusqu'à l'interligne de Lisfranc suivant une ligne se dirigeant vers la commissure du quatrième et du cinquième orteil (*bc*). De cette incision se détache une petite incision perpendiculaire menée à 1 centimètre en avant du bord antérieur de la malléole péronière dans la direction du talon (longue de 36 millimètres en moyenne) (fig. 121, *bd*).

Dans la section des parties sous-cutanées, on évitera dans la portion antérieure de l'incision dorsale le tendon du péronier antérieur qu'on récline au besoin en dedans ; dans l'incision perpendiculaire, le tendon du court péronier latéral jusque auquel elle doit s'étendre sans l'intéresser ; dans la portion moyenne de l'incision dorsale le muscle pédieux qui gêne pour atteindre le col de l'astragale et qu'on réclinera en dehors.

Plus profondément on ouvrira l'articulation péronéo-tibiale la péronéo-astragalienne et, par la portion verticale, l'astragalo-scaphoïdienne.

La *deuxième incision antéro-interne* est à peu près symétrique à la précédente, mais moins longue. Elle commence à 3 centimètres au-dessus du bord inférieur de la malléole interne, suit ce bord (fig. 122, *ac*), puis se prolonge sur le dos du pied un peu au delà de l'articulation scaphoïdo-astragalienne (fig. 122, *cb*) sans dépasser le jambier antérieur ; du point où l'incision précédente répond au bord inférieur de la malléole interne, on fait partir une courte incision perpendiculaire suivant le bord inférieur de la malléole jusqu'en son milieu (fig. 122, *cd*).

Les incisions de décharge sont faites symétriquement en arrière sur les côtés du tendon d'Achille à distance égale de ce tendon et du péroné ou du tibia suivant que l'incision est l'externe ou l'interne. De 5 centimètres elle répond par son milieu à l'interligne. Dans la profondeur, l'interne rejoint le cul-de-sac synovial en arrière des tendons fléchisseurs, l'externe en arrière de ces muscles, sauf les cas où il existe des fistules un peu différemment situées. Pour simplifier l'établissement des incisions de décharges, j'ai l'habitude de limiter l'incision à la peau et à l'aponévrose, je fais l'ouverture articulaire en enfonçant le dilatateur-gouttière de Léon Tarier,

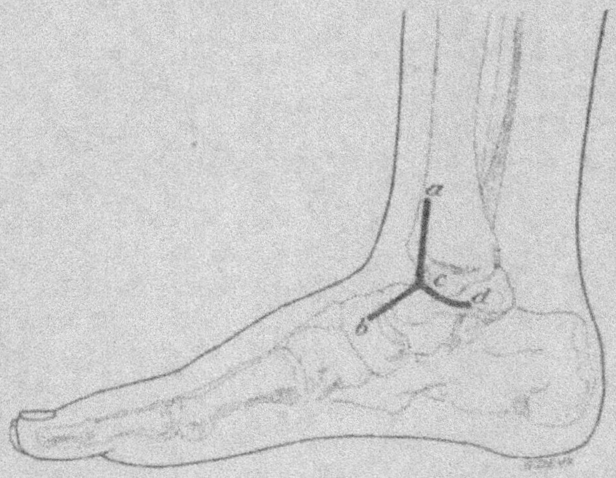

Fig. 122.
Ablation de l'astragale. Incision antéro-interne.

b. *Deuxième temps : dénudation et section du ligament inter-osseux. Extraction de l'os.* — On dénude d'abord la face externe de l'astragale et l'on désinsère les ligaments péronéo-astragalien antérieur et postérieur et astragalo-calcanéen externe. On se porte ensuite en avant et on dénude jusqu'à ce qu'on ait ouvert l'articulation astragalo-scaphoïdienne. On achève le travail par l'incision externe en coupant au bistouri boutonné ou au détache-tendon le ligament interosseux.

On passe alors à l'incision interne : on dénude d'abord en arrière sous la malléole les insertions du ligament deltoïdien. En avant on dénude le col et la tête de l'astragale. L'extraction

se fait par l'incision antéro-externe ; l'os est saisi avec un
davier par son col de haut en bas et arraché.

B. RÉSECTION DE LA MORTAISE TIBIO-PÉRONIÈRE

Opération. — On réséque d'abord l'extrémité inférieure du
péroné, puis l'extrémité inférieure du tibia.

1° *Résection de l'extrémité inférieure du péroné*.

a. *Premier temps : section des parties molles*. — Incision de

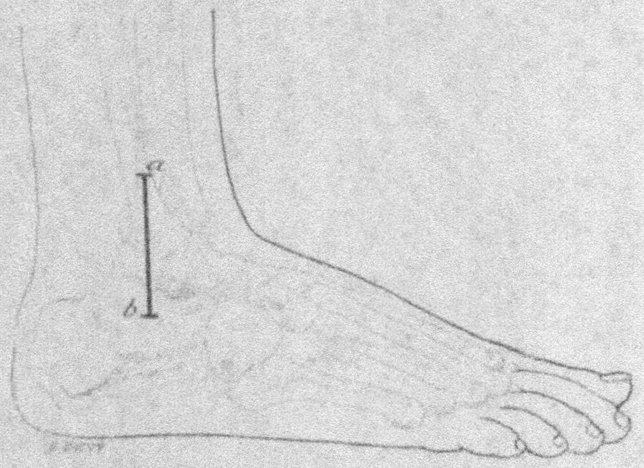

Fig. 123.
Résection de l'extrémité inférieure du péroné.

8 centimètres commençant à 1 centimètre au-dessous de la malléole, parallèlement au péroné et à sa face externe (fig. 123, *ab*).
b. *Deuxième temps : dénudation et section*. — On dénude la
face externe de la malléole et le corps de l'os sur tout son
contour vers l'extrémité supérieure de la plaie ; à cette extrémité même on a dû pratiquer une incision horizontale du
périoste pour faciliter le décollement.
On sectionne l'os avec le ciseau, la cisaille ou une petite scie.

Puis saisissant l'extrémité de l'os près de la section avec un
davier, on la luxe en dehors à mesure qu'on achève la dénudation en dedans jusqu'à la pointe de la malléole.

2° Résection de l'extrémité inférieure du tibia

a. *Premier temps : section des parties molles.* — Incision de
8 centimètres commençant à un centimètre au-dessous de la
malléole, parallèlement au tibia, à la jonction du tiers postérieur et des deux tiers antérieurs de l'os (fig. 124, *ab*). On faci-

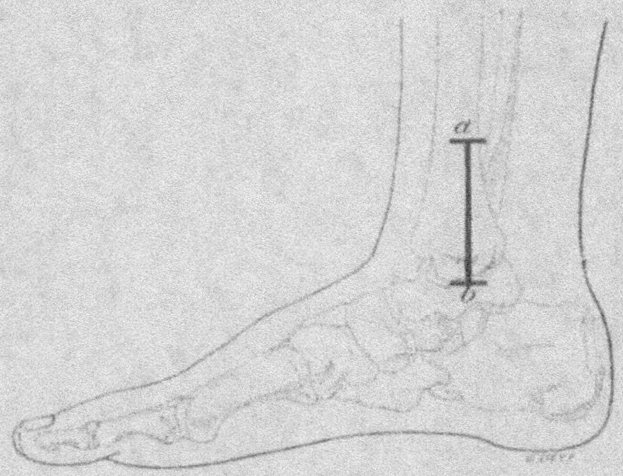

Fig. 124
Résection de l'extrémité inférieure du tibia

lite l'opération en faisant à l'extrémité inférieure de l'incision
une petite incision transversale répondant au bord inférieur
de la malléole.

b. *Deuxième temps : dénudation et section.* — Au point où
doit porter la scie, inciser transversalement le périoste sur la
face interne. Dénuder autant que le permet l'écartement des
parties molles.

L'os peut être sectionné de deux façons : ou bien après
luxation de l'extrémité inférieure par la plaie interne, on ren-

verse fortement le pied en dehors, ce qui permet de porter le
trait de scie au point convenable sans blesser les parties molles;
ou bien l'os reste en place, on le coupe au ciseau; puis, saisissant l'extrémité supérieure avec le davier, on luxe en dehors
pendant qu'avec la rugine on détruit les dernières adhérences
périostiques et ligamenteuses.

C) RÉSECTION TIBIO-TARSIENNE TOTALE

On commencera par la résection de l'extrémité inférieure de
la jambe suivant le procédé ci-dessus décrit. Puis on procédera
à l'extirpation de l'astragale qui nécessitera une incision
externe sur le dos du pied. Cette incision correspondra à la
partie pédieuse de l'incision latéro-externe de l'ablation de
l'astragale. On pourrait étendre dans ce sens l'incision qui a
servi à l'extraction de la malléole péronière. Il est préférable
de la reporter à un travers de doigt plus en avant, en la
commençant en haut au niveau où finit l'incision verticale.
En dedans, on se servira de l'incision déjà faite pour dénuder
la face interne de l'astragale. On extrait l'os par l'incision dorsale externe.

§ 5. — RÉSECTION OSTÉO-PLASTIQUE DU PIED DE WLADIMIROFF-MIKULICZ

C'est une opération qui consiste en une résection de l'extrémité inférieure des os de la jambe, de tout le tarse postérieur
et quelquefois d'une partie du tarse antérieur, après quoi (et
c'est en cela qu'elle diffère des tarsectomies proprement dites)
on rapproche la surface squelettique du pied de la surface de
section des os de la jambe par une forte extension du pied, de
sorte que le sujet marche sur la face plantaire des orteils et
devient pour ainsi dire digitigrade. On a rangé cette opération
tantôt parmi les amputations, tantôt parmi les résections. On
lui a contesté la qualité de résection sous prétexte que l'avant-
pied conservé serait un moignon d'un nouveau genre et ne
conserverait plus les apparences d'un segment de membre (?).

Elle nous paraît devoir être placée dans le cadre des résections extra-articulaires, avec ablation large des parties molles.

1° Choix du procédé. — Ce qui caractérise le procédé primitif de WLADIMIROFF et de MIKULICZ, c'est l'ablation large des parties molles dans la demi-circonférence postérieure du membre, si bien qu'il ne reste qu'une artère antérieure, la pédieuse, pour nourrir l'avant-pied.

La préoccupation d'assurer une plus riche vascularisation où l'avant-pied a conduit JABOULAY et LAGUAITE à imaginer un nouveau type d'opération dans lequel on conserve à la partie interne du cou-de-pied une plus grande partie de parties molles et le paquet vasculo-nerveux tibial postérieur.

Enfin OLLIER a décrit un procédé qui consiste à enlever les mêmes portions squelettiques par une incision médiane postérieure, en conservant, si c'est possible, toutes les parties molles.

Nous décrirons le procédé primitif, qui a certainement les inconvénients d'une vascularisation et d'une innervation pauvres, mais qui répond, en clinique, à des cas où les autres procédés ne pourraient être utilisés, cas qui sont précisément ceux où le principe de l'opération mérite le mieux d'être appliqué : ce sont ceux où les parties molles manquent ou sont malades dans la région du talon.

2° Attitude du sujet, des aides, du chirurgien. — Le pied déborde la table. Un aide fixe la jambe. L'opérateur se place au pied du sujet.

3° Opération. — Cette opération s'exécute en quatre temps :

a. *Premier temps : section de la peau*. — L'incision a dans son ensemble la forme d'un quadrilatère. Elle se décompose en quatre incisions : 1° incision *plantaire en étrier*, transversale allant du bord externe au bord interne du pied, et passant un peu en avant du tubercule du scaphoïde ; 2° incision *latérale interne*, partant de l'extrémité interne de la précédente, suivant le bord interne du pied jusqu'au bord postérieur de la malléole interne, puis se recourbant en haut dans l'axe de la jambe et remontant suivant le bord postérieur de la malléole jusqu'à une hauteur variable (suivant la lésion), soit 6 centimètres ; 3° incision *latérale externe* (fig. 125, *abc*), symétrique à la précédente, relativement au bord externe du pied et au péroné ; 4° incision *jambière transversale*, réunissant à la face

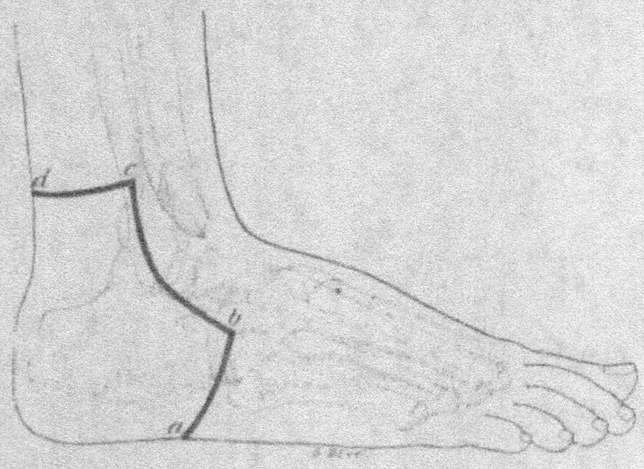

Fig. 125.
Résection ostéoplastique du pied, de Wladimiroff-Mikulicz.

postérieure de la jambe les extrémités supérieures des deux incisions précédentes (fig. 125, *de*).

b. *Deuxième temps : section du tissu cellulaire sous-cutané.* — Repasser dans les incisions précédentes.

c. *Troisième temps : section des muscles et des tendons.* — Sur toute l'étendue de l'incision, couper muscles et tendons jusqu'au squelette. Puis à partir de l'incision transversale jambière disséquer de haut en bas les parties molles jusqu'à l'interligne tibio-tarsien.

d. *Quatrième temps : désarticulation et section des os.* — Le pied fléchi, on ouvre par derrière l'articulation tibio-tarsienne et on désarticule de façon à pouvoir sur la face antérieure du squelette disséquer les parties molles sur la face antérieure du calcanéum et de l'astragale. Arrivé par cette dissection à l'interligne de Chopart, on désarticule dans les jointures calcanéo-cuboïdienne et astragalo-scaphoïdienne.

On isole la face antérieure des os de la jambe et on les scie à 3 centimètres au-dessus de la mortaise. On termine par la section verticale des surfaces articulaires postérieures du scaphoïde et du cuboïde.

§ 6. — RÉSECTION DU GENOU

1° Données anatomiques. — Trois os font partie de cette articulation. La rotule a son bord inférieur au niveau de l'interligne articulaire. L'extrémité inférieure du fémur est en grande partie cartilagineuse ; le périoste ne se rencontre que sur les faces latérales des condyles, où il est en continuité avec les ligaments latéraux. Les ménisques intra-articulaires s'insèrent sur le tibia par leurs extrémités et en sont séparées dans le reste de leur étendue par deux petites synoviales. L'articulation péronéo-tibiale est à 15 millimètres au-dessous de l'interligne articulaire.

Les ligaments latéraux s'insèrent en arrière du grand diamètre transversal de l'articulation. La capsule est constituée en avant par l'aponévrose fémorale et les expansions latérales du triceps qui s'étendent sur les côtés ; elle est constituée sur les côtés par les ligaments latéraux et en arrière par le ligament postérieur ; la synoviale est peu adhérente et se laisse détacher.

Il est important de rappeler la disposition des cartilages juxta-épiphysaires et le grand rôle qu'ils jouent dans l'accroissement du membre inférieur. De leur disposition il résulte (OLLIER) que, à quatre ans, on ne peut scier plus de 15 millimètres de fémur au-dessus du plan bicondylien, et on ne peut jamais en enlever plus de 30 à 35 millimètres, quelle que soit la taille du sujet, sans intéresser le cartilage de conjugaison, et même, comme il décrit une courbe à concavité inférieure, il est prudent de réduire ces mensurations de 5 millimètres. La hauteur de l'épiphyse est encore moindre au tibia, elle ne dépasse pas un centimètre et demi chez un sujet sur le point d'arriver au terme de sa croissance. L'ossification se fait vers la vingtième année et même plus tard.

2° Opération. — Nous décrirons le procédé opératoire par la méthode *sous-capsulo-périostée* (OLLIER).

a. *Premier temps : incision de la peau et des parties molles.* — On fait à la face antérieure du genou une incision en **H**, dont la branche horizontale, de 3 centimètres de longueur environ (fig. 126, *ab*), passe au-dessous de la rotule. Aux extrémités de cette incision, on fait deux incisions verticales de 10 centimètres environ, dont 7 pour la portion répondant à la cuisse (fig. 126, *ac* et *be*) et 3 pour la portion répondant à la jambe (fig. 126, *ad* et *bf*). Ces incisions sont conduites dans la profondeur jusqu'aux os et à la cavité articulaire.

On fait de plus, pour le drainage, deux incisions verticales

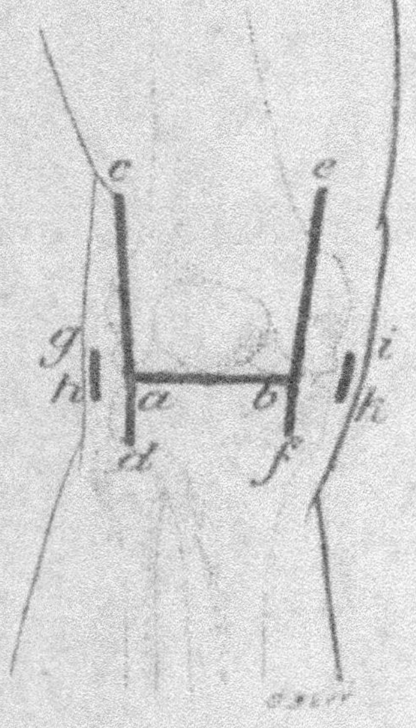

Fig. 126.
Résection du genou.
Incision en H.

de 4 centimètres, dites de décharge au niveau des condyles fémoraux, l'une externe au-devant du tendon du biceps (*gh*), l'autre interne entre les muscles de la patte d'oie (*ik*). Je conseille de les conduire jusqu'à l'aponévrose. Après la résection, on pénétrera dans l'articulation au moyen du dilatateur gouttière de TARNIER.

b. *Deuxième temps : ablation de la rotule, dénudation et section des extrémités du fémur et du tibia.* — On pratique d'abord l'ablation de la rotule. Pour cela le lambeau quadrilatère étant

relevé, on circonscrit au bistouri sa surface cartilagineuse ;
puis on dénude la face antérieure de son revêtement fibro-
périostique en allant de bas en haut ; dès qu'on le peut, il est
bon de faire fixer la rotule au moyen d'un davier qu'on confie
à un aide.

A ce moment on fait fléchir la jambe sur la cuisse et on
passe au fémur qu'on cherche à luxer pour le scier ; mais
auparavant on coupe au bistouri les insertions fémorales du
ligament croisé. Puis on détache le périoste de la face externe
des condyles jusqu'au niveau de la future section osseuse, au
niveau de laquelle on incise le périoste transversalement au-
dessus du rebord cartilagineux de la poulie articulaire. Alors
on luxe le fémur et on le scie dans un plan horizontal après
l'avoir fixé par un de ses condyles saisi transversalement avec
un davier.

On aborde ensuite le tibia ; on cerne le plateau par une
incision périostique au voisinage de la surface articulaire, au-
dessous des ménisques intra-articulaires, et à partir de cette
incision on fait un décollement périostique sur une hauteur de
15 millimètres. Le plateau étant alors saisi d'avant en arrière
au moyen d'un davier, on le scie d'arrière en avant dans un
plan horizontal.

§ 7. — RÉSECTION DE LA HANCHE

1° Variétés. — Suivant que l'on réséque une hauteur plus
ou moins grande du fémur, on distingue trois variétés d'opération : 1° la résection de la tête articulaire, dite décapitation ; 2° la résection de la tête et du col, résection à la base
du col ; 3° la résection sous-trochantérienne, dans laquelle la
section, transversale, porte sur la diaphyse au-dessous de l'insertion du col fémoral.

2° Choix du procédé. — On s'attache dans les procédés
actuels à respecter les insertions musculaires : aussi doit-on
rejeter les incisions transversales qui, si elles donnent beaucoup
de jour, imposent le sacrifice des muscles. On cherche à faire

des incisions intermusculaires ou interfasciculaires, lesquelles se rapprocheront plutôt de la verticale.

On choisit le plus souvent la voie latérale, trochantérienne, qui donne beaucoup de jour, permet d'extirper non seulement la tête, mais encore le col, le grand trochanter.

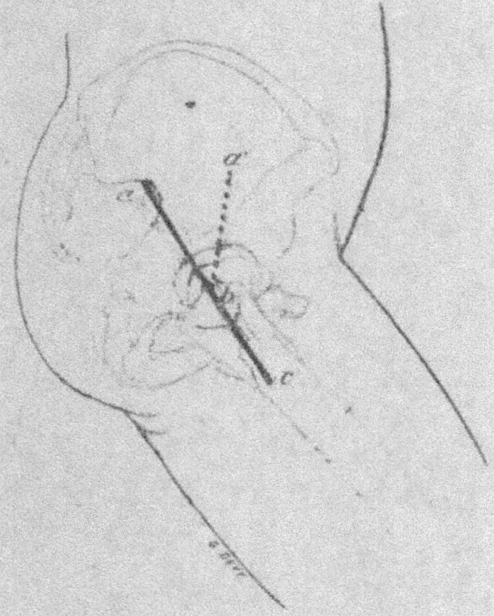

Fig. 127.

Résection de la hanche : procédé à incision latérale externe.

Une incision à la face externe du grand trochanter (fig. 127, *bc*), parallèle à la direction de l'os, permet d'arriver sur le segment de l'os : elle est prolongée en haut par une incision fessière passant à travers les muscles pelvi-trochantériens. Cette incision peut être portée en avant vers l'épine iliaque antéro-supérieure (fig. 126, *a'b*) : elle respecte le grand fessier en passant au-devant de lui (OLLIER). Elle peut être dirigée au contraire, en arrière vers l'épine iliaque postéro-supérieure (fig. 127, *ab*) ;

cette dernière incision, dite de Langenbeck, qui donne un bon écoulement et aborde le col dans une situation moins profonde, peut être considérée comme le plus souvent indiquée ; c'est elle que nous décrirons en premier lieu.

Nous donnerons ensuite un procédé qui consiste à aborder l'articulation par la voie antérieure, et qui convient au cas où il existe des fistules antérieures et où on a à pratiquer une simple décapitation.

A) Procédé a incision latérale externe

1° Données anatomiques. — Les muscles pelvi-trochantériens sont importants à connaître au point de vue de la résection. Nous avons d'abord le muscle grand fessier, qui, par son bord postéro-inférieur, répond au pli de la fesse, et, par son bord antérieur, répond à une ligne allant de la partie postérieure du grand trochanter à égale distance des deux épines iliaques antéro-supérieure et postéro-supérieure. C'est sur le trajet de cette ligne qu'Ollier conseille de placer la portion fessière de l'incision dans le procédé à incision latérale sans toucher au muscle grand fessier.

Vient ensuite le muscle moyen fessier qui déborde en avant le muscle grand fessier pour être, comme lui, superficiel, tandis que, en arrière, il s'engage sous ce muscle, mais ne descend pas jusqu'à son bord inférieur.

Plus profondément est le muscle petit fessier. Le bord inférieur du muscle moyen fessier est en rapport avec le pyramidal, au-dessous duquel, et dans le même plan, on trouve les deux jumeaux, l'obturateur interne et le carré crural. Quand on a franchi l'interstice du moyen fessier et du pyramidal, on se trouve sur la capsule.

On pourra donc arriver sur la capsule soit sans toucher au muscle grand fessier, mais en intéressant les muscles moyen et petit fessiers, soit en faisant au muscle grand fessier une incision interfasciculaire et en passant dans l'interstice des muscles moyen fessier et pyramidal, ainsi que nous l'indiquerons.

Rappelons que la tête fémorale est maintenue par le bourrelet cotyloïdien ; que la capsule fibreuse forme un manchon résistant qui, du côté du col, s'insère en avant à la base même du col, et en arrière, sur une bandelette fibreuse, zone orbiculaire, sorte d'anse entourant la demi-circonférence postérieure du col sans y prendre d'attaches, si ce n'est par ses deux extrémités. Le ligament rond va de l'arrière-fond de la cavité à la fossette de la tête du fémur : un mouvement de flexion et d'adduction le tend.

Le nerf sciatique, situé en haut, à 20 millimètres de la cavité cotyloïde, la touche presque à sa partie inférieure. Sa distance du grand trochanter varie beaucoup suivant le degré de rotation du membre. En position moyenne, il en est distant de 3 centimètres, dans la rotation en dedans de 6 centimètres, dans la rotation en dehors de 2 centimètres (OLLIER).

Nous indiquerons ici le procédé qui consiste à aborder l'articulation par l'interstice du moyen fessier et du pyramidal.

2° Attitude du sujet, des aides, du chirurgien. — Le sujet est couché sur le côté sain, la cuisse fléchie à 45°, de façon que l'axe prolongé du fémur vienne rencontrer l'épine iliaque postéro-supérieure. Le chirurgien se place en dehors. Un aide saisit le genou et le pied et imprime au membre les mouvements convenables de flexion ou d'extension, d'adduction ou d'abduction.

3° Opération. — Elle s'exécute en trois temps :

a. *Premier temps : incision des parties molles.* — Elle se compose de deux portions : l'une fessière (fig. 127, *ab*), l'autre trochantérienne (fig. 127, *bc*) qui, vu la position de la cuisse, sont en droite ligne. On donne à cette incision une longueur de 8 à 12 centimètres ; les 2/3 sont pratiqués sur la fesse, le tiers sur le milieu du grand trochanter. On incise la peau, le tissu cellulaire sous-cutané, le muscle fessier dans un espace interfasciculaire et son tendon. On reconnaît alors l'interstice du moyen fessier et du pyramidal, et l'on arrive sur la capsule.

De larges écarteurs sont placés sur l'une et l'autre lèvre de la plaie.

b. *Deuxième temps : incision capsulaire et périostique.* — On incise la capsule sur toute sa longueur, depuis le bourrelet cotyloïdien jusqu'à la cavité digitale du grand trochanter. Il faut inciser toute l'épaisseur du bourrelet cartilagineux et libérer la capsule par deux petites incisions transversales à ce niveau.

c. *Troisième temps : dénudation périostique ; luxation de l'os, et section.* — On opère la dénudation d'abord en avant, puis en arrière ; pendant cette deuxième partie du travail l'aide fléchit un peu plus la cuisse et la met en adduction. Par un mouvement plus prononcé de flexion et d'abduction, on fait luxer la tête fémorale, et on coupe le ligament rond. Le fémur luxé, on achève la dénudation du col, du petit trochanter.

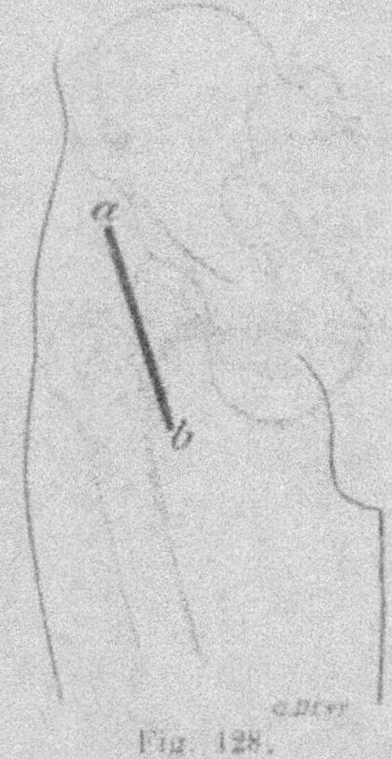

Fig. 128.

Résection de la hanche.

L'os faisant saillie, et les parties molles protégées par des écarteurs, on fait la section.

B) Procédé de la résection de la hanche par l'incision antérieure

Dans ce procédé, on atteint l'articulation par des incisions antérieures qui conviennent surtout aux cas où la tête fémorale est réduite à l'état de séquestre. Lücke et Schede ont conseillé l'incision au bord interne du couturier. Hüter l'incision au bord externe du même muscle, dans le but d'enlever au besoin le col et même l'extrémité supérieure du fémur.

Opération. — On la pratiquera en trois temps :

a. *Premier temps : incision des parties molles.* — Lücke et

Schede commencent en dessous et à un travers de doigt en dedans de l'épine iliaque antéro-supérieure une incision parallèle au bord interne du couturier de 10 à 12 centimètres de longueur (fig. 128, *ab*). On écarte le muscle couturier et de droit antérieur, qui restent en dehors, tandis que le bord externe du psoas est écarté en dedans. On arrive ainsi sur la capsule.

Hueter porte l'incision plus en dehors du couturier et du droit antérieur dans l'interstice qui sépare ces muscles du moyen fessier et du tenseur du fascia lata.

b. *Deuxième temps : incision de la capsule et dénudation.* — Suivant toute la longueur de l'incision cutanée.

c. *Troisième temps : section de l'os.* — On scie l'os en place avec la petite scie de Langenbeck et on fait l'extraction de la tête avec un élévatoire en forme de cuiller.

ARTICLE III

RÉSECTIONS DU TRONC

Nous commencerons par l'étude de la résection des différents os qui constitue l'enceinte thoracique : clavicule, sternum, omoplate et côtes, puis nous terminerons par les diverses résections que l'on peut exécuter sur la colonne vertébrale.

§ I. — RÉSECTION DE LA CLAVICULE

1° Variétés. — On distingue : 1° la résection totale ; 2° la résection d'un segment non articulaire ; 3° la résection d'un segment articulaire, sternal ou acromial.

2° Données anatomiques. — La clavicule présente une face supérieure sous-cutanée, croisée par les filets du plexus cervical superficiel ; un bord antérieur donnant insertion par son tiers externe au deltoïde, par ses deux tiers internes au grand pectoral ; une face inférieure revêtue par le muscle sous-clavier qui la sépare des vaisseaux sous-claviers et du plexus brachial ; un bord postérieur donnant insertion en dehors au trapèze, en dedans au sterno-mastoïdien, bord sans

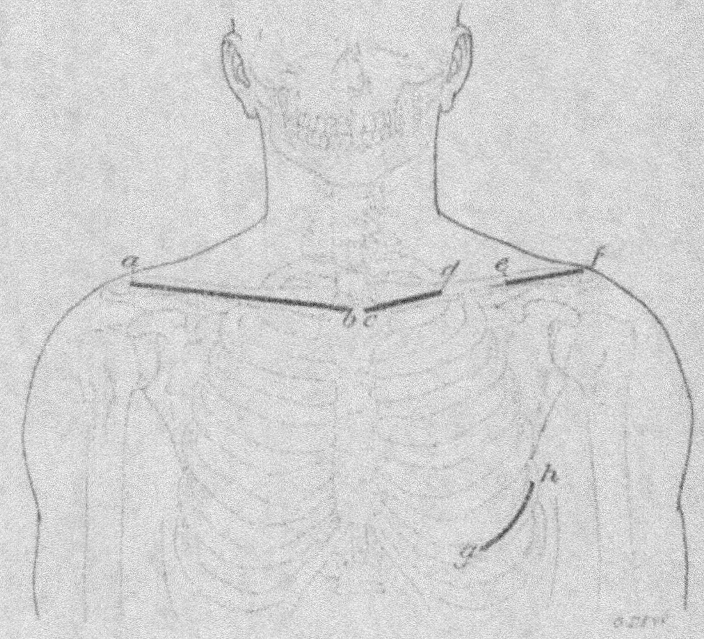

Fig. 123.

Résection de la clavicule.
Résection totale *ab*. — Résection du segment sternal *cd*. — Résection du segment acromial *ef*.

insertion musculaire à sa partie moyenne, où il répond à l'artère et à la veine sous-clavières. Son extrémité interne répond en arrière au confluent des jugulaires et du tronc veineux brachio-céphalique. Son extrémité externe aplatie, articulée avec l'acromion, présente les forts ligaments coraco-claviculaires.

3° **Choix du procédé.** — Sauf dans le cas de néoplasme

malin, on aura recours à la méthode sous-périostée, qui met à l'abri de la blessure des organes dangereux.

Nous indiquerons l'opération de la résection totale, qui, d'ailleurs, s'exécute de préférence par section préalable du corps de l'os et extirpation consécutive et isolée de chacun des fragments articulaires.

4° Opération. — Elle s'exécute en trois temps :

a. *Premier temps : incision des parties molles*. — Incision suivant le bord antérieur de l'os dépassant de 1 centimètre en dehors et en dedans les articulations acromiale et sternale. Inciser jusqu'à l'os, y compris le périoste (fig. 129, *ab*).

b. *Deuxième temps : dénudation périostique ; section de l'os*. — Avec la rugine, on dénude l'os en haut, en bas. En arrière, on n'exécute pas d'abord la dénudation sur toute la longueur de l'os ; on le fait seulement, au niveau de la jonction du tiers externe avec les deux tiers internes de l'os, de façon qu'à ce niveau toute la périphérie de l'os soit isolée. À ce niveau on passe sous l'os un instrument de protection, la sonde rugine ou un écarteur de FARABEUF, et on scie l'os à ce niveau avec une scie à manche fixe.

c. *Troisième temps : achèvement de la dénudation et désarticulation de chacun des segments de l'os*. — Avec le davier on saisit successivement et on écarte chacun des fragments sternal et acromial ; il est alors facile d'achever la dénudation à la partie postérieure du segment, et on termine par la désinsertion des ligaments articulaires sternaux ou acromiaux de l'os.

§ 2. — RÉSECTION DE L'OMOPLATE

1° Variétés. — On distingue : 1° la résection *totale* ou extirpation de l'omoplate ; 2° les résections *partielles*.

a. *Résections partielles de l'omoplate*. — Les résections *partielles* comprennent : 1° la résection du corps de l'omoplate, qui consiste en la résection de l'omoplate moins la cavité glénoïde et qui est caractérisée par ce fait que l'articulation scapulo-humérale est respectée ; on l'appelle improprement amputation de l'omoplate ; 2° la résection de la cavité glénoïde : parfois temps complémentaire de la résection de l'humérus, elle peut être exécutée isolément par une incision postérieure ; 3° la résection de l'angle inférieur ou de l'angle postérieur ou d'un bord ; 4° la résection d'une saillie apophysaire, épine, acromion, apophyse coracoïde. Nous décrirons seulement l'ablation totale.

b. *Ablation totale de l'omoplate.* — Tout l'os est extirpé. Quelquefois, pour faciliter l'opération, on laisse en place l'acromion, l'apophyse coracoïde. Chez l'enfant ou l'adolescent, dans les lésions inflammatoires, on respecte les cartilages marginaux.

2° Choix de la méthode. — On peut employer la méthode sous-périostée, la méthode parostale, la méthode extra-parostale : le choix dépend de la lésion. A moins qu'on agisse contre un néoplasme, on aura recours à la méthode sous-périostée, qui donne les meilleurs résultats orthopédiques, l'omoplate se régénérant très bien. Comme l'opération s'adresse souvent à des néoplasmes malins, ostéo-sarcomes, il est bon de s'exercer à la méthode extra-parostale.

3° Données anatomiques. — L'omoplate s'articule en dehors avec l'humérus par la cavité glénoïde et avec la clavicule par l'acromion.

Sa face antérieure donne insertion au muscle sous-scapulaire ; sa face postérieure est divisée par l'épine en deux fosses sus et sous-épineuses, donnant insertion aux muscles sus et sous-épineux. Son bord spinal présente de haut en bas les insertions de l'angulaire de l'omoplate et des rhomboïdes ; par sa lèvre interne, il donne insertion au grand dentelé. Son bord axillaire donne insertion de bas en haut au grand rond, au petit rond, au long chef du triceps, au-dessous de la cavité glénoïde, au-dessus de la même cavité, au long chef du biceps. Son bord supérieur donne insertion à l'angulaire de l'omoplate ; il présente en dehors une échancrure convertie en trou par un ligament, sous lequel passe le nerf sus-scapulaire.

L'apophyse coracoïde donne insertion à trois muscles petit

pectoral, coraco-huméral, courte portion du biceps, aux ligaments coraco-claviculaires et acromio-coracoïdien ; elle est difficile à dénuder. L'épine de l'omoplate donne insertion par son bord inférieur au deltoïde, par son bord supérieur au trapèze.

Trois gros vaisseaux principaux font un cercle vasculaire à la région : ce sont les artères scapulaires postérieure, supérieure et inférieure.

Avant dix-huit ou vingt ans, le bord postérieur et l'angle inférieur présentent encore une bandelette cartilagineuse qu'on ménage dans les résections sous-périostées.

4° Attitude du sujet, des aides, du chirurgien. — Sujet couché presque sur le ventre, reposant sur le côté sain ; opérateur du côté malade.

A) MÉTHODE SOUS-PÉRIOSTÉE

Opération. — Cette opération comprend quatre temps :

a. *Premier temps : incision des parties molles.* — La meilleure incision (incision d'OLLIER) se compose de deux parties : 1° une incision quasi transversale (fig. 130, *bd*) s'étendant de la pointe de l'acromion au bord spinal, en suivant le bord postérieur de l'épine ; 2° une incision suivant le bord spinal sur toute sa longueur (fig. 130, *abc*) ; la portion de cette incision, située au-dessus de l'épine, est légèrement oblique en avant et en haut (fig. 130, *ab*), comme la portion correspondante de ce bord. On pénètre jusqu'à l'os.

b. *Deuxième temps : section du périoste.* — On incise le périoste sur toute la longueur de l'incision, en ayant soin de le sectionner le long de l'épine, entre les insertions deltoïdienne et trapézoïdienne, le long du bord postérieur, entre les insertions du sous-épineux et du rhomboïde, du sus-épineux et de l'angulaire.

c. *Troisième temps : dénudation de l'os.* — On dénude successivement : 1° le bord postérieur de l'épine et l'acromion sur ses deux faces jusqu'à son articulation qui est ouverte ; 2° la

fosse sous-épineuse, les bords antérieur et postérieur, l'angle
inférieur ; 3° la fosse sous-scapulaire, le plus loin possible, de
bas en haut et d'arrière en avant, l'angle étant soulevé avec
les doigts ; 4° la fosse sus-épineuse et son bord supérieur ; à la

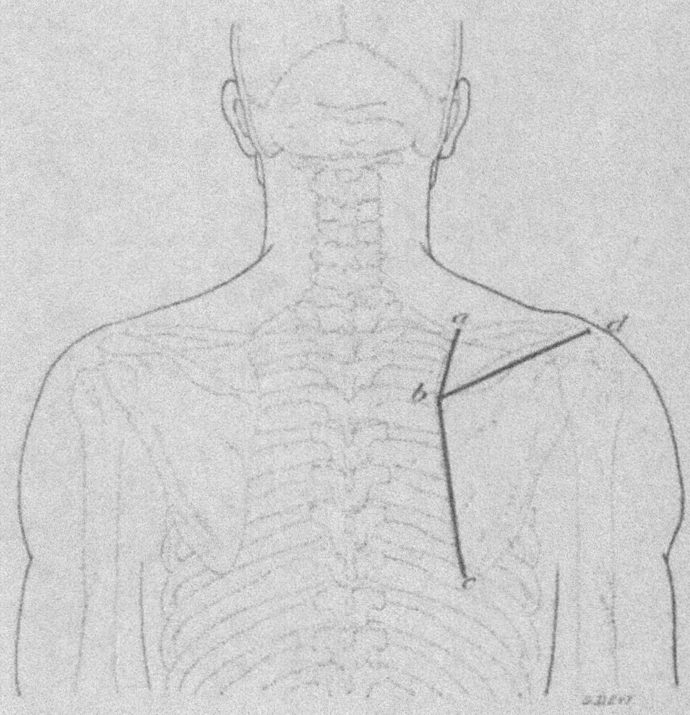

Fig. 159.
Résection de l'omoplate. Incision d'Ollier.

partie externe de ce bord, respecter le nerf sus-scapulaire
qu'on ménage en dénudant au-dessous de lui et qu'on relève ;
3° les portions de la fosse sous-scapulaire et du bord antérieur,
qui sont restées inachevées.

d. *Quatrième temps : désinsertion de la capsule articulaire et
dénudation de la coracoïde.* — Attaquer la capsule en arrière,

l'os renversé en arrière et en haut ; puis en bas, puis en avant. Dénuder la coracoïde, travail difficile. S'il reste quelques brides capsulaires, on achève par un mouvement de torsion de l'os.

B) MÉTHODE EXTRA-PAROSTALE

Opération. — Cette opération ne comporte plus que trois temps :

a. *Premier temps : incision de la peau et taille des lambeaux.* — On peut utiliser l'incision d'OLLIER. La peau et le tissu cellulaire incisés, on dissèque deux lambeaux cutanés triangulaires de façon que les trois bords de l'os soient aux limites de la dissection.

b. *Deuxième temps : incision des muscles le long des bords de l'os.* — On incise successivement les muscles rhomboïde et angulaire le long du bord spinal, les muscles trapèze et deltoïde le long de l'épine de l'omoplate, le petit muscle omo-hyoïdien au bord supérieur de l'os, et les muscles grand rond et petit rond le long du bord axillaire. On écarte alors de la main gauche le bord spinal de l'omoplate et on sectionne le grand dentelé.

c. *Troisième temps : désarticulation et section des autres insertions musculaires.* — On incise la capsule et les insertions des muscles sus-épineux et sous-épineux. On incise l'articulation acromio-claviculaire. L'os est alors luxé en dehors, et on coupe le reste de la capsule et les insertions musculaires du biceps, du triceps, du petit pectoral et du coraco-brachial.

§ 3. — RÉSECTION DU STERNUM

1° Variétés. — On distingue plusieurs variétés d'opérations : 1° *l'ablation isolée d'une des trois parties constituantes* de l'os (poignée, corps, appendice xiphoïde) ; 2° les *ablations partielles* ne comportant qu'un segment de l'os dans le sens transversal, segment (pouvant être *marginal* ou *central*). L'opération est parfois une véritable trépanation.

2° Données anatomiques. — Le sternum se compose de trois parties : poignée (5 centimètres), corps (11 centimètres), appendice xiphoïde (3 centimètres), qui ne se soudent entre elles que dans la vieillesse. Il s'articule par ses bords avec la clavicule et les sept premiers cartilages costaux : le premier cartilage s'articule avec la partie la plus élevée du bord sternal, le deuxième avec la partie de ce bord qui est à l'union du corps et de la poignée, les cinq suivants avec le bord du corps de l'os. Chacune de ces articulations présente comme moyen d'union la gaine fibreuse chondro-périostique, un ligament rayonné antérieur et un ligament interosseux. Par sa face profonde, il est en rapport avec les troncs veineux brachio-céphaliques, avec la plèvre et le péricarde. A quelques millimètres en dehors de son bord externe, chemine l'artère mammaire interne.

3° Choix du procédé. — Vu l'importance des organes situés à la face postérieure de l'os, la méthode sous-périostée sera employée toutes les fois qu'elle ne sera pas contre-indiquée par l'existence d'un néoplasme.

On peut exécuter les résections sternales, soit en suivant la marche habituelle des résections, c'est-à-dire en isolant l'os des parties molles après l'avoir séparé des os avec lesquels il est articulé, soit en imitant les opérations de trépanation du crâne. Cette dernière manière de faire présente de grands avantages au point de vue du respect des organes sous-jacents. On applique en un point une large couronne de trépan et par la brèche on poursuit la résection dans l'étendue convenable avec le davier-gouge. Toutefois la résection méthodique a ses indications : par exemple, s'il s'agit d'un néoplasme.

Nous étudierons le manuel opératoire de la résection totale du sternum; on peut l'exécuter avec conservation ou sans conservation du périoste.

RÉSECTION TOTALE DU STERNUM
(Méthode sous-périostée)

Opération. — Elle comprend quatre temps :

a. *Premier temps : incision des parties molles.* — L'incision de la peau comprend une incision verticale médiane (fig. 131, *ab*) commençant en haut à 1 centimètre au-dessus de la fourchette sternale, se terminant en bas à 1 centimètre au-dessous de la pointe du sternum, et deux incisions transversales (fig. 131, *cd* et *ef*), perpendiculaires à la précédente, faites à

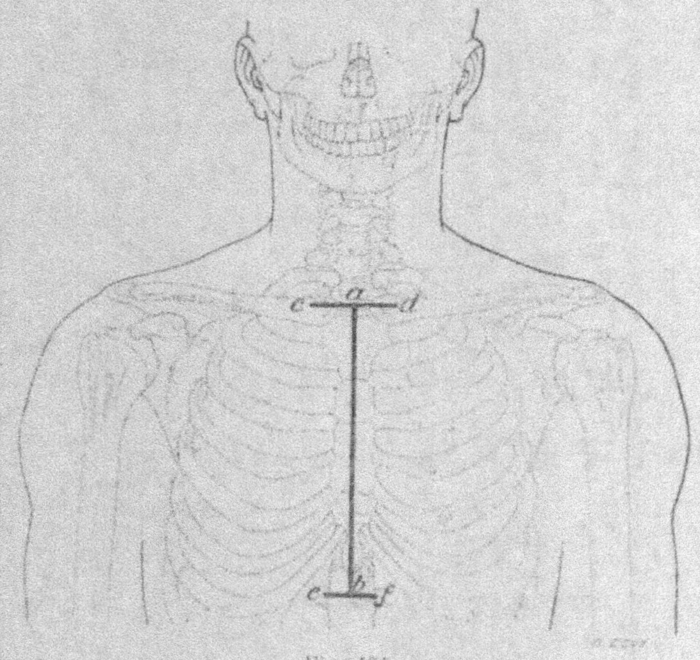

Fig. 131.
Résection totale du sternum.

ses deux extrémités. L'incision transversale supérieure débordera à gauche et à droite de 1 centimètre l'articulation sterno-claviculaire correspondante. L'incision inférieure sera beaucoup plus courte.

b. *Deuxième temps : dénudation de la face antérieure de l'os.* — Avec la rugine, on dépérioste la face antérieure de l'os jusqu'au delà des articulations chondro-sternales et sterno-claviculaires ; on désinsérera les ligaments sterno-claviculaires.

c. *Troisième temps : incision des cartilages costaux et désarticulations sterno-claviculaires.* — On incise à petits coups les cartilages costaux à leur incision sternale avec le bistouri. On désarticule à la rugine l'extrémité interne de la clavicule.

d. *Quatrième temps : dénudation de la face profonde.* — Elle se fait de bas en haut et d'un côté à l'autre ; l'os est soulevé et écarté et la rugine agit progressivement à la face profonde.

§ 4. — Résection des côtes

Il s'agit de résections partielles, intéressant seulement une longueur de la côte. Il y a lieu de distinguer, au point de vue du manuel opératoire : 1° la résection d'un fragment de côte, *résection uni-costale* ; 2° la résection simultanée de fragments de plusieurs côtes, *résection multi-costale.*

A) Résection uni-costale

1° Données anatomiques. — Rappelons qu'une côte présente : une face externe, en rapport avec la peau et une couche musculaire sous-cutanée ; une face interne, en rapport avec la plèvre et le péricarde ; un bord supérieur et un bord inférieur, en rapport avec les muscles de l'espace intercostal correspondant. Dans la partie moyenne de l'espace, l'artère intercostale suit le bord inférieur de la côte supérieure.

2° Opération — On pratique l'opération en trois temps :

a. *Premier temps : section des parties molles.* — On incise successivement la peau, le tissu cellulaire sous-cutané, la couche musculaire et le périoste, suivant la face externe de la côte à réséquer, suivant le milieu de cette face externe, sur une longueur dépassant d'un centimètre en avant et en arrière la longueur du fragment à réséquer.

b. *Deuxième temps : dénudation périostique.* — On l'exécute successivement sur la face externe et les bords avec la rugine convexe ordinaire, puis sur la face postérieure avec une rugine courbée sur le plat. Quand l'os est sain, cette dernière partie de la dénudation doit être exécutée avec précaution ; car on risque fort de blesser la séreuse sous-jacente.

On peut même se contenter de faire cette dénudation postérieure sur la partie moyenne du fragment à réséquer : on complétera la dénudation après section de l'os à ce niveau.

c. *Troisième temps : section de l'os.* — Elle s'exécute avec une cisaille spéciale, dite costotome (fig. 132), dans laquelle l'une

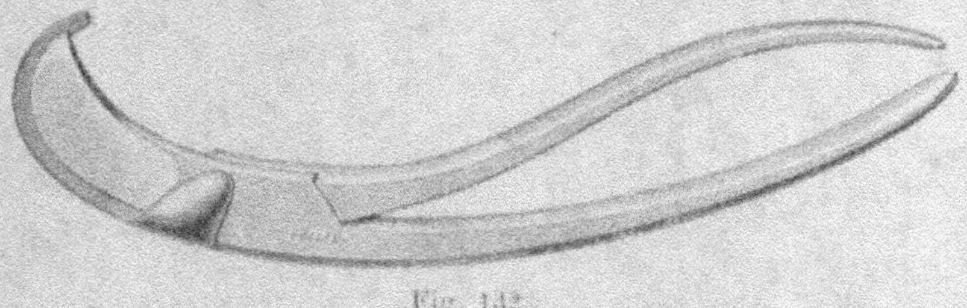

Fig. 132.
Costotome.

des branches est mousse de façon à prémunir contre la blessure de la plèvre et dans laquelle les branches présentent une courbure qui facilite l'introduction de la branche mousse sous la côte.

De deux choses l'une : ou bien on a effectué la dénudation postérieure sur toute la longueur du fragment à réséquer et on fait deux sections osseuses, successivement à chaque extrémité ; ou bien on a dénudé seulement la partie moyenne : alors, on fait une section de la côte à ce niveau. Puis, saisissant avec un davier successivement chacun des deux fragments, on l'écarte de façon à compléter la dénudation de la face postérieure, et on sectionne chacun des deux fragments à l'autre extrémité une fois que cette dénudation a été conduite jusqu'au niveau convenu.

B) Résection multi-costale

Cette opération s'adresse au traitement des fistules pleurales consécutives à l'empyème. On l'appelle vulgairement l'opération d'ESTLANDER, bien à tort : LETIÉVANT l'ayant exécutée plusieurs années avant ESTLANDER : j'ai assisté à la première opération. On condescend parfois à la désigner sous le nom d'opération LETIÉVANT-ESTLANDER, terminologie que nous n'acceptons que comme une concession à l'alliance franco-russe.

Bien que chaque cas particulier comporte des variations au point de vue du lieu, de l'étendue de la résection, on peut décrire une opération typique dont l'exécution sur le cadavre servira de guide aux jeunes opérateurs.

1° Choix du procédé. — En ce qui concerne l'incision de la peau, la meilleure nous paraît être l'incision cruciale à branche transversale passant par la fistule, à branche verticale descendant ou remontant suivant la situation des côtes à réséquer. On délimite ainsi quatre lambeaux triangulaires musculo-cutanés qu'on dissèque ras les côtes et les espaces intercostaux.

La conservation du périoste exposant à des régénérations osseuses trop rapides, on ne conservera pas celui qui revêt la face externe des côtes. On conservera seulement celui qui revêt la face interne des côtes, qui est uni à la plèvre par un tissu épaissi, afin de ne pas ouvrir la cavité pleurale, quitte à l'exciser ultérieurement (sur le vivant).

2° Opération typique. — On peut considérer comme telle celle dans laquelle on résèque les quatrième, cinquième, sixième, septième et huitième côtes sur une longueur d'environ 6 centimètres. Nous supposerons la fistule placée entre la septième et huitième côte, c'est-à-dire dans le septième espace intercostal sur la ligne verticale passant par le milieu du creux de l'aisselle.

a. *Premier temps : section des parties molles.* — Dessiner une incision cruciale sur la face latérale du thorax, à branche transversale de 8 centimètres occupant le septième espace, ayant son centre sur la ligne verticale axillaire moyenne, à branche verticale tracée suivant la ligne axillaire moyenne, descendant en bas au-dessous de la huitième côte, remontant au-dessus de la quatrième côte. L'incision verticale, ainsi dessinée, n'est faite qu'au fur et à mesure des besoins de la résection.

L'incision transversale est conduite dans l'espace intercostal jusqu'au muscle intercostal externe. Elle comprend la peau et le grand dentelé. L'incision verticale pénètre jusqu'au squelette et jusqu'au muscle intercostal externe dans les espaces interosseux.

b. Deuxième temps : dissection des lambeaux musculo-cutanés. — On dissèque de bas en haut deux lambeaux musculo-cutanés ras l'espace intercostal et ras le périoste de la septième côte, jusqu'au-dessus du bord supérieur de cette côte.

c. Troisième temps : dénudation et section de la septième côte. — Le périoste étant incisé le long des bords inférieur et supérieur de la côte sur une étendue de 6 centimètres, on dénude la face interne de la côte avec la rugine courbe sur le plat. Avec le costotome on sectionne un fragment de côte de 6 centimètres.

d. Quatrième temps ultérieur. — On étend l'incision verticale au-dessus du bord supérieur de la sixième côte ; on prolonge jusqu'à ce bord supérieur la dissection des lambeaux musculo-cutanés, et on se comporte pour la dénudation et la section osseuse comme on l'a fait pour la septième côte.

On agit ensuite de la même façon vis-à-vis de la cinquième, puis de la quatrième côte.

On revient alors à la partie inférieure ; on prolonge la partie verticale de l'incision au-dessous de la huitième côte ; dissection des lambeaux musculo-cutanés, dénudation et résection de 6 centimètres de cette huitième côte.

§ 5. — Résections de la colonne vertébrale

On pratique sur la colonne vertébrale soit des opérations banales consistant en excisions des apophyses épineuses, des lames, en abrasions des corps vertébraux, sur lesquels on est conduit par des fistules ou des abcès, soit des opérations méthodiques qui relèvent de la chirurgie contemporaine.

Ces dernières, qui sont tantôt fondamentales, c'est-à-dire s'adressant à l'os malade, tantôt préliminaires, sont de deux variétés :

1° Opérations ayant pour but d'ouvrir le canal rachidien par des manœuvres de résection ou de trépanation. Elles ont pour type la *laminectomie*.

2° Opérations de résections ayant pour but de donner accès sur les côtés ou la face antérieure de la colonne vertébrale. Elles ont pour types la *costo-transversectomie*.

La première suit la *voie médiane postérieure*, la seconde la *voie postéro-latérale*.

A) LAMINECTOMIE

Elle consiste en la résection des lames vertébrales ; comme opération typique, on la fait bilatérale : dans ce dernier cas, on enlève avec les lames l'apophyse épineuse. Elle s'adresse à un os malade (traumatisme, ostéite, néoplasme), ou sert d'opération préliminaire pour agir sur la moelle, la racine des nerfs, la face postérieure des corps vertébraux.

1° Données anatomiques. — Le squelette est représenté par les lames et les apophyses épineuses. Les apophyses épineuses sont : 1° au cou, aplaties de haut en bas, courtes, inclinées à 45° ; 2° à la région dorsale, longues, fortement inclinées, imbriquées, séparées les unes des autres par un petit intervalle ; 3° à la région lombaire, horizontales, aplaties transversalement.

Voici, d'après SAPPEY, les caractères distinctifs des lames. Au cou, lames larges, minces, obliquement dirigées de haut en bas et d'avant en arrière, continues avec les apophyses articulaires, sans rapport avec les apophyses transverses. Au dos, lames étroites, presque verticales, situées sur le même plan que les apophyses articulaires et continues avec les apophyses transverses. Aux lombes, lames étroites, verticales, très épaisses, séparées des apophyses transverses par une crête mousse.

Les apophyses épineuses sont unies par les ligaments inter-épineux et le ligament sus-épineux ; les lames sont unies par les ligaments jaunes. Lames et apophyses forment de chaque côté avec les apophyses articulaires et transverses une gouttière dans laquelle sont logés les muscles des gouttières vertébrales qu'on peut considérer comme un bloc ; la loge est complétée en arrière par une forte aponévrose.

La face antérieure des lames est séparée de la dure-mère rachidienne par un espace rempli de tissu cellulaire lâche.

Le périoste de la face antérieure des lames est très mince.

2° Attitude. — Le sujet est couché presque complètement sur le ventre.

3° Opération. — Sauf contre-indication tirée de l'existence d'un néoplasme, on fera la résection sous-périostée.

a. *Premier temps : incision de la peau.* — On a préconisé des incisions en **H** ou en **L** délimitant des lambeaux. OLLIER conseille une incision unique médiane que nous adopterons.

Si peu étendue soit la résection, incision de 12 centimètres, verticale, le long des apophyses épineuses (fig. 133, *ab*), on la fait exactement médiane, ou très légèrement latérale pour suivre un côté de l'apophyse épineuse et de l'autre rejeter le ligament surépineux : incision *para-épineuse* d'OLLIER.

b. *Deuxième temps : dénudation périostique.* — L'incision des parties molles ayant été conduite jusqu'à la crête spinale, on se sert du détache-tendon pour rejeter d'un côté toute la masse des tissus fibreux sus-épineux et inter-épineux, le périoste et les masses musculaires ; de l'autre côté, le périoste de l'apophyse et les muscles. On continue la dénudation périostique sur les lames. On peut même détacher et laisser adhérentes aux parties molles les ligaments jaunes. C'est la méthode sous-périostée dans toute sa pureté ; toutefois, le périoste de la face antérieure des lames est tellement mince qu'on le sacrifiera dans tous les cas.

A la rigueur, on peut se contenter de se servir de la rugine pour dépérioster seulement la face externe des apophyses et des lames et isoler les muscles des ligaments jaunes. On déta-

chera ensuite ces derniers le long des bords des lames dans
chaque espace.

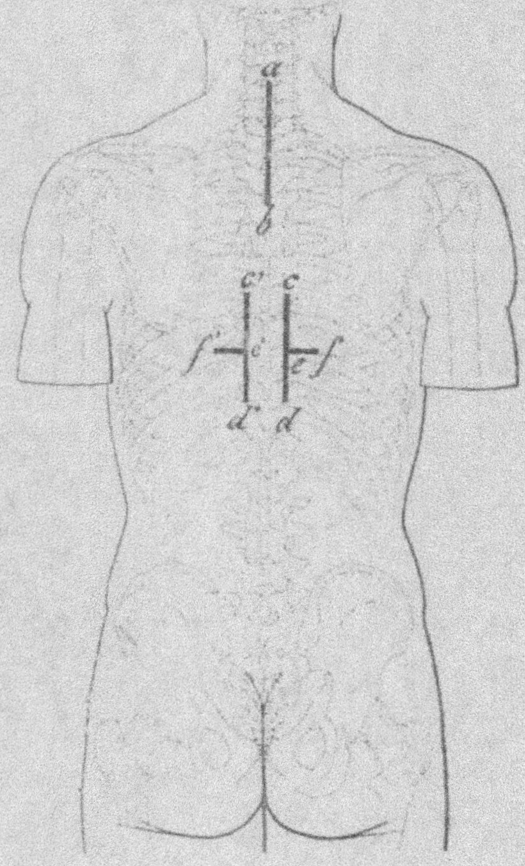

Fig. 133.
Résections de la colonne vertébrale.
a, incision de la laminectomie *ab*. — *b*, incisions de la costo-
transversectomie *cdef* et *c'd'e'f'*.

c. *Troisième temps : section des os.* — On peut se servir des
cisailles, des pinces-gouges, du trépan. OLLIER conseille de se

servir de la cisaille pour sectionner d'abord l'apophyse épineuse à sa base, puis les lames à leurs insertions latérales. HOBSLEY conseille de sectionner l'apophyse à sa base, d'appliquer à ce niveau une couronne de trépan qui ouvre le canal rachidien ; on agrandira la brèche en sectionnant les lames de dedans en dehors avec la cisaille ou la pince-gouge.

On arrivera à opérer la section osseuse avec rapidité et avec sécurité de la manière suivante.

Couper à sa base avec la cisaille l'apophyse épineuse ; puis terminer l'opération avec la pince-gouge. Avec cet instrument on arrive très bien à morceler l'os d'arrière en avant à partir de la surface de section de l'apophyse épineuse jusqu'au canal rachidien. Une fois que ce canal est ouvert, l'opération se continue facilement en grugeant successivement de dedans en dehors chacune des lames vertébrales.

La première lame est la plus pénible à réséquer ; une fois le canal vertébral largement ouvert, on agira plus rapidement sur les autres arcs. On pourra abandonner l'emploi de la gouge et réséquer chaque arc en coupant d'abord l'apophyse épineuse à sa base, puis chaque lame à son extrémité externe avec la cisaille coudée, dont une branche peut être alors aisément introduite dans l'intérieur du canal rachidien.

B) COSTO-TRANSVERSECTOMIE

Elle consiste en l'excision de l'apophyse transverse et la résection de l'extrémité postérieure de la côte sous-jacente.

On la pratique unilatérale ou bilatérale ; elle porte sur une ou plusieurs côtes et une ou plusieurs apophyses transverses.

Comme opération typique, nous décrirons l'opération pratiquée sur une seule côte et une seule apophyse transverse, la côte étant réséquée sur une longueur de 5 centimètres.

Quand on a le choix, on opère à droite à cause de la présence de l'aorte à gauche.

1° Données anatomiques. — Sur le squelette de la paroi thoracique vue par sa partie postérieure, on trouve en dehors de la gouttière vertébrale représentée par la face postérieure des apophyses épineuses et des lames ; 1° la série des apophyses transverses qui s'articulent en avant par leur sommet avec la partie inférieure de la tubérosité des côtes ; 2° plus en dehors, la partie dorsale du corps de la côte.

En avant de l'apophyse transverse correspondante et un peu en haut se trouve l'extrémité postérieure de la côte comprenant trois parties, qui sont en allant du dehors en dedans : 1° la tubérosité de la côte articulée en arrière avec le sommet de l'apophyse transverse ; 2° le col de la côte, aplati d'avant en arrière ; 3° l'extrémité articulaire ou tête de la côte comprenant deux demi-facettes articulées avec deux demi-facettes correspondantes de deux corps vertébraux voisins.

Notons que l'opération consiste à exciser d'abord l'apophyse transverse de son sommet à sa base ; puis la portion de la côte, tubérosité, col et tête préalablement cachée au moins dans sa partie inférieure par l'apophyse transverse et une certaine longueur du corps même de la côte en dehors de la tubérosité.

A cette partie du squelette correspondent les articulations costo-vertébrales et les articulations transverso-costales avec les ligaments qui leur appartiennent en propre. De plus, le col de chaque côté est uni par un ligament au bord inférieur de l'apophyse transverse situé au-dessus, et par un ligament interosseux à la face antérieure de l'apophyse transverse correspondante.

En arrière se trouvent les muscles des gouttières vertébrales.

2° Opération. — Elle s'exécute en trois temps :

a. *Premier temps : incision de la peau.* — On a conseillé : 1° des incisions verticales analogues à celles de la laminectomie ; 2° des incisions transversales (MÉNARD) suivant la direction de la côte ; 3° des incisions combinées, comprenant une portion verticale et une portion horizontale (VINCENT). Ce dernier type d'incision que nous adoptons, donne beaucoup de jour.

Incision verticale para-épineuse (fig. 133, *cd*) de 8 à 10 centimètres de longueur (à droite si on a le choix) ayant pour centre la côte à réséquer ; sur le milieu de cette incision faire tomber dans une direction se rapprochant de la perpendiculaire une incision transversale de 8 centimètres en face de l'apophyse transverse et de la côte à réséquer (fig. 133, *cf*).

b. Deuxième temps : incision des parties molles et ruginition. — Avec la rugine décoller les parties molles adhérentes aux gouttières vertébrales, inciser les parties molles dans la partie transversale de l'incision ; dénuder les faces postérieures de l'apophyse transverse et du corps de la côte.

c. Troisième temps : résection de l'apophyse transverse et de l'extrémité postérieure de la côte. — Avec le davier-gouge exciser l'apophyse transverse de la pointe à la base et d'avant en arrière. Dénuder la côte avec soin pour ne pas intéresser la plèvre, la sectionner avec la cisaille à 5 centimètres du rachis ; saisir avec un davier l'extrémité du fragment détaché ; le soulever, le dépérioster dans la limite du possible, le détacher dans son articulation vertébrale en la luxant en arrière et le tordant pour l'arracher.

§ 6. — RÉSECTION DU SACRUM ET DU COCCYX

1° Variétés. — Nous étudierons sous ce titre la résection totale du coccyx et les résections plus ou moins étendues du sacrum, qu'on peut s'exercer à pratiquer simultanément. Nous décrirons deux variétés d'opération : 1° l'opération, qui s'adresse aux lésions pathologiques de l'os, et qu'on peut étendre pour le sacrum jusqu'au niveau de l'articulation sacro-iliaque ; elle comporte la résection de la portion médiane du sacrum ; 2° l'opération de résection du coccyx et du sacrum, préliminaire des opérations par la voie sacrée, suivant la méthode de KRASKE ; en ce qui concerne le sacrum, c'est une résection latérale.

2° Données anatomiques. — Le canal rachidien se prolonge jusqu'à l'extrémité inférieure du sacrum : il est donc impossible de ne pas l'ouvrir dans une résection transversale quelconque du sacrum (MORESTIN).

Le cul-de-sac des méninges ne descend pas plus bas que la

deuxième vertèbre sacrée (TROLARD) : il se trouve habituellement sur une ligne transversale passant par les deux surfaces rugueuses, sensibles à travers la peau, situées à la partie postérieure de la crête iliaque. Il se trouve chez l'adulte, en moyenne, à 8 centimètres du sommet du sacrum.

Latéralement on peut enlever une bande de 25 à 30 millimètres du sacrum sans ouvrir le canal sacré.

On s'efforcera de respecter les trois premiers nerfs sacrés à cause de l'innervation de la vessie et du rectum.

Les nerfs et le filum terminal sont plongés dans une graisse molle, fluide, qui remplit l'espace compris entre eux et les parois du canal sacré.

A) RÉSECTION MÉDIANE

Opération. — On la pratique en trois temps :

a. *Premier temps : incision des parties molles.* — Incision médiane dépassant en bas d'un centimètre la pointe du coccyx, remontant en haut un peu au-dessus de la future section transversale de l'os : à ce niveau, on fera une incision transversale allant d'un bord de l'os à l'autre bord (fig. 131, *ba a*). On incise les parties molles et le périoste.

b. *Deuxième temps : dénudation périostique et résection du coccyx.* — Le coccyx dénudé à sa partie postérieure, on incise le fibro-cartilage sacro-coccygien, on saisit l'os à ce niveau avec une pince-érigne, on l'attire, ou le renverse et on dénude sa face antérieure.

c. *Troisième temps : résection d'une partie plus ou moins étendue du sacrum.* — Ce temps s'exécute avec la cisaille ou le davier-gouge par morcellement (OLLIER). Se rappeler que le canal sacré est fermé en bas par du tissu fibreux continu avec le périoste et qu'on peut isoler et soulever en une masse unique nerfs, méninges et tissus conjonctifs péri-méningés. A mesure que la séparation de ces diverses parties est opérée avec la rugine, on excise l'os par morcellement. On fait ensuite sauter avec le ciseau, on excise avec le davier-gouge la paroi postérieure du canal sacré, et on soulève par cette brèche tout le paquet méningo-nerveux, en sectionnant les paires nerveuses qui s'en détachent. On peut sacrifier les trois dernières : pour les autres, on les mettra à l'abri en fragmentant

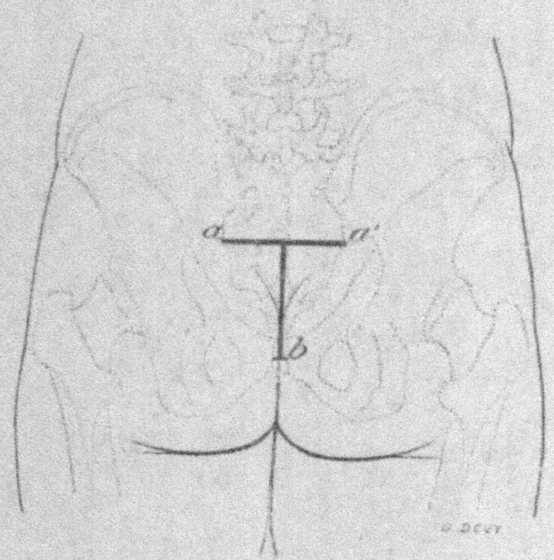

Fig. 134.
Résection médiane du sacrum

les trous sacrés (OLLIER). On peut remonter ainsi jusqu'à l'articulation sacro-iliaque.

B) RÉSECTION PRÉLIMINAIRE DANS LES OPÉRATIONS PAR LA VOIE SACRÉE

Nous décrirons l'incision latérale gauche plus usitée (cancer du rectum, situation plus à gauche du rectum).

Opération. — En voici les trois temps :

a. *Premier temps : incision des parties molles*. — Le sujet couché sur le côté droit, les cuisses fléchies, on fait à gauche une incision descendant de l'épine iliaque postéro-supérieure à la pointe du coccyx, à concavité externe, en dehors des apophyses sacrées : on incise jusqu'au squelette, y compris le périoste.

b. *Deuxième temps : dénudation.* — On dénude le coccyx et la partie latérale gauche du sacrum.

c. *Troisième temps : résection.* — On désarticule et on extirpe le coccyx : on résèque à la pince-gouge la partie latérale gauche du sacrum, suivant une ligne qui passe horizontalement au-dessous du troisième trou sacré, sur une étendue transversale de 3 centimètres et se recourbe en un arc à concavité gauche pour aboutir à la corne du sacrum.

ARTICLE IV

RÉSECTIONS DE LA TÊTE

Nous verrons d'abord les diverses résections que l'on peut exécuter, soit sur le maxillaire supérieur, soit sur le maxillaire inférieur, puis nous exposerons quelques considérations sur la trépanation du crâne.

§ I. — RÉSECTION DU MAXILLAIRE SUPÉRIEUR

Nous décrirons seulement la résection unilatérale, totale ou presque totale.

Nous indiquerons deux variétés d'opération :

1° L'ablation *large, extra-périostée,* qui s'adresse aux néoplasmes et qui est, le plus souvent, pratiquée.

2° L'ablation *sous périostée.*

A) ABLATION LARGE, EXTRA-PÉRIOSTÉE

Dans cette opération, on enlève, outre le maxillaire supérieur, le palatin, le cornet inférieur, une portion plus ou moins considérable du malaire, de l'unguis, de l'ethmoïde. Toutefois on peut, relativement au malaire, distinguer deux variantes d'opération, suivant qu'on fait à son niveau une seule section osseuse, auquel cas on enlève très peu de cet os, ou deux sections osseuses portant l'une sur sa portion zygomatique, l'autre sur sa portion orbitaire, auquel cas on l'enlève à peu près dans sa totalité. Cela ne modifie pas le plan général de l'opération.

1° Données anatomiques. — Le maxillaire supérieur peut être considéré, ainsi que l'avait saisi GENSOUL, comme relié aux os de la face par trois points d'attache. Le *premier, supéro-externe*, répond au malaire, qui est attaquable grâce à la disposition de la fente sphéno-maxillaire. Le *deuxième, supéro-interne*, correspond à l'apophyse montante et est attaquable par l'ouverture antérieure osseuse des fosses nasales. Le *troisième, intrabuccal, inférieur*, n'est autre que la voûte palatine osseuse considérée au voisinage de la suture médiane.

Outre ces trois points d'attache principaux, il en existe un quatrième, accessoire, c'est l'accolement de la tubérosité maxillaire à l'apophyse ptérygoïde. On se rappellera la disposition du nerf sous-orbitaire dans le plancher de l'orbite.

2° Considérations préliminaires. — On a conseillé de nombreux types d'incisions. Celle qui doit être préférée, en ce qu'elle donne un jour suffisant, tout en donnant le moins de difformité, est l'incision *dite de Liston*, qui se dissimule en partie dans les plis naturels de la face (fig. 135, *abcd*).

Pour sectionner les points d'attache, on a employé le ciseau avec maillet (GENSOUL), la scie à chaîne, la petite scie à main, la cisaille de Liston.

La petite scie à main, très employée en Allemagne, n'est pas d'un maniement très facile. La scie à chaîne est longue à mettre en place et parfois joue mal. La cisaille de Liston est l'instrument le plus aisé à manier et le plus expéditif : on peut s'en servir pour les trois points d'attache. Toutefois, dans la section du malaire, elle expose à fracturer l'os ; aussi conseille-t-on quelquefois pour cette section l'emploi de la gouge et du maillet. Nous conseillons ou la cisaille de Liston pour les trois sections, ou bien la cisaille pour les sections de la voûte et de l'apophyse montante et le ciseau pour l'os malaire.

Le meilleur moyen de ne pas s'égarer dans les détails nombreux de cette opération, qui doit être vivement conduite, est de viser successivement la section des trois points d'attache

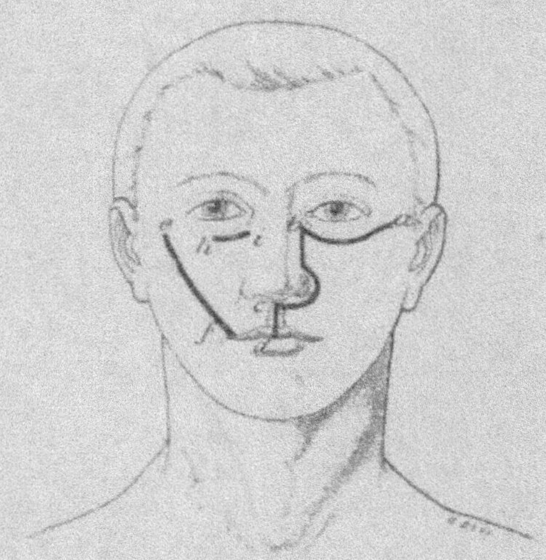

Fig. 135.
Résection du maxillaire supérieur.
Incision de LISTON *abcd*. — Incision d'OLLIER *ef*.

dans l'ordre suivant : 1° section du malaire; 2° section de l'apophyse montante ; 3° section de la voûte. Il est d'usage actuellement de ne pas faire d'emblée l'incision des parties molles, mais de la diviser en trois temps correspondant chacun à une des trois sections osseuses. On évite ainsi l'effusion du sang dans la cavité buccale ou nasale ; en agissant ainsi, une bonne partie de l'opération s'exécute avant l'ouverture des cavités naturelles.

3° Attitude du sujet, des aides et du chirurgien. — L'opérateur se place en avant et en dehors. Pour l'opéré, on a conseillé ou la position de Rose (tête débordant le lit et renversée en arrière, ou la position assise. Pour nous, nous conseillons la position couchée, tant qu'on n'a pas ouvert la cavité buccale ; à partir de ce moment, nous faisons relever un peu la tête et le tronc.

4 Opération. — Elle se pratique en deux temps :

A. PREMIER TEMPS : INCISION DE LA PEAU. — Décrivons-la dans son ensemble. Elle commence au bord libre de la lèvre supérieure, au milieu de ce bord libre, et remonte verticalement jusqu'à la sous-cloison (fig. 135, *cd*) ; de là elle suit le contour de l'aile du nez, remonte le long du sillon naso-génien jusqu'à bord inférieur de l'orbite (fig. 135, *eb*), de là se porte le long du bord inférieur de l'orbite, qu'elle abandonne près de son extrémité externe pour se porter sur la face externe de l'os malaire plus ou moins loin suivant qu'on veut enlever cet os en totalité ou en partie (fig. 135, *ba*).

Cette incision, avons-nous dit, sera décomposée en trois temps, correspondant aux temps d'attaque des trois segments du trépied osseux.

a. *Première attaque ; section de l'os malaire*. — On parcourt au bistouri la portion de l'incision qui s'étend de la partie inférieure de l'aile du nez au malaire. On coupe jusqu'à l'os le long du bord inférieur de l'orbite et sur le malaire. Bien se garder d'inciser le périoste.

Inciser l'aponévrose palpébrale le long du bord inférieur de l'orbite ; avec la pulpe de l'index, séparer le tissu cellulo-graisseux de l'orbite de la paroi inférieure ; porter cette dissection en dehors jusqu'à la fente sphéno-maxillaire qui doit être bien dégagée.

Disséquer les parties molles de la joue, à partir du grand angle de l'œil, de la face antérieure et externe du maxillaire, en s'arrêtant au-dessus du cul-de-sac gingival ; les disséquer du malaire sur ses deux faces antérieure et postérieure jusqu'aux limites de la future section osseuse.

Maintenant section de l'os soit avec le ciseau et le maillet, soit avec une forte cisaille de Liston saisissant le bord inférieur

du malaire et dirigé vers l'extrémité externe de la fente sphéno-
maxillaire. Cette section portera soit sur le corps du malaire,
un peu en dehors de la suture maxillo-malaire ; ou bien, si on
veut sacrifier le malaire, on fera plus en dehors deux sections :
l'une sur l'apophyse orbitaire externe, l'autre sur l'apophyse
zygomatique.

b. *Deuxième attaque : section de la branche montante.* —
Inciser les parties molles de façon à ouvrir la cavité nasale,
sur le bord antérieur de la branche montante. Insinuer l'une
des branches des cisailles de Liston dans la fosse nasale au
niveau du grand angle de l'œil, le long de la lèvre interne de
l'incision des parties molles, l'autre branche pénétrant dans
la cavité orbitaire dont les parties molles sont protégées par
un écarteur. Cette section est d'une exécution facile.

c. *Troisième attaque : section de la voûte palatine.* — Maintenant il faut aller vite.

On achève la section des parties molles de la lèvre et du
contour de la narine. Saisissant de la main gauche la lèvre
supérieure, on la porte en dehors pour tendre les parties,
tandis que de la droite on incise le cul-de-sac gingival et on
achève la dissection du lambeau génien, jusque derrière la
tubérosité maxillaire.

On fait ouvrir largement la bouche, on arrache la première
incisive. On introduit la lame du bistouri dans la cavité buccale : à la limite du palais dur et du palais mou, sur la ligne
médiane on ponctionne avec la lame du bistouri dont on dirige
la lame transversalement de dedans en dehors, de façon à
inciser le voile du palais derrière le bord postérieur de la voûte
osseuse. On introduit les branches de la cisaille de Liston, l'une
dans la cavité nasale, l'autre dans la bouche, le plus près possible de la cloison, et profondément, et on incise d'avant en
arrière la voûte palatine en un ou deux coups.

B. Deuxième temps : arrachement du maxillaire. — On saisit
l'os avec un fort davier de la face inférieure de l'orbite à l'arcade dentaire. On abaisse le davier tenu de la main gauche :
à ce moment, il est bon d'inciser le nerf sous-orbitaire avec

un bistouri à la paroi inférieure de l'orbite, afin de ne pas en faire l'arrachement. On extrait l'os par un mouvement d'abaissement et de torsion. Ce mouvement suffit souvent à rompre l'arcolement ptérygo-maxillaire. Mais parfois c'est la paroi postérieure du sinus qui se fracture, il en reste des parcelles qu'il faut ensuite extraire. Pour parer à cette imperfection de l'opération, on peut, avant la préhension de l'os, disjoindre les adhérences ptérygo-maxillaires au moyen d'une pince incisive coudée, introduite derrière la tubérosité.

B) Ablation sous-périostée avec conservation du nerf sous-orbitaire et de l'os incisif

Nous décrirons maintenant l'ablation sous-périostée de l'os. On peut y joindre deux modifications conseillées par LETIÉVANT, à savoir la conservation du nerf sous-orbitaire et de l'os incisif et une troisième, la conservation fibro-muqueuse de la voûte palatine destinée à être suturée à la paroi génienne et à fermer la cavité buccale par en haut. Ce sont là des modifications conservatoires, dont l'une est intimement unie à l'application de la méthode sous-périostée et dont les deux autres seront plus rationnellement appliquées dans l'ablation sous-périostée que dans l'ablation large pour néoplasme. OLLIER a tracé les règles de cette opération.

Opération. — On l'exécute en quatre temps :

1. *Premier temps : dégagement du nerf sous-orbitaire.* — A 8 millimètres au-dessous du rebord de l'orbite, parallèlement à lui, à partir de son extrémité interne, incision de 3 centimètres jusqu'à l'os (fig. 133, *h*). Disséquer les parties molles de haut en bas jusqu'à ce qu'on découvre l'émergence du nerf sous-orbitaire. Ruginer le périoste de ce point jusqu'au rebord orbitaire, puis dans l'orbite, jusqu'à l'entrée du nerf dans son canal. Avec le ciseau et le maillet enlever un segment osseux ayant 1 centimètre au niveau du rebord orbitaire et une arête correspondant au trajet du canal. Le nerf pourra ultérieurement être dégagé et relevé avec le lambeau génien.

b, *Deuxième temps : incision de la peau*. — Comme incision, ou l'incision indiquée pour l'ablation large, moins sa portion orbitaire, ou l'incision labio-malaire d'OLLIER (fig. 135, *ef*), incision courbe à convexité externe allant de 6 millimètres en dedans de la commissure labiale à la face externe de l'os malaire.

c. *Troisième temps : dénudation périostique des faces externe et orbitaire; section des apophyses malaire et montante*. — La dénudation se fait de bas en haut.

On incise le périoste muqueux, d'abord suivant une oblique de l'épine nasale à la canine (si on veut conserver l'os incisif), puis le long des gencives, à 2 millimètres du collet des dents jusqu'à la dernière molaire. On dénude à partir de cette incision de bas en haut la face externe de l'os, puis d'avant en arrière jusqu'au fond de l'orbite.

Section de l'apophyse malaire et de l'apophyse montante.

d. *Quatrième temps : dénudation périostique de la voûte palatine*. — Arracher la canine. Inciser le périoste muqueux obliquement de la canine à la ligne médiane, puis le long de la face interne des dents, jusque derrière la dernière molaire. Inciser le voile du palais. Détacher à la rugine de dehors en dedans le volet muscoso-périostique ainsi délimité. Grâce à l'épaisseur du périoste à ce niveau, cette manœuvre s'exécute très aisément.

Sectionner la voûte palatine au ciseau, d'abord de la canine à la ligne médiane, puis sur la ligne médiane. Arrachement de l'os.

§ 2. — RÉSECTIONS DU MAXILLAIRE INFÉRIEUR

Les principales variétés de résections que l'on pratique sur le maxillaire inférieur sont les suivantes :

1º *Résection partielle avec désarticulation unilatérale* ;

2º *Résection totale ou désarticulation bilatérale* ;

3º *Résection partielle suivant la largeur* ;

4º *Résection partielle suivant la hauteur : a, du bord alvéo-*

laire ; *b*, *du bord inférieur* ; nous nous contenterons de les mentionner ;

3° Résection de l'articulation temporo-maxillaire.

A) RÉSECTION PARTIELLE AVEC DÉSARTICULATION UNILATÉRALE

On peut enlever par exemple une moitié latérale de l'os, plus d'une moitié latérale de l'os, moins d'une moitié latérale à partir de l'articulation. Nous décrirons comme type l'opération dans laquelle on enlève une moitié latérale.

1° **Données anatomiques**. — Le bord inférieur de l'os est sous-cutané. Le bord postérieur de la branche montante est en rapport avec la glande parotide ; il est croisé par les branches du facial.

Le nerf dentaire inférieur parcourt l'os à son intérieur ; notons son orifice d'entrée à la face interne de la branche montante au niveau de l'épine de Spix et l'orifice de sortie du nerf incisif à la partie antérieure de la face externe de l'os. L'artère dentaire inférieure pénètre dans le canal dentaire avec le nerf. Les artères carotides, la maxillaire interne sont voisines, mais ne risquent pas d'être intéressées. L'artère faciale est forcément coupée.

Rappelons que l'os est d'une dureté remarquable, que sur les faces externe et interne du corps le périoste se décolle avec la plus grande facilité. La branche montante comprise entre les masséters interne et externe donne insertion à des fibres aponévrotiques. L'apophyse coronoïde donne insertion au tendon du temporal.

2° **Choix du procédé**. — On emploie, suivant les indications cliniques, la méthode extra-périostée (tumeurs malignes) ou sous-périostée. On s'exercera aux deux. Nous décrirons le procédé sous-périosté.

3° **Opération par la méthode sous-périostée**. — Elle comprend six temps :

a. *Premier temps : incision de la peau.* — Incision principale
suivant le bord inférieur de la mâchoire (fig. 136, *ab*), se
recourbant le long du bord postérieur de la branche montante
sur une hauteur de trois centimètres. En remontant plus
haut, on sectionne les branches du facial.

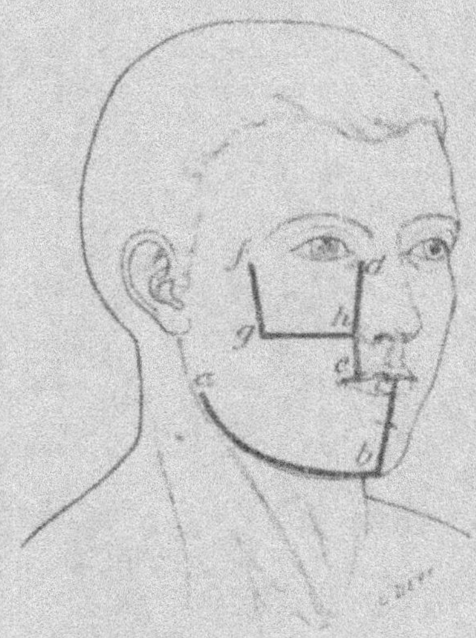

Fig. 136.
Résection des maxillaires inférieur et supérieur.
Résection totale du maxillaire inférieur *abc*.

Cette incision suffit. On
peut y joindre une incision
verticale (fig. 137, *bc*) de la
lèvre rejoignant l'incision
précédente à angle droit sur
la ligne médiane : elle facilite beaucoup le travail de
la scie, mais elle crée une
cicatrice. Une manière de
procéder mixte consiste à
faire cette incision verticale,
mais à ne pas l'étendre jusqu'au bord libre de la lèvre.

Plus ou moins étendue,
l'incision est conduite jusqu'au squelette, y compris le
périoste.

b. *Deuxième temps : dénudation de la face externe de
l'os.* — Avec la rugine on
dénude en procédant de bas en haut et d'avant en arrière
jusqu'au cul-de-sac gingival qu'on respecte. On remonte le
plus haut possible sur la face externe de la branche montante.

c. *Troisième temps : dénudation de la face interne de l'os.* —
On procède d'une façon analogue : on respecte le cul-de-sac
gingival. On commence la dénudation de la face interne de la
branche montante, mais on ne l'exécute qu'en partie : on
l'achèvera après section de l'os.

d. *Quatrième temps : section de l'os.* — D'une certaine difficulté à cause de la dureté de l'os. On a conseillé la scie à
chaîne, d'un maniement pénible. La cisaille seule peut

manquer de force (à moins que cette dernière n'ait reçu une grande multiplication comme dans le coupe-os multiplicateur de DANIEL. Moulinet précieux pour cette opération). On se servira avec avantage de la scie à arbre ordinaire, qu'on arrive à manier sans blesser les parties molles. Pour ce faire, on peut ou bien scier directement de dessus en dessous, la tête étant fortement renversée, ou bien monter la scie sur l'arbre, les dents étant tournées en l'air et scier alors de dessous en dessus. Un procédé très expéditif est de commencer le travail avec la scie à arbre et d'achever avec la cisaille de LISTON.

Pendant le travail de la scie, on fixera le bord inférieur de l'os avec un davier.

On scie, non exactement sur la ligne médiane, mais un peu en dehors du côté de l'opération afin de respecter les apophyses géni. qui donnent insertion aux génio-glosses dont la désinsertion peut entraîner la chute de la langue. Aussi faut-il préalablement arracher l'incisive correspondante.

e. Cinquième temps : section de la muqueuse des culs-de-sac. — On incise vivement les culs-de-sac gingivaux d'abord en dehors, puis en dedans.

f. Sixième temps : achèvement de la dénudation et arrachement de l'os. — On saisit le corps de l'os de la main gauche et on le porte en dehors ; cela permet d'achever la dénudation de la face interne ; arrivé à l'orifice d'entrée du canal dentaire, on sectionne le nerf au bistouri.

La dénudation de l'apophyse coronoïde est fort pénible ; on a conseillé de sectionner l'apophyse. Cela expose à des récidives dans le cas d'ablation pour néoplasme. Il est préférable de renoncer à une dénudation périostique complète et de couper avec une paire de ciseaux courbes les insertions tendineuses autour et au-dessus de l'apophyse, dès qu'on est au voisinage de son extrémité.

Reste à désarticuler : il serait très long de poursuivre une dénudation périostique régulière jusqu'aux surfaces articulaires. MAISONNEUVE a montré qu'on pouvait simplifier beaucoup ce temps de l'opération. Suivant son conseil, on saisit à

pleine main le segment osseux et on le tord jusqu'à arrachement.

B) Résection bilatérale

C'est l'opération précédente, faite successivement à gauche
et à droite.

C) Résection partielle suivant la longueur

On pourrait distinguer la résection de la partie moyenne du
corps de la mâchoire et la résection d'une partie latérale.

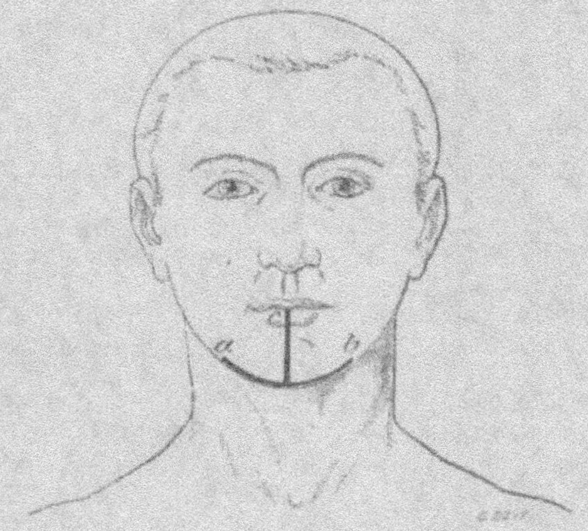

Fig. 137.
Résection de la partie moyenne du maxillaire inférieur.

Opération. — Nous décrirons la résection de la partie
moyenne du corps.

a. *Premier temps : section de la peau*. — Incision suivant le
bord inférieur du maxillaire à la limite de la face et du cou
s'étendant de la future section osseuse à gauche à la future
section osseuse à droite (fig. 137, *ab*). On peut se contenter

de cette incision, mais alors les sections osseuses sont laborieuses à cause des parties molles. Si on veut facilité et promptitude y ajouter une section médiane verticale intéressant la lèvre et le menton.

b. *Deuxième temps : dénudation de la face externe* jusqu'au cul-de-sac gingival.

c. *Troisième temps : dénudation de la face interne* jusqu'au cul-de-sac gingival.

d. *Quatrième temps : section osseuse.* — Ou on opère avec incision médiane : alors successivement à gauche et à droite, incision du cul-de-sac gingival antérieur et renversement du lambeau correspondant; section de l'os et section du cul-de-sac gingival postérieur. Ou bien, on n'a pas fait d'incision médiane : alors on ponctionne les culs-de-sac au niveau des sections osseuses en avant et en arrière. Protégeant les parties molles avec un écarteur, on sectionne soit à la scie à main, soit à la scie à arbre, ou mieux on commence avec la scie à arbre et on termine avec la cisaille. On aura préalablement arraché les deux dents correspondantes aux sections osseuses.

D) RÉSECTION DE L'ARTICULATION TEMPORO-MAXILLAIRE

Donnée anatomique. — Le point délicat est la section possible du nerf facial. Le point où la branche temporo-faciale croise le col étant variable, le mieux est de découvrir le nerf pour le protéger (OLLIER). D'après FARABEUF, le croisement aurait lieu de 17 à 20 millimètres au-dessous de l'arcade zygomatique.

Opération. — Elle s'exécute en trois temps :

a. *Premier temps : incision de la peau.* — Incision en **T**. La portion horizontale de 3 à 4 centimètres est conduite parallèlement à l'arcade zygomatique, à 5 millimètres au-dessous de l'arcade, à partir et en avant du lobule de l'oreille; la portion verticale de 25 millimètres de longueur descend à la jonction des deux tiers antérieur et du tiers postérieur de l'incision horizontale.

b. *Deuxième temps : recherche et résection du nerf facial.* — On cherche le facial et on le fait érigner en bas.

c. *Troisième temps : section de l'os.* — Après avoir relevé en haut et en arrière le prolongement de la parotide, on arrive sur le col qu'on sectionne au ciseau et au maillet. On saisit le fragment avec un petit davier ; on le dépouille avec la rugine et on achève par torsion. On enlève ensuite le ménisque.

§ 3. — DE LA TRÉPANATION DU CRANE

A l'amphithéâtre, on s'exercera à pratiquer la trépanation du crane de deux façons : 1° avec le trépan ; 2° avec la gouge et le maillet. A qui ne l'a pas essayé, la trépanation avec la gouge et le maillet paraît illogique, dangereuse et difficile. On redoute l'ébranlement du cerveau ; l'expérience a démontré que cette crainte était chimérique. Je ne saurais trop engager les élèves à s'y exercer. Le trépan est déjà un instrument spécial ; en cas d'urgence, on trouve partout une gouge et un marteau. Avec un peu de pratique, on arrive rapidement à effectuer la perforation. Quand il s'agit d'échancrer la boîte cranienne pour permettre le relèvement d'un fragment, l'emploi de la gouge est souvent préférable à l'emploi du trépan.

D'autres instruments et particulièrement les scies circulaires, mues par des moteurs plus ou moins compliqués, sont employées, principalement quand il s'agit de faire des résections étendues, définitives ou temporaires de la boîte cranienne. Mais ce sont des instruments spéciaux, chers, qu'on n'a pas l'habitude de mettre entre les mains des élèves. Ils sont appliqués à des opérations qui sortent de notre cadre, et nous limiterons notre description aux deux modes de trépanation ci-dessus indiqués.

1° Instrumentation. — Il faut distinguer : 1° les instruments principaux destinés à la perforation ; 2° les instruments destinés à agrandir la perforation ; 3° les instruments banals ou accessoires.

a. *Instruments de perforation.* — Les instruments de perforation sont, avons-nous dit, soit : 1° le trépan ; nous emploierons le trépan vulgaire ou trépan à vilebrequin ; soit 2° la gouge et le maillet.

Le trépan, le plus usité, est le trépan à couronne et à vile-

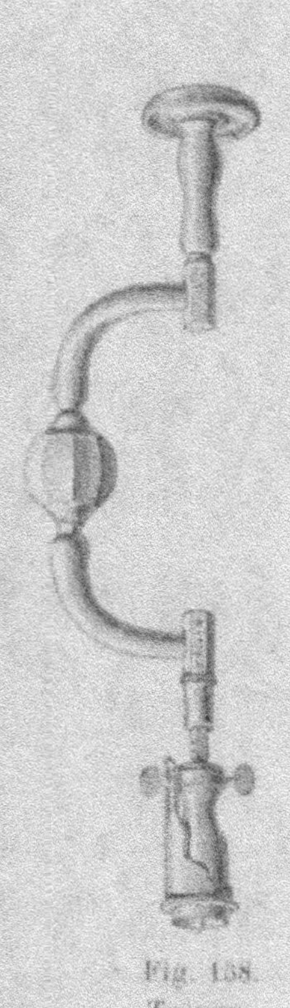

Fig. 138.
Trépan.

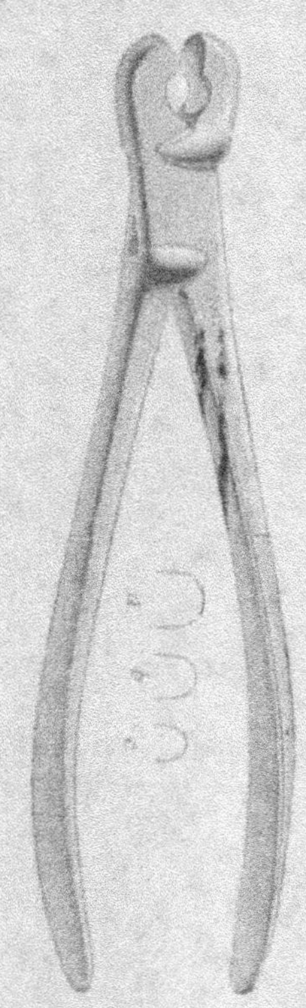

Fig. 139.
Pince-gouge.

brequin ; avec le dispositif et les perfectionnements qui appartiennent à BICHAT et CHARRIÈRE.

Il comprend l'appareil destiné à imprimer le mouvement circulaire ou manche, appelé arbre de trépan ; il est identique à un vilebrequin (fig. 138). Le mouvement est transmis à une petite scie circulaire, désignée sous le nom de couronne. Il y a des couronnes de divers numéros : de 1 à 5 centimètres de diamètre. On s'exercera avec une couronne de moyenne dimension. Ces couronnes se montent sur la tige de l'instrument ; on les fixe à hauteur voulue et variable au moyen d'une vis.

La tige est terminée par une extrémité pointue dite *pyramide*, destinée à fixer l'instrument pendant l'attaque de la scie.

Autour de la couronne est disposé un *curseur*, sorte d'anneau métallique présentant sur sa circonférence inférieure un bourrelet circulaire, destiné à limiter la pénétration de la scie, et

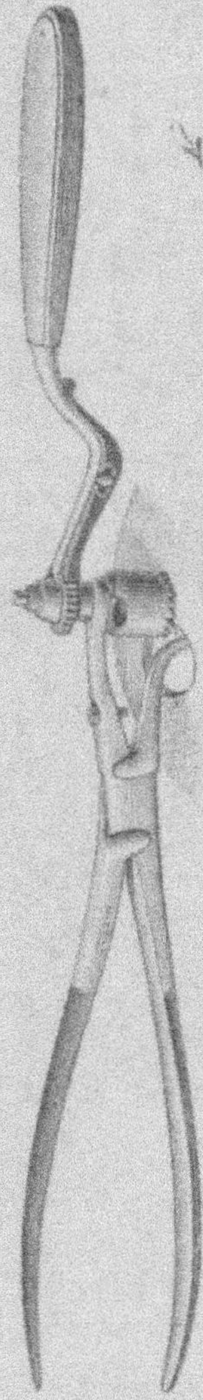

Fig. 140.
Pince-trépan de Farabeuf.

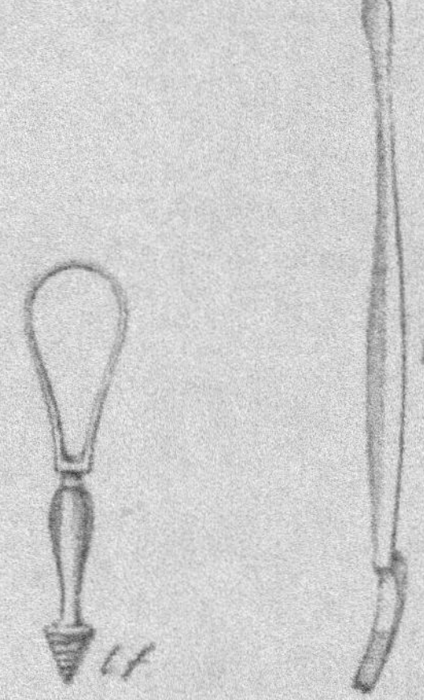

Fig. 141.
Tire-fond.

Fig. 142.
Élévatoire.

susceptible d'être fixé par une vis de pression à des hautours variables au-dessus de la ligne des dents de la scie.

b. Instruments destinés à agrandir la perforation. — Les instruments destinés à agrandir la perforation répondent à l'indication suivante. Pour agrandir la perforation déjà effectuée par le trépan ou par la gouge, plutôt que de continuer l'emploi d'un de ces deux instruments, on a intérêt, au point de vue de la rapidité, à se servir d'instruments qu'on insinue par l'orifice déjà créé entre la dure-mère et l'os, ce qui évite le ralentissement de la manœuvre au voisinage de la dure-mère, ralentissement nécessaire quand on agit de dehors en dedans si on ne veut pas s'exposer à blesser cette membrane et le cerveau.

L'instrument le plus simple, le plus employé, est la *pince-gouge* (fig. 139), instrument qui fait partie de l'arsenal des résections. On a encore à sa disposition des instruments spéciaux très ingénieux, tels que la *pince-trépan de Farabeuf* (fig. 140) *le craniotome de Poirier.*

c. Instruments banals ou accessoires. — Enfin citons comme instruments banals le *bistouri* et la *rugine concave* ; comme instruments spéciaux accessoires, le *couteau lenticulaire* destiné à régulariser le contour des perforations (peu employé), le *tire-fond*, sorte de tire-bouchon (fig. 141), et *l'élévatoire* (fig. 142) (sorte de levier), ces deux instruments destinés à extraire la rondelle. L'élévatoire est supérieur au tire-fond, qui expose à l'enfoncement de la rondelle. Pris au dépourvu, on utiliserait comme élévatoire la rugine, l'extrémité de ciseaux mousses ou tout instrument à extrémité mousse et aplatie.

2° Soins préliminaires. — Raser la tête. Sur le vivant, désinfection sérieuse de la peau.

3° Attitude du sujet, des aides, du chirurgien. — La tête repose sur le côté opposé à la trépanation, maintenue par un aide, appliquée sur un coussin ou un billot. Le chirurgien se place derrière la tête ou du côté à trépaner.

4° Opération proprement dite. — Nous indiquerons d'abord l'opération exécutée avec le trépan, puis l'opération exécutée avec la gouge et le maillet :

A. OPÉRATION EXÉCUTÉE AVEC LE TRÉPAN. — Nous supposons qu'on veuille s'exercer à appliquer en un point quelconque du crâne une seule couronne du trépan.

a. *Premier temps : incision des téguments et du périoste.* — On a conseillé divers types d'incision : 1° l'incision curviligne, semi-lunaire, à convexité inférieure pour conserver les vaisseaux dans le pédicule ; 2° l'incision cruciale ; 3° les incisions en H, en **L**, en **T**, en **V**. Sauf indication spéciale, la vieille incision cruciale nous paraît digne d'être conservée. On ne lui reproche guère que l'imperfection de la réunion au niveau du croisement des branches. Elle permet d'étendre facilement les limites de l'opération dans un sens ou dans l'autre, en prolongeant du côté voulu l'une des quatre branches de l'incision.

Pour l'application d'une couronne de trépan, faisons une incision cruciale de 4 centimètres pour chacune des deux incisions.

Inciser d'emblée jusqu'à l'os toutes les parties molles, y compris le périoste.

b. *Deuxième temps : dénudation périostique.* — On part de l'incision cruciale du périoste pour opérer la dénudation avec la rugine convexe : on laisse ainsi le périoste adhérent aux parties molles. Il faut éviter de faire d'abord la dissection des lambeaux en dehors du périoste, puis la dénudation périostique.

On met à nu une surface osseuse un peu supérieure au diamètre de la couronne.

Les quatre lambeaux sont réclinés et fixés par des écarteurs. Un bon moyen de maintenir l'écartement est de se servir de pinces hémostatiques. Celles qui ont été utilisées pour le pincement des vaisseaux peuvent parfois être utilisés pour le renversement des lambeaux.

c. *Troisième temps : trépanation et ablation de la rondelle.* —

On dispose d'abord le trépan de la façon suivante : la couronne est fixée à une hauteur telle que la pyramide dépasse la scie de 2 millimètres ; le curseur est disposé de façon que son bourrelet est à 4 millimètres du bord denté de la scie. (On sait que l'épaisseur du crâne chez un adulte peut ne pas dépasser 4 millimètres.)

On place la pyramide au centre de la surface osseuse dénudée, au centre de la future perforation. Le trépan est tenu normalement à la surface du crâne. La main gauche fixe la palette ; la main droite tourne la manivelle.

Dès que la scie a fait sa voie, on retire l'instrument et on descend la couronne de façon à effacer la pyramide.

On replace la scie dans la rainure et on recommence le mouvement jusqu'à ce qu'on soit arrêté par le curseur disposé, avons-nous dit, à 4 millimètres. Jusque-là, chez l'adulte, on ne craignait pas de blesser la dure-mère. A partir de 4 millimètres, on n'a plus de donnée fixe sur l'épaisseur du crâne.

A ce moment, on relève le curseur : les uns le reculent par millimètres, les autres s'en privent, sachant qu'il ne peuvent plus compter sur lui. On replace la scie dans la rainure, et on va lentement ; ce n'est que par tâtonnement qu'on reconnaît le moment où on a perforé la table interne. De temps en temps on retire l'instrument et on cherche avec l'élévatoire si la rondelle est devenue mobile. La sensation du défaut de résistance au moment où on pénètre dans le crâne est une sensation délicate. Nul doute que la difficulté d'apprécier exactement ce moment ne constitue une imperfection pour le trépan.

Quelquefois la section est achevée sur un point, incomplète sur d'autres : on fait alors agir la scie circulaire sur ces points en inclinant et en appuyant sur la couronne du côté correspondant.

Quand la rondelle est mobilisée, on introduit l'extrémité de l'élévatoire en un point de la rainure ; on fait levier et la rondelle est soulevée et extraite.

B. OPÉRATION EXÉCUTÉE AVEC LA GOUGE ET LE MAILLET. — Je préfère l'emploi du ciseau courbe ou gouge à l'emploi du ciseau droit (quand il s'agit de créer un orifice et non de faire une simple section de la boîte osseuse).

La gouge est tenue de la main gauche et présentée presque parallèlement à la surface du crâne. La main droite tient le maillet. On enlève successivement à petits coups en les écopant la table externe, le diploë, la table interne. On peut étendre la perforation avec le même instrument ; il est bon, dans ce cas, d'introduire entre l'os et la dure-mère une spatule, qui protège cette membrane et permet d'agir avec plus de rapidité.

§ 4. — DE LA TRÉPANATION APPLIQUÉE
A L'OUVERTURE DE CERTAINS POINTS DÉTERMINÉS
DU CRANE

Les opérations méthodiques de trépanation, ayant pour but d'ouvrir certains points déterminés de la boîte cranienne, sont très nombreuses. Je passerai en revue quelques-unes d'entre elles, celles qui me paraissent le plus souvent indiquées et qu'il est presque indispensable de savoir pratiquer. Ce sont :

1° La découverte des centres moteurs groupés autour du sillon de ROLANDO ;

2° La trépanation de la fosse cérébelleuse ;

3° La découverte de l'artère méningée moyenne ;

A) DÉCOUVERTE DES CENTRES MOTEURS GROUPÉS
AUTOUR DU SILLON DE ROLANDO

Les principaux centres moteurs sont disposés au voisinage du sillon de ROLANDO. Il importe donc de savoir tracer sur la peau du crâne la ligne qui répond à ce sillon, la ligne rolandique.

1° Détermination de la ligne rolandique. — On a indiqué de nombreux procédés pour arriver à la détermination de cette ligne. Nous nous contenterons d'indiquer le procédé très simple formulé par Poirier que nous avons constamment suivi dans notre pratique.

Il s'agit de trouver sur la surface du crâne deux points qu'on réunira par une ligne correspondant au plus court chemin ; ces deux points sont l'extrémité supérieure et l'extrémité inférieure de la ligne rolandique.

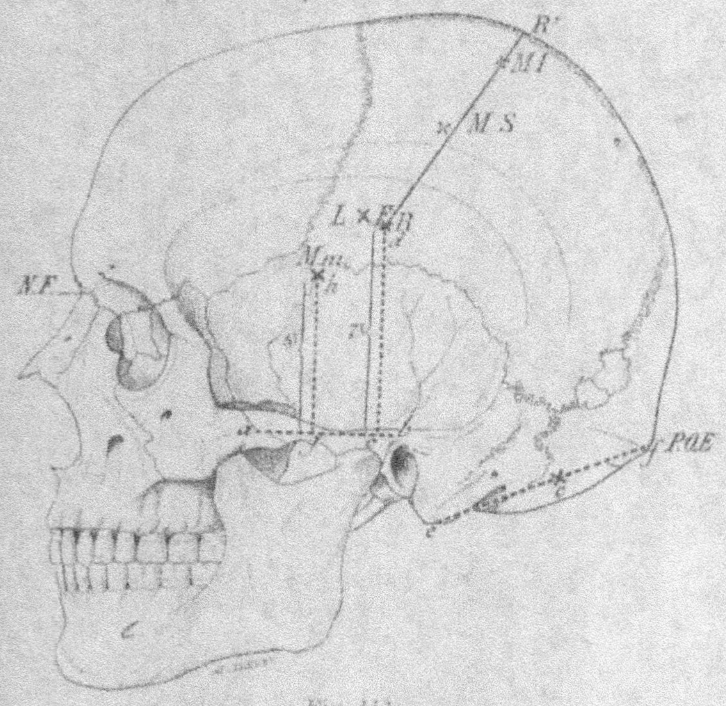

Fig. 113.
Trépanation du crâne.
Ligne rolandique RR'. — Méningée moyenne Mm. — Trépanation de la fosse cérébelleuse c sur une ligne ef.

A. Extrémité supérieure de la ligne rolandique. — Elle est située sur la ligne médiane du crâne (suture sagitale ou interpariétale), à 2 centimètres en arrière du milieu de l'espace comprise entre l'angle naso-frontal et la protubérance occipitale externe (inion). On devra *tracer* d'abord la ligne sagitale suivant un fil tendu entre ces deux points et s'assurer que ce fil n'est pas dévié à gauche ou à droite à sa partie moyenne, en mesurant la distance qui le sépare, au sommet du crâne, de l'un et l'autre conduit auditif externe. La ligne sagitale tracée, on mesure la distance qui sépare l'angle naso-frontal (jonction du front et de la racine du nez (fig. 143, N. F.) de la protubérance occipitale externe (fig. 143, P. O. E). On prend la moitié, on ajoute 2 centimètres à cette moitié, et la distance, représentée par cette somme $x + 2$ est répartie d'avant en arrière (à partir de l'angle naso-frontal) sur la ligne sagitale. Le point ainsi trouvé correspondant à l'extrémité supérieure du sillon de Rolando.

B. EXTRÉMITÉ INFÉRIEURE DE LA LIGNE ROLANDIQUE. — Tracer une ligne (fig. 143, *ab*) correspondant à l'arc zygomatique. Sur cette ligne, élever une perpendiculaire (fig. 143, *cd*) passant au-devant du tragus. Compter sur une perpendiculaire 7 centimètres à partir du trou auditif. L'extrémité supérieure de cette perpendiculaire correspond au point cherché.

2ᵉ Opération. — La ligne rolandique déterminée, on trépanera au niveau des centres moteurs principaux en se guidant sur les indications suivantes :

a. *Membre inférieur.* — Dans le tiers supérieur de la ligne rolandique, à 2 centimètres de la ligne médiane (fig. 143, MI) ;

b. *Membre supérieur.* — Dans le tiers moyen de la ligne rolandique, un peu plus en avant qu'en arrière (fig. 143, MS) ;

c. *Face, langue.* — Dans le tiers inférieur de la ligne rolandique, en prenant comme centre l'extrémité même de la ligne (fig. 143, F) ;

d. *Langage articulé (centre de* BROCA). — En avant de la couronne de trépan précédente (fig. 143, L).

B) TRÉPANATION DE LA FOSSE CÉRÉBELLEUSE

Pour aborder la fosse cérébelleuse, on trépane dans l'angle formé en avant par le bord postérieur de l'apophyse mastoïde, en haut par la ligne courbe occipitale supérieure, ou encore dans l'angle formé par la portion horizontale et la portion oblique du sinus latéral plus profondément situées. Il importe de ne pas blesser le sinus latéral. Le procédé suivant indiqué par Pomark met sûrement à l'abri de cette blessure.

Trépaner sur le milieu (fig. 143, c) d'une ligne (fig. 143, ef), allant du sommet de l'apophyse mastoïde à la protubérance occipitale externe.

C) TRÉPANATION POUR LA LIGATURE DE L'ARTÈRE MÉNINGÉE MOYENNE

On cherche à lier la branche antérieure de cette artère : c'est elle en effet qui est le plus souvent la source des hémorragies.

1° Données anatomiques. — L'artère méningée moyenne pénètre dans le crâne par le trou petit rond ; elle traverse l'étage moyen de la base du crâne de dedans en dehors et d'arrière en avant dans un sillon creusé sur le temporal et la grande aile du sphénoïde. A 2 centimètres environ de son entrée dans le crâne, elle se divise en deux branches, l'une postérieure plus petite, l'autre antérieure qui émet elle-même à distance variable une branche postérieure, dite branche moyenne. La branche antérieure gagne l'angle du pariétal et se rapproche plus ou moins de la suture fronto-pariétale ; en moyenne, elle est à 5 millimètres en arrière de cette suture. Elle est placée en avant du sillon de ROLANDO.

On la cherche au niveau de l'angle antérieur et inférieur du pariétal. Ce point correspond à peu près à l'intersection de deux lignes, l'une horizontale passant à deux travers de doigt au-dessus de l'arcade zygomatique, l'autre verticale passant à un pouce en arrière de la branche montante du malaire (VOGT).

2° Opération. — Nous indiquerons le procédé recommandé par Poirier.

« Sur l'apophyse zygomatique, à égale distance du bord postérieur de l'apophyse montante du malaire et du conduit auditif (fig. 143, *g*), élevez une perpendiculaire (fig. 143, *gh*). Trépanez sur cette perpendiculaire à 5 centimètres au-dessus de l'arcade zygomatique (fig. 143, Mm). »

Détacher avec précaution la rondelle osseuse car souvent à ce niveau l'artère est contenue dans un canal du pariétal.

Toutes les fois qu'il sera possible de le faire le chirurgien pratiquera la ligature des deux bouts; en effet le bout périphérique, uni à la branche postérieure de l'artère par de nombreuses et larges anastomoses, peut saigner également. Souvent on intéressera dans l'opération le sinus sphénopariétal; il ne faudrait pas confondre l'hémorragie venant de ce sinus avec celle produite par l'artère elle-même.

TABLE DES MATIÈRES

PREMIÈRE PARTIE

LIGATURES ARTÉRIELLES

DEUXIÈME PARTIE

NÉVROTOMIES

TROISIÈME PARTIE

AMPUTATIONS DES MEMBRES

CHAPITRE II. — DÉSARTICULATIONS 186

CHAPITRE III. — DES AMPUTATIONS PROPREMENT DITES 263

ARTICLE I. — Amputations du membre supérieur 264

QUATRIÈME PARTIE

RÉSECTIONS